Wellness
in der Fußpflege

Sybille Feindt

Wellness in der Fußpflege

Kleine Zusätze – große Wirkung

vnm Verlag Neuer Merkur GmbH

Bibliografische Informationen der Deutschen Nationalbibliothek
Die Deutsche Nationalbibliothek verzeichnet diese Publikation in der Deutschen Nationalbibliografie; detaillierte bibliografische Daten sind im Internet über http://dnb.ddb.de abrufbar.

Verlagsort: Postfach 60 06 62, D-81206 München

Sybille Feindt – Wellness in der Fußpflege
ISBN 978-3-937346-82-3
1. Auflage 2011

Umschlaggestaltung: Barbara von Wirth
Layout: Barbara von With/Peter Hänssler
Umschlagfotos: © Monika Adamczyk Fotolia_1 und © magann - Fotolia unter Bearbeitung von Peter Hänssler

Druck: Schätzl Druck & Medien, Donauwörth

Vorwort

Den Begriff *Wellness* gab es schon 1654 in einem englischen Lexikon und erklärte damit *Wohlbefinden* und *gute Gesundheit*. In den 1950er-Jahren taucht der Begriff wieder in den Anfängen der präventivmedizinischen Bewegung in den USA auf. Der amerikanische Arzt Halbert L. Dunn versuchte mit seiner Gesundheitsphilosophie *High Level Wellness* Fachkollegen und Laien vom Nutzen eines eigenverantwortlichen Lebensstils, der die Gesundheit optimal fördern soll, zu überzeugen. Seit den 1970er-Jahren ist das Konzept von *High Level Wellness* bei staatlichen und privatwirtschaftlichen Trägern zu einem anerkannten Mittel zur Senkung lebensstilbedingter Gesundheitskosten geworden. Anfang der 1990er-Jahre kam der *neue Trend aus Amerika* nach Deutschland. Mit der Gründung des Deutschen Wellness Verbands (DWV) begann sich berufliches und geschäftliches Interesse zu organisieren. Zunächst griff die Fitnessindustrie den Begriff *Wellness* auf. Statt mit aller Anstrengung wie Arnold Schwarzenegger den Körper aufzubauen oder mit den radikalen Bewegungsanforderungen von Jane Fondas Aerobicübungen gnadenlos fit und schlank zu werden (sie selbst litt an Bulimie!) und nach einigen Todesfällen von Freizeitsportlern vertrat man nun die sanfte, genussvollere Linie. Mit Angeboten für sanfte Gymnastik, Cardiotraining, Aquabalancing und verstärkten Relax-möglichkeiten dehnten die *Fitnessexperten* ihre Geschäftsfelder aus und bescherten sich mit ihren Wellnessanlagen zuletzt eine Umsatzsteigerung von 260 %.

Doch nicht nur die Fitnessindustrie profitiert. Das jährliche Wachstum der Wellnessbranche wird bis auf Weiteres bei 5 bis 6 % erwartet. Damit wachsen die Ausgaben für Wellnessangebote weiterhin und konstant deutlich schneller als die durchschnittlichen Konsumausgaben. Warum ist das so?

Der Wellnesstrend kommt einer neuen grundsätzlichen gesellschaftlichen Orientierung entgegen: Leistungswillen und Lebensgenuss stehen nicht mehr gegeneinander, sondern werden zu vereinigen versucht. Dazu kommt, dass die Menschen immer länger leben, viele davon in gesicherten finanziellen Verhältnissen und mit großem Interesse an gesundheitlicher Vorsorge. Die Wellnesskonsumenten wünschen und erwarten unabhängig von den verschiedenen Wellnessprodukten und -dienstleistungen eine zeitlich begrenzte, individuelle Flucht aus dem stressig – oder bei Älteren den oft als einsam oder öde – empfundenen Alltag. Egal ob jung oder alt, die Wellnesskunden möchten verwöhnt werden und eine erholsame Auszeit erleben. Neudeutsche Begriffe geistern herum und werden begeistert aufgegriffen. So möchte man chill(en) oder wenigstens einen *Business Break* genießen. Damit stehen die Wellnesskunden nach Meinung des Frankfurter Soziologen und Zukunftsforschers Matthias Horx im gesamtgesellschaftlichen Trend. Die Individualisierung, die Notwendigkeit einer eigenverantwortlichen Gesundheitsvorsorge und moderne Arbeitsformen fordern vom Individuum: Halte dich seelisch und körperlich fit! *Wellness* verspricht Entspannung, Harmonie, Erholung sowie Stressbewältigung durch spezielle Entspannungs- und Behandlungstechniken.

Leider ist die Werbung mit dem Versprechen *Wellness* inflationär geworden. Beliebige Duschgels oder Krautsalate versprechen das ultimative Wellnessgefühl und lassen manch einen auf das Wort *Wellness* allergisch reagieren. Deswegen müssen ernstzunehmende Anbieter von Wellnessprodukten und -dienstleistungen ihre Produkte und Argumente für ihre Dienstleistung genau prüfen und weiterentwickeln, um sich so von der zunehmend austauschbaren Wellnesswerbung zu unterscheiden.

In der Kosmetik-/Fußpflegebranche versuchen verschiedenste Anbieter mit ihren Produkten und Dienstleistungen den Wellnessgedanken umzusetzen. Um den engagierten und hochwertigen Vertretern dieser Branche eine Vertretung innerhalb des Deutschen Wellness-Verbands zu sichern, wurde der Fachbereich *Beauty & Körperpflege* gegründet. Die Mitglieder dieses Bereichs haben erkannt, dass es bei Wellness nicht nur um eine Wohlfühlmassage geht, sondern dass gerade die Kosmetikerinnen/Fußpflegerinnen auf Körperpflege und Kosmetik ausgerichtete Wellnesseinrichtungen einen wichtigen Beitrag zum ganzheitlichen Konzept der Gesundheitsförderung beitragen können.

Fertige Konzepte gibt es für Fußpflege-/Podologiepraxen nicht. Doch größere Anbieter von Fußpflegeprodukten haben sich bereits darauf eingestellt und bieten Pflegeproduktpaletten für ein Wellnessthema an. Damit sind individuelle Zusammenstellungen unter Berücksichtigung der eigenen Möglichkeiten in den Praxen möglich und gefragt. Die bisherigen Wellnessangebote reichen von Musik- und Farblichteinsätze bis über Masken, Peelings, Blumen- und Sprudelbäder, Duftmassagen, Ölgüssen sowie Obstgetränken und -häppchen. Um dem ganzheitlichen Konzept der Gesundheitsförderung zu entsprechen, sollten nur Produkte und/oder Programme angeboten werden, die einen gesunden Lebensstil unterstützen. Das können Wellnessprogramme im besten Sinne besonders gut, wenn sie den Jahreszeiten angepasst werden. Programmvorschläge für Frühling, Sommer, Herbst und Winter werden in Kapitel 2 *Variationsprodukte* vorgestellt.

Als Anbieter von Wellnessdienstleistungen sollte man seine Qualität von Zeit zu Zeit überprüfen. Das Urteil der Kunden ist die einfachste und günstigste Form der Rückmeldung. Zusätzlich könnte eine günstige Qualitätsprüfung durch den Deutschen Wellness Verband werben, die mit einem umfassenden Datenreport eine gute Grundlage für das eigene Qualitätsmanagement liefern und sich deutlich von *Wellnessneppern* unterscheiden. Grundsätzlich zählt es, im Wellnessbereich wach zu bleiben und den Markt – also auch die Mitbewerber – weiterhin zu beobachten. Wird man selbst zum Kunden in anderen Betrieben des Wettbewerbsmarktes, bekommt man ein Gespür für die Position der eigenen Praxis und kann dazu noch Anregungen zur eigenen Verbesserung mitnehmen.

Danksagung

Dieses Buch wäre nicht entstanden ohne die Mitarbeit von hilfreichen Menschen, die ich hier kurz erwähnen möchte.

Über die Bestärkung und die freundliche konstruktive Unterstützung des Verlags Neuer Merkur durch Herrn Peter Hänssler bin ich sehr dankbar.

Für ihre Zeit und den wertvollen Anregungen danke ich meinen Models in alphabetischer Reihenfolge:

Gabriele Dietrich,
Martina Jentsch,
Birgit Kokkemüller,
Inge Lamprecht,
Elke Lerche,
Jutta Martens und
Christiane Roesch.

Vor allem danke ich meinem Ehemann Manfred Feindt für die Ermutigungen und das Verständnis über die lange Zeit der Entstehung des Buches.

Sybille Feindt

Wellness-Fußpflege

1

Um sich als selbstständiger Dienstleister vor unrealistisch niedrigen Angebotspreisen zu schützen, ist es wichtig zu erkennen, wie hoch für den Weiterbestand der eigenen Praxis und des eigenen Lebensunterhalts der notwendige Stundensatz sein muss.

Ein lediger Angestellter mit einem durchschnittlichen Brutto-Monatsgehalt von 3000 € hat im Jahr 2009 auf seinem Girokonto nach Abzug von Lohnsteuer und Sozialversicherungsabgaben 1840 €. Das ergibt bei 20 Arbeitstagen im Monat und einer 40-Stunden-Woche einen Verdienst von 11,50 € pro Arbeitsstunde.

Unwillkürlich vergleicht ein angestellter Kunde seinen Stundenverdienst mit dem, was er für eine Dienstleistung bezahlen muss und ärgert sich natürlich, wenn der Handwerker 60 € die Arbeitsstunde veranlagt.

Wenn ein selbstständiger Fußpfleger die gleichen Einnahmen wie der abhängig *Beispiel-Beschäftigte* erreichen möchte, muss er zu den monatlichen Bruttoeinnahmen von 3000 € zunächst den Arbeitgeberanteil zur Sozialversicherung von rund 20 % (hier: 600 €) hinzurechnen. Denn Freiberufler oder Unternehmer müssen diesen Betrag selbst erwirtschaften. Von betrieblichen Zuwendungen wie Urlaubs- und Weihnachtsgeld, vermögenswirksamen Leistungen, Verpflegungs- und Fahrtkostenzuschüsse, Betriebsrenten oder Weiterzahlung im Krankheitsfall kann er nur träumen.

Umgelegt auf einen achtstündigen normalen Arbeitstag verteilt, ergibt sich bereits ein Stundensatz von 22,50 €. Hier ist jedoch zu beachten, dass es in einer Praxis nie zu einer 100 %igen Auslastung der Arbeitsstunden kommt, bei denen für eine Dienstleistung bezahlt wird. Der zeitliche Aufwand ist in der Regel höher als acht Stunden pro Tag, wenn die betriebsbedingten Aufgaben wie Rechnungen schreiben, Bestellungen erledigen, Praxis reinigen u.s.w. mit einkalkuliert werden. In unserem Rechenbeispiel wird von einer 80 %igen Auslastung der bezahlten Stunden im Monat ausgegangen und ist damit eine sehr optimistische Erwartung. Dies erhöht den notwendigen Stundensatz auf 27 €.

Hinzu kommen weitere Ausgaben für Räume, Verbrauchsmaterial, Büroausstattung, Computer, Geschäftswagen, eventuelle Aushilfen, betriebliche Versicherungen, Telekommunikation, Weiterbildung u.s.w. Selbst wenn die Kosten im Einzelfall variieren, erhöht sich bei 15 % von 3000 € brutto – vorsichtig kalkuliert – der zu erwirtschaftende Stundensatz auf 29,80 €.

Nach Abzug von Steuern in unserem Beispiel in Höhe von 500 € (monatliche Vorauszahlung auf 36.000 € brutto im Jahr) erhöht sich damit der Stundensatz auf 32,90 €.

Das bedeutet: Wenn ein Selbstständiger auch wie ein Angestellter 11,50 € netto pro Dienstleistungsstunde verdienen will (Restarbeiten bleiben unvergütet), müssen – vorsichtig kalkuliert – 33 € pro Dienstleistungsstunde eingenommen werden.

Darin sind weder die Abzahlungen für Kredite noch der Unternehmergewinn enthalten, womit z. B. das höhere Risiko – da er kein Arbeitslosengeld bekommt – abgegolten werden sollte, bzw. die Verzinsung seines eigenen Kapitals.

Was nützt es nun, diese Ergebnisse zu kennen und zu wissen, dass diese Preiskonditionen in den meisten Orten nicht durchzusetzen sind?

Zumindest hilft es, den eigenen Wert seiner Leistungen besser zu kennen und schätzen zu lernen. Es hilft, dem Kunden selbstbewusster gegenüberzutreten. Besonders, da dieser häufig von seiner Angestelltensicht ausgeht, wenn er den Behandlungspreis bezahlt und gern kostenlose Zugaben und Vergünstigungen mitnimmt, die ihm – meistens durch Fehlkenntnisse der eigenen Finanzlage des Praxisinhabers – auch angeboten werden.

Wer seine Kosten kennt und sie auch konsequent zu kalkulatorischen Zwecken nutzt, der kann die Wirtschaftlichkeit seiner laufenden Ausgaben rückwirkend besser beurteilen, Kostentreiber entlarven und damit auch seine Einnahmen verbessern.

Kalkulationsbeispiel des *Früchte-Wellness*-Angebots

In der Kalkulation wird der Einkaufspreis durch die zu verbrauchende Produktmenge geteilt und so für eine Behandlung bestimmt. Hinzu kommen der Zeitfaktor und der notwendige Gewinnanteil zur Erhaltung der Praxis und der eigenen Lebensführung.

Wellness-Vital-Kissen *Citrusblüte*
Einkaufspreis: 12,95 €
300 Mal verwendbar = 12,95 € geteilt durch 300 = 0,04 €

Fruchtsaft mit Mineralwasser
1 l Fruchtsaft: 2,50 € geteilt durch 4 (125 ml) = 0,63 €
1 l Mineralwasser: 1,50 € geteilt durch 4 (125 ml) = 0,38 €
Pro Glas 250 ml Fruchtsaft/Mineralwasser = 1,06 €

Ein Effekt-Peeling
Einkaufspreis: 100 ml/5,70 €
Pro Behandlung 5,70 € geteilt durch 5 (20ml) = 1,14 €

Sprudel- und Massagebadgerät
Einkaufspreis: 37,00 €
Haltbarkeit/Abnutzung für zwei Jahre (Garantiezeit)
= 200 Arbeitstage pro Jahr
= 400 Arbeitstage á drei Behandlungen
= 1200 Mal Einsatz geteilt durch 37,00 € = 0,03 €

Badezusatz
Einkaufspreis: 500ml/4,80 €
Pro Behandlung 4,80 € geteilt durch 25 (20 ml) = 0,19 €

Fußmaske
Einkaufspreis: 100 ml/5,70 €
Pro Behandlung 5,85 € geteilt durch 5 (20 ml) = 1,17 €

Beinlotion
Einkaufspreis: 100 ml/5,70 €
Pro Behandlung 5,70 € geteilt durch 5 (20 ml) = 1,14 €

Fußmassage-Creme
Einkaufspreis:100 ml/5,85 €
Pro Behandlung 5,85 € geteilt durch 5 (20 ml) = 1,17 €

Summe = 5,94 €
+ Mehrwertsteuer 19 % auf Einkauf = 1,13 €
Gesamtpreis = 7,07 €

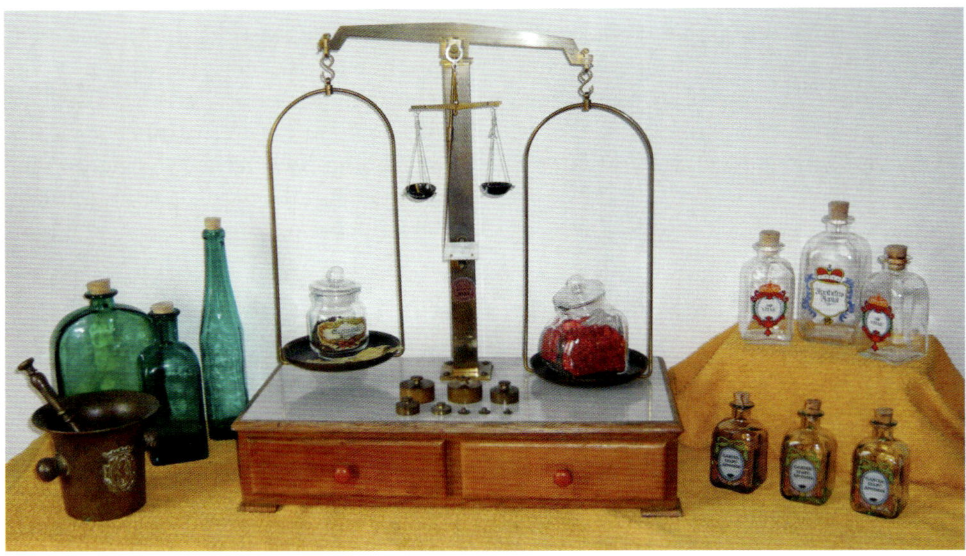

1.1 Die Kalkulation

Die Anwendungsprodukte für die beispielhafte Wellnessbehandlung *Früchte* kosten nach dieser Kalkulation 7,07 €. Hinzu kommen Handtücher (die wieder gewaschen werden müssen) und je nach Ambiente die passenden Dekorationsprodukte, die für eine nicht zu unterschätzende einladende Atmosphäre sorgen sollen (Kerzen, Aromaöle, Blumen, Früchte zur Dekoration oder aufgeschnitten als Snack und frisch gepressten Saft).

Aufgerundet auf 10 € Materialkosten werden noch die Arbeitszeit und der Gewinnanteil (= die bezahlte Dienstleistungsstunde auf das Beispiel bezogen) von 33 €.

Da in den meisten Fällen eine Fußpflege im Wellnessangebot enthalten ist, kommt es somit auf den Zeitfaktor an. Berechnet man für die Fußpflege eine halbe Stunde und für die Wellnessbehandlung (inkl. Vorbereitung und Nacharbeit) eine Stunde, so beläuft sich der Preis für eine Wellnessbehandlung inklusive Fußpflege dahin gehend, dass man als Grundpreis soviel nehmen muss, wie man in eineinhalb Stunden reine Fußpflege verdient hätte, plus der errechneten Materialkosten. In unserem Kalkulationsbeispiel mit 33 € pro Dienstleistungsstunde entsprechen eineinhalb Stunden 49,50 € plus den errechneten Materialkosten von 10 €, also 59,50 €.

Gerade in den Sommermonaten sind bei Mädchen und jungen Frauen schöne Füße gefragt, vor allem wegen der vielen Nail-Art-Möglichkeiten. Bei gesunden und makellosen Füßen beschränkt sich die Fußpflege auf das gleichmäßige Feilen und Lackieren der Fußnägel und dem obligatorischen Eincremen, während Peeling sowie ein Fußbad mit Zusätzen und einem leckeren Getränk schon als kleines, kurzweiliges Wellnessangebot dargeboten werden kann. Berechnen Sie Ihre Zeit und den Materialeinsatz, probieren Sie Ihr Angebot an einer Freundin aus (z. B. zum Selbstkostenpreis) und empfinden Sie Freude an Ihrer Arbeit. Das verbreitet gute Laune, die bekanntlich ansteckt und alte sowie neue Kunden begeistern kann.

Wahre Freunde und gute Bekannte, die sich als solche bezeichnen, sollten in dieser Beziehung Ihr Wohl im Sinn haben und nicht auf eine unentgeltliche Behandlung spekulieren, bei der Sie die Kosten tragen.

Zu guter Letzt ist es eine lohnende Herausforderung für Ihre Wellnessbehandlungen, dass Sie sich um die Gestaltung, die Kalkulation und die Überprüfung von Pflegeprodukten kümmern. So können einzelne Produkte preiswert in unterschiedlichen Wellnessprogrammen anwenden und gleichzeitig zum Verkauf anbieten.

1.2 Die Auftrittswerbung

Ansprechend und werbewirksam können Wellnessbehandlungen in unterschiedlicher Weise angeboten werden: Je allgemeiner die Beschreibung, desto mehr Spielraum ergibt sich beim Materialeinsatz, und der Kreativität sind keine Grenzen gesetzt. Die hier genannten Beispiele, die auf den folgenden Seiten ausführlich beschrieben werden, eignen sich für die verschiedenen Jahreszeiten, unterschiedlichen Stimmungen der möglichen Kunden. Selbstverständlich kann weiter variiert, konkrete Produktprogramme oder fertige Wellnesspakete von Fußpflegeprodukt-Anbietern wie z. B. *Leben in Balance* mit basischen Produkten oder *Red Wine Leaf* mit Rosskastanie und roten Weinlaubprodukten übernommen werden. Auch eigene Ideen können sich aufgrund der vielen Produktangebote entwickeln lassen, wie z. B. *Olivenhain* mit kosmetischen Olivenölprodukten und Olivensnack, *Citrusfrisch* mit Lemongras und Limette oder *Südsee-Feeling* mit Kakaobutter, Bambus-, Orchideen-Extrakten und Kokoscreme. Lassen Sie sich von den vielfältigen Angeboten der Gesundheits- und Kosmetikindustrie inspirieren.

Augen schließen, genießen und entspannen

Lauschen Sie der beruhigenden Musik im Herzschlagrhythmus, genießen Sie ein köstliches Getränk, tauchen Sie ihre Füße nach einer wohltuenden Peelingmassage in ein Sprudel-Massagebad ein und entspannen Sie bei einer abschließenden Bein- und Fußmassage mit wertvollen Ölen und Düften.

Unser Wellnessprogramm bietet Ihnen genau das, was Sie im Moment brauchen:

Früchtetraum – stimmungsaufhellend, euphorisierend
Blumenzauber – beruhigend und aufbauend
Schokogenuss – harmonisierend und wärmend
Kräuter – vitalisierend und aufbauend
Thalasso – lindernd und stärkend
Ayurveda – Gleichgewicht von Körper und Seele

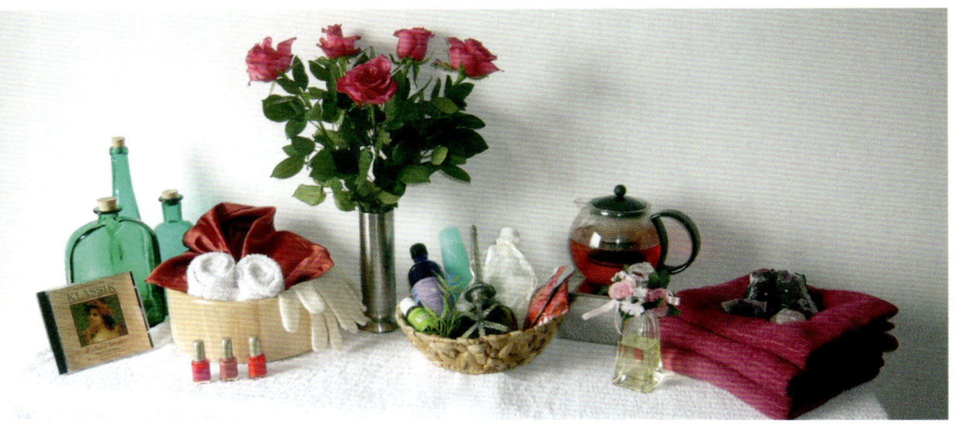

1.2.1 Blumenzauber

Rosenzauber – pure Entspannung

Dieses Programm ist besonders gegen Stress und Überlastung geeignet. Der Duft von Rosenöl wirkt harmonisierend, belebend, kräftigend, aphrodisisch und hellt die Stimmung auf. Besonders schnell hilfreich bei Ermüdung und Kopfschmerzen.

Leitgedanke

Das beste Anti-Stress-Mittel für schnelle Regeneration und Entspannung nach einem hektischen Tag.

Erklärung

Die Rose gehört zu den wertvollsten Ölen, da aus 300 Rosenknospen gerade mal zehn Tropfen Öl gewonnen werden können. Es wird in der Körperpflege besonders bei Bädern und Massagen eingesetzt. Schon der berühmte Arzt Paracelsus (1493 – 1541) brachte die Wirkung von ätherischen Ölen und Pflanzen mit den Inhaltsstoffen in Verbindung. Anfang des 20. Jahrhunderts wurde von dem französischen Chemiker René-Maurice Gattefossé die Heilkraft der ätherischen Öle *wiederentdeckt*: Er behandelte damit die Verwundeten im Ersten Weltkrieg, verhinderte Wundbrand, heilte Wunden, senkte Fieber und linderte Schmerzen. Weil die Öle auf die Seele wirken, wurde zusätzlich der Lebenswille der Kranken gestärkt. Rosenöl wirkt nachgewiesen antiviral, antiseptisch, entzündungshemmend, wundheilend, entkrampfend und beruhigend auf den Körper.

Einsatz

Zu jeder Jahreszeit.

Abfolge

Bequeme Sitzstellung, das Wellness-Vital-Kissen *Rosengarten* entspannt und vitalisiert Nerven und Nacken. Warme Kompressen (z. B. kleine Gästehandtücher) in heißes Wasser mit Rosenöl und Rosenblättern getaucht, wirken antiseptisch und entkrampfend. Das nachfolgend geeignete Peeling mit mineralischen und blumig duftenden Zutaten löst die Hautschüppchen und durchblutet die Füße besser. Danach kann eine Fußpflege folgen und ein etwa zehnminütiges entspannendes Sprudelbad mit verschiedenen blumigen Duftölen. Die abschließende Rosenöl-Fuß- und Beinmassage spendet Feuchtigkeit, beruhigt und glättet trockene Haut.

Produkte

- Wellness-Vital-Kissen *Rosengarten.*
- Exfoalating Peeling.

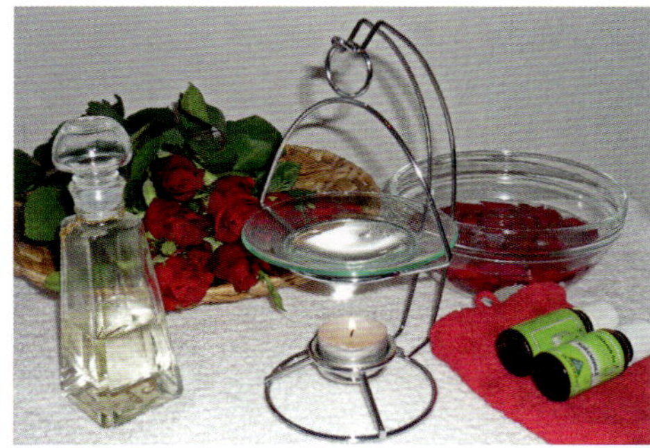

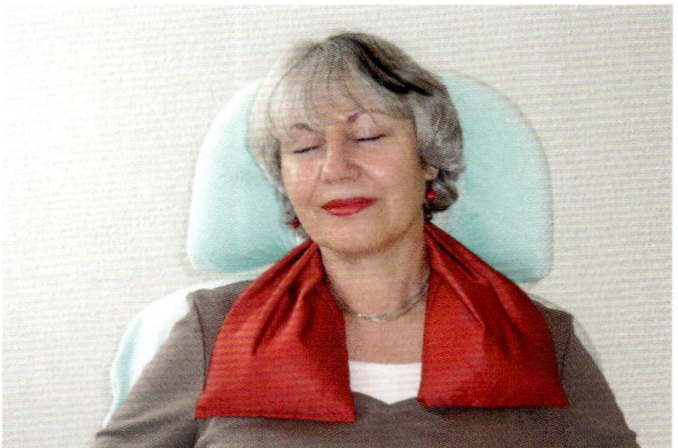

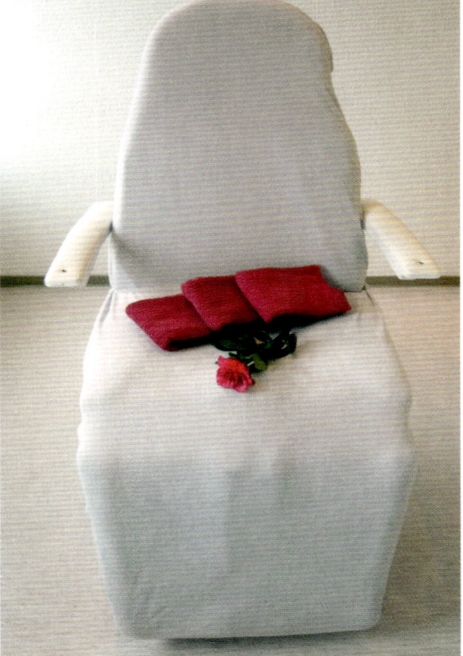

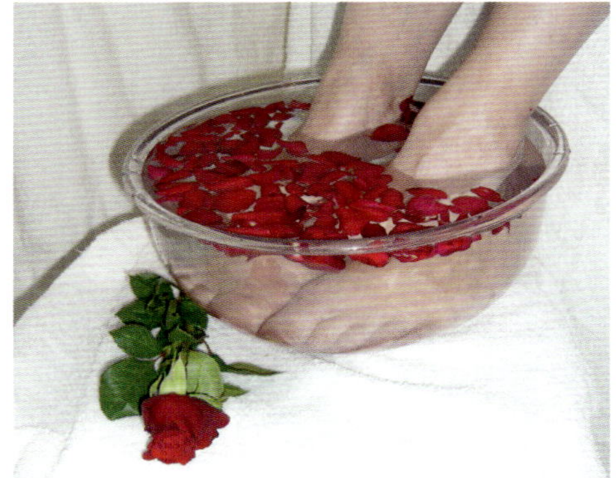

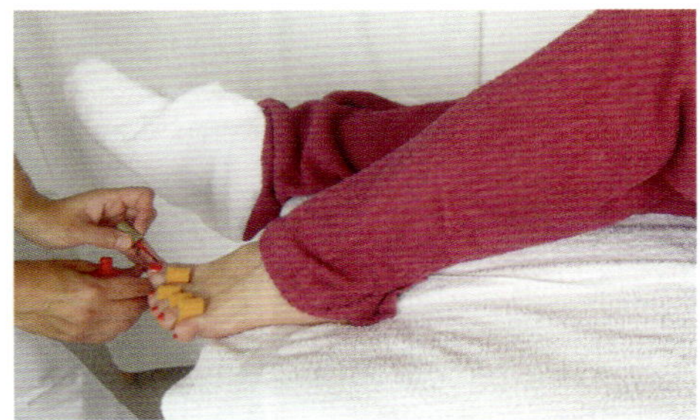

- Siam-Silk-Pflegebad.
- Massagelotion (Basislotion).
- Rosenöl.

Materialien
- Kleine Gästehandtücher für Kompressen.
- Peelingbürste oder -handschuhe.
- Handtücher zum Unterlegen und zum Abtrocknen.
- Frotteeschuhe oder Handtücher zum Warmhalten der Füße.
- Badehandtuch zum Zudecken der Beine.

Kulinarisches
- Kalte Tage: Blütenteemischung.
- Heiße Tage: Indisches Rosen-Lassi.

Rezept: Indisches Rosen-Lassi
- 500 g Naturjoghurt 3,5 %,
- ¼ l Wasser,
- 1 EL Crème fraîche,
- ¼ l Rosenwasser (Asia-Shop),
- 5 EL Honig oder Ahornsirup,
- 2 Messerspitzen Safranpulver.

Alle Zutaten mit Mixer oder Pürierstab gut mischen und kaltstellen.

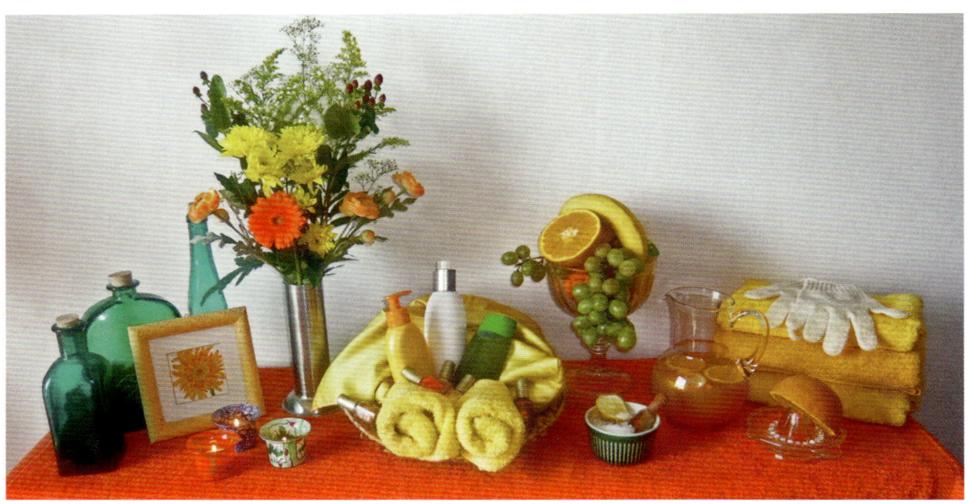

1.2.2 Früchtetraum

Erfrischend und aktivierend

Dieses Programm belebt, aktiviert und gibt neue Energie. Der Duft von Zitrusfrüchten wirkt erfrischend, anregend, konzentrationsfördernd und hellt die Stimmung auf.

Leitgedanke

Erfrischt den Körper, regt den Geist an und vermittelt ein Gute-Laune-Gefühl.

Erklärung

Aus 200 kg Zitronenschalen wird durch Kaltpressung 1 kg ätherisches Öl gewonnen. Zitronenöl wirkt auf den körperlichen Bereich fiebersenkend, desinfizierend und entzündungshemmend.

Die französischen Bakteriologen Morel und Rochaix fanden in den 1920er-Jahren heraus, dass bereits durch Verdampfung des Öls Bakterien wie Meningokokken (Erreger der Hirnhautentzündung), Pneumokokken (Erreger der Lungenentzündung), hämolysierende Streptokokken (Scharlach) sowie die Erreger von Diphtherie und Tuberkulose abgetötet werden können. In Japan hat laut einer Untersuchung der Einsatz von Zitronenöl in Büroräumen nachweislich die Krankheitsquote um die Hälfte gesenkt, und die Arbeitsleistung ist wegen der konzentrationsfördernden Wirkung allgemein angestiegen.

Einsatz

Besonders im Frühjahr und Sommer.

Abfolge

Bequeme Sitzstellung (ein *Wellness-Vital-Kissen* entspannt und vitalisiert Nerven und Nacken).

Warme oder kühle Kompressen mit kleinen Gästehandtüchern, die in Wasser mit Zitronenöl und Zitronenscheiben getaucht werden, wirken antiseptisch und erfrischen.

Das nachfolgend geeignete *Peeling* mit mineralischen und nach Zitronen duftenden Zutaten löst die Hautschüppchen und durchblutet die Füße besser.

Danach können eine Fußpflege und ein etwa zehnminütiges entspannendes *Sprudelbad* mit Zitrus- und Orangenölen folgen oder das kühle *Citrus Foot Bath Crystals*, mit Meersalz, Limette und Lemongras, das durch die Katalysatorenwirkung der Füße den gesamten Körper an heißen Tagen erfrischt. Die abschließende *Citrus Foot Mask*, die nach der

Einwirkzeit einmassiert wird oder die *Citrus Foot Cream zur Fußmassage* und das *Citrus Fresh-Up Spray* für die Beine pflegen und beleben die trockene Haut.

Produkte

- Wellness-Vital-Kissen *Citrusblüte*.
- Citrus-Foot-Serie:
  Peeling,
  Bath,
  Maske,
  Creme,
  Fresh-Up Spray oder
- Bali-Bad.
- Massagelotion (Basislotion).
- Zitronenöl.

Materialien

- Kleine Gästehandtücher für Kompressen.
- Peelinghandschuhe.
- Handtücher zum Unterlegen und zum Abtrocknen.
- Frotteeschuhe zum Warmhalten der Füße.
- Badehandtuch zum Zudecken der Beine.

Kulinarisches

- Kühle Tage: Zitronentee.
- Heiße Tage: kühler Zitronentee.
- Frisch gepresster Orangensaft.
- Orangenspalten als Snack.
- Zitronenscheiben als optische und erfrischende Zugabe zu Kompressen, Peeling und/oder Badewasser.

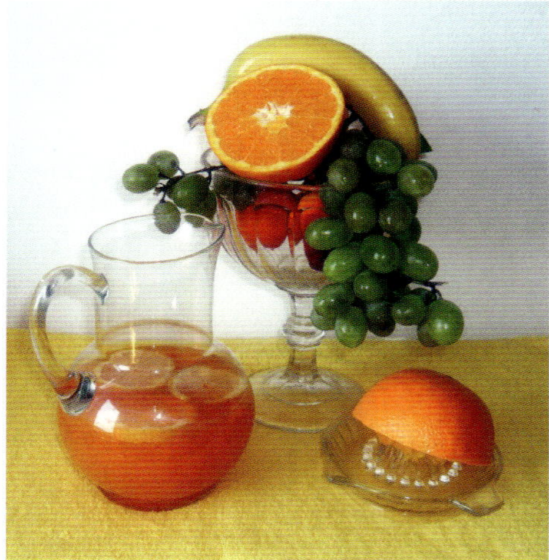

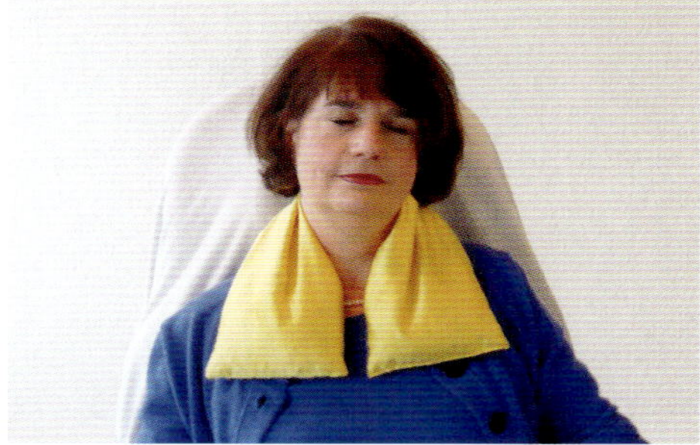

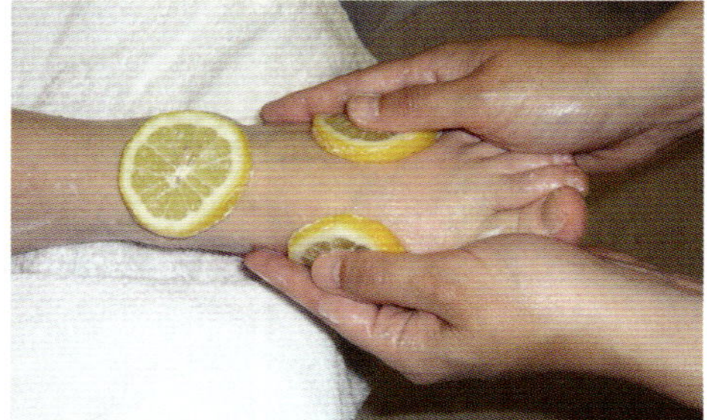

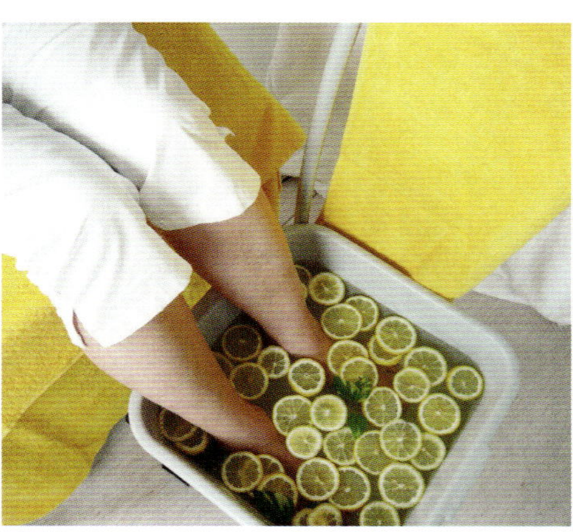

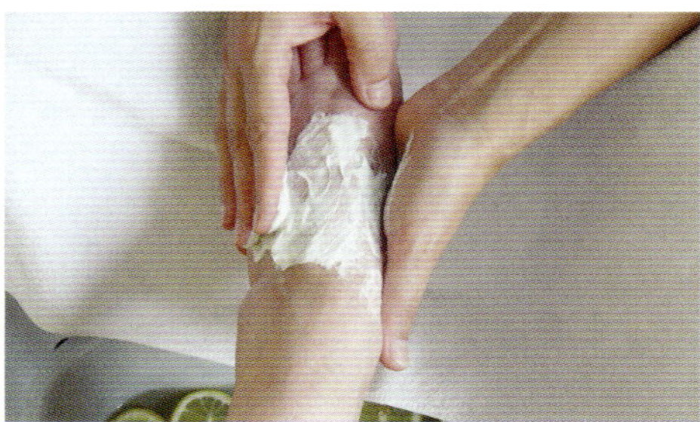

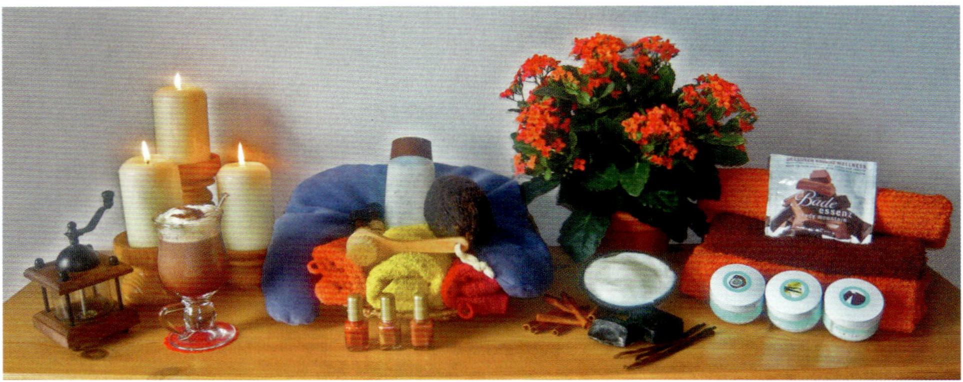

1.2.3 Schokogenuss

Wärmend und belebend

Dieses Wellnessprogramm beinhaltet gehaltvolle Pflege für die Haut. Der Schokoladenduft führt zu einer tiefen seelischen Entspannung und zu einer Endorphinausschüttung, die zu einem positiveren Gemütszustand führt. Der Vorteil bei diesem Programm ist, dass mit zusätzlichen einzelnen Düften individuell kombiniert werden kann.

Leitgedanke

Wärme für den Körper, belebend für die Seele.

Erklärung

Schokolade lockt das Glückshormon Serotonin und steigert damit das Wohlbefinden, lässt den Alltagsstress vergessen und führt zu einer tiefen, seelischen Entspannung. Doch nicht nur der Duft entspannt. Auch die im Kakao enthaltenen Mineralien bringen neue Energie in die Hautzellen. Die feuchtigkeitsbindende Sheabutter und die fettreiche, endorphinanregende und entzündungshemmende Kakaobutter wirken pflegend auf den Körper. Ein hoher Magnesiumanteil und das mit dem Koffein verwandte Theobromin beeinflussen zusätzlich positiv regenerativ Haut- und Nervenzellen.

Einsatz

Besonders im Herbst und Winter geeignet.

Abfolge

Bequeme Sitzstellung. Das Wellness-Vital-Kissen *Traubenkernhörnchen* entlastet den Nacken, wobei es mit dem Wunschduft *Schokolade*, *Vanille*, *Kokos* oder *Zimt* beträufelt wird. Die einzelnen Duftnoten unterstützen stimmungsaufhellend die Entspannung der Nerven und des gesamten Körpers. *Warme Kompressen* mit kleinen Gästehandtüchern, die in heißes Wasser mit passendem Duftöl getaucht werden, durchfeuchten die Haut und bereiten sie für den nächsten Behandlungsschritt vor. Jetzt sollte eine *Fußpflege* folgen, da die angewendeten Produkte sehr fetthaltig sind und die Haut bereits pflegen.

Das *Shea/Kakaobutter-Massage-Peeling* bewirkt eine sanfte Tiefenreinigung und pflegt besonders beanspruchte Haut. Der Peelingüberschuss kann mit den Kompressentüchern abgenommen werden.

Im Anschluss können sich die Füße etwa zehn Minuten in einem *Sprudel-Massagebad mit dem Oriental-Badeöl* mit der aufbauenden Wirkung tropischer Gewürze erholen. Das Aromabad vermittelt neue Energie, wirkt erdend und ausgleichend.

Die nachfolgende *Beinmassage* mit einem köstlich duftenden *Orangen-Schoko-Mus* ist ein Erlebnis, und die herausragende Pflegewirkung von Kakaobutter verwöhnt geradezu. Eine Fußmassage, wahlweise mit *Schokoladen-*, *Vanille-*, *Zimt-* oder *Kokoscreme* schließt dieses wahrhaft süße Verwöhnprogramm ab.

Produkte

- Wellness-Vital-Kissen *Traubenkernhörnchen.*
- Duftöle Schokolade, Vanille, Kokos oder Zimt.
- Badeöl *Oriental.*
- Schokoladen/Vanille/Zimt/Kokos-Creme-Fußcreme.

Materialien

- Kleine Gästehandtücher für Kompressen.
- Massagehandschuhe für das Peeling.
- Handtücher zum Unterlegen und zum Abtrocknen.
- Badehandtuch zum Zudecken der Beine.

Kulinarisches

- Heißer Schokoladentrunk mit frischer Sahne/Kakaostreusel.
- Kaffee mit Aromasirup.
- Winter- oder Weihnachtstee.
- Kekse, Schokolade.

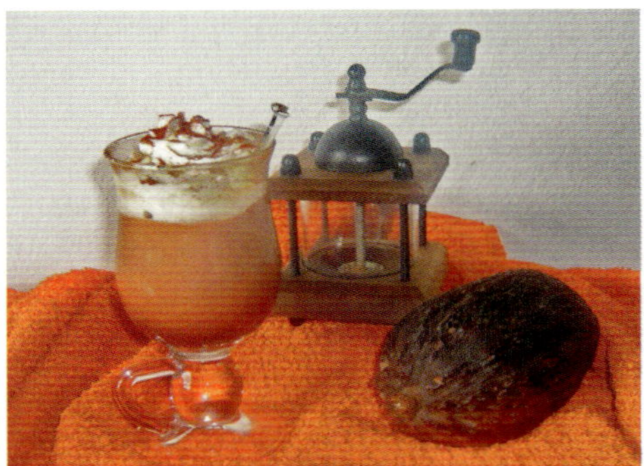

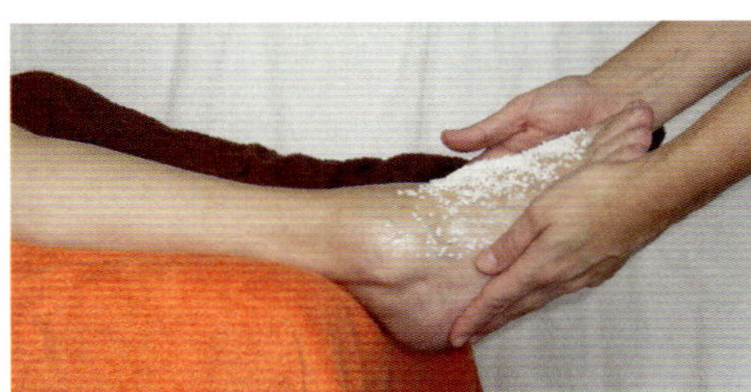

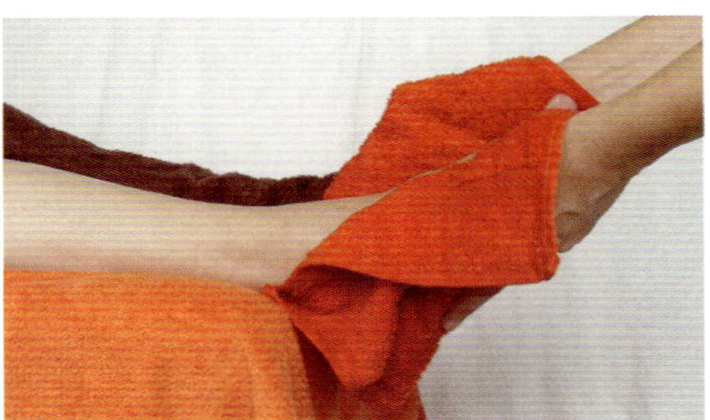

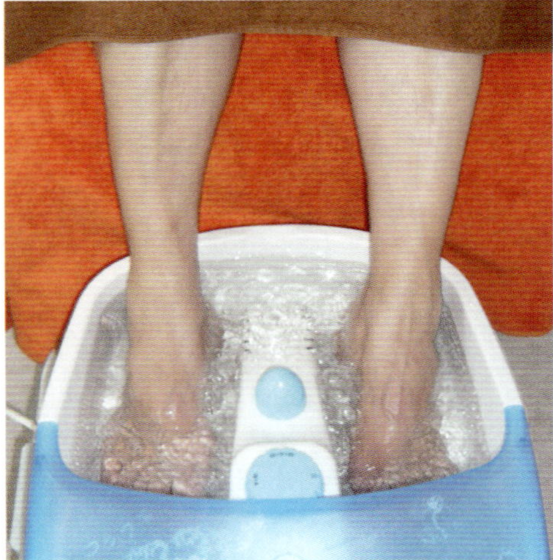

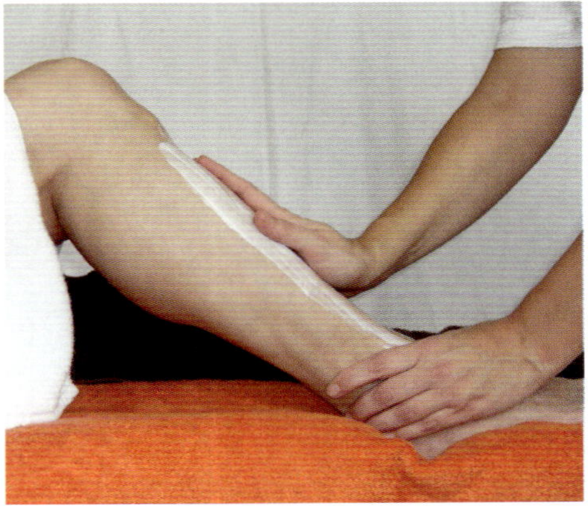

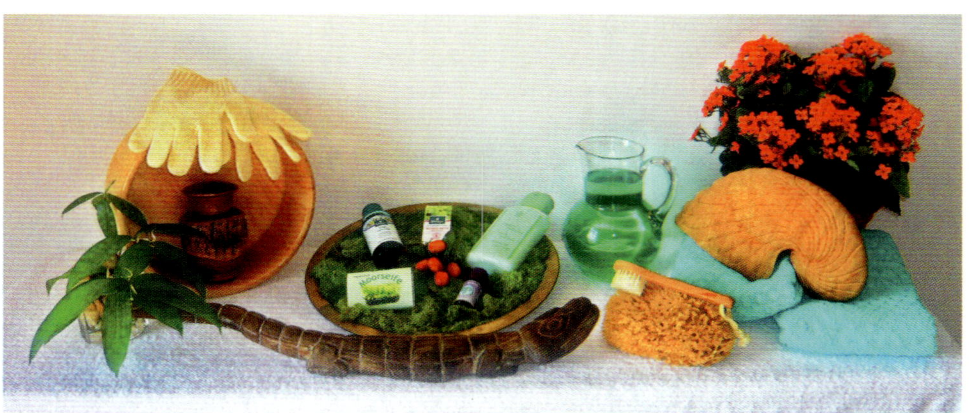

1.2.4 Kräuter

Vitalisierend und aufbauend

Dieses Programm ist besonders für männliche Kunden geeignet, da Moorbäder und Heilkräuter bekannte Fakten sind und auch in schulmedizinischen Heil- und Kurbädern zur Anwendung kommen.

Leitgedanke

Die ganze Kraft der Erde für Heilung und Wohlbefinden.

Erklärung

Naturmoor und Kräuter sind jahrhundertealte Heilmittel. Moor entsteht über einen 10.000 Jahre währenden Umwandlungsprozess von Pflanzen durch Luftabschluss. Lange bevor der Mensch die Wirkung des Moors und der Kräuter kennen- und schätzen lernte, gingen bereits verletzte Tiere instinktiv ins Moor, um ihre Wunden zu heilen und fraßen Kräuter. Moor- und Kräuterprodukte haben eine schmerzlindernde, entzündungshemmende, durchblutungsfördernde, keimtötende und desodorierende Wirkung.

Einsatz

Zu jeder Jahreszeit.

Abfolge

Bequeme Sitzstellung. Das Wellness-Vital-Kissen *Alpenkräuter*, gefüllt mit Zitronenmelisse, Wiesenblüten und Kräutern, entspannt den Nacken. Das Aroma hat bei Energiemangel eine wohltuende und belebende Wirkung.

Ein *Moorseifen-Peeling* erfrischt und stärkt die Haut mit einer sanften Tiefenreinigung. Dazu wird die Moorseife mit einem Peelinghandschuh oder einer Bürste angefeuchtet und der sich stark bildende Schaum auf die Füße aufgetragen.

Danach können *warme Ölkompressen* (kleine Gästehandtüchern, die in eine Schüssel mit heißem Wasser und mit zwei Tropfen einer *ätherischen Ölmischung* (sieben Tropfen Cajeput-Öl, sieben Tropfen Muskatellersalbeiöl, drei Tropfen Wacholderöl und zwei Tropfen Ingweröl getaucht werden) verabreicht werden. Sie spenden Linderung bei Verspannungen, Muskelschmerzen, nach Operationen und Verletzungen. Mit Folie abdecken und in Frotteschuhen fünf Minuten einwirken lassen.

An die nachfolgende Fußpflege könnte sich ein etwa zehnminütiges *Sprudelbad* mit einem *Kräuterbadzusatz* anschließen, das vitalisierend und aufbauend auf den gesamten Körper wirkt. Eine *Fuß- und Beinmassage* mit einem *Kräuter-Fußbal-*

sam, der die Durchblutung fördert und gegen Hornhautbildung, Fersenrisse und spröde Haut wirkt, beendet dieses Programm.

Produkte

- Wellness-Vital-Kissen *Alpenkräuter*.
- Moorseife.
- Ätherische Ölmischung.
- Kräuterbad.
- Fußbalsam.

Materialien

- Kleine Gästehandtücher für Kompressen.
- Peelinghandschuhe.
- Handtücher zum Unterlegen und zum Abtrocknen.
- Frotteeschuhe für Kompressen.

Kulinarisches

- Kalte Tage: kräftiger Kräutertee.
- Heiße Tage: frisches Heilquellwasser.
- Waldmeistersaft.

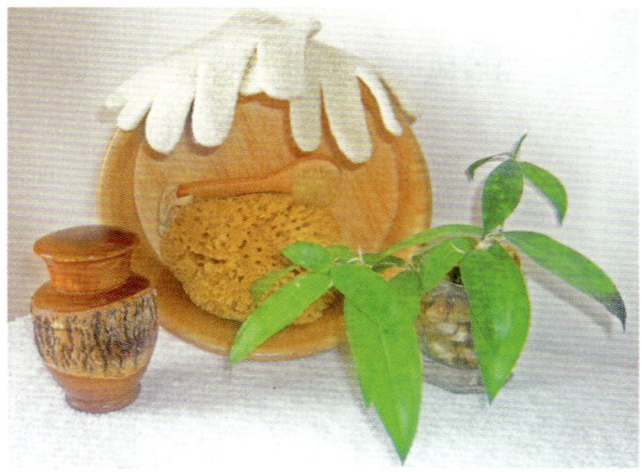

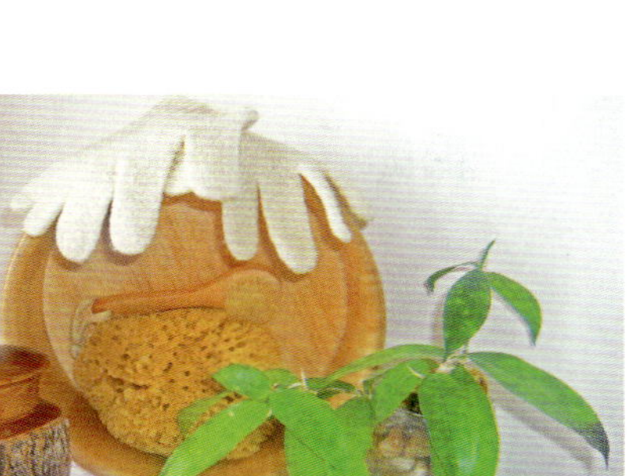

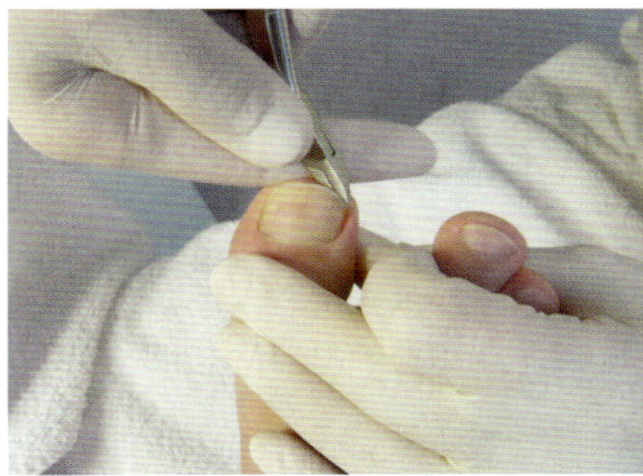

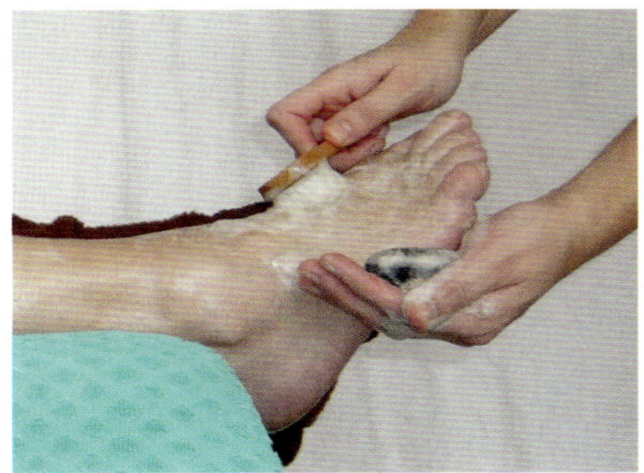

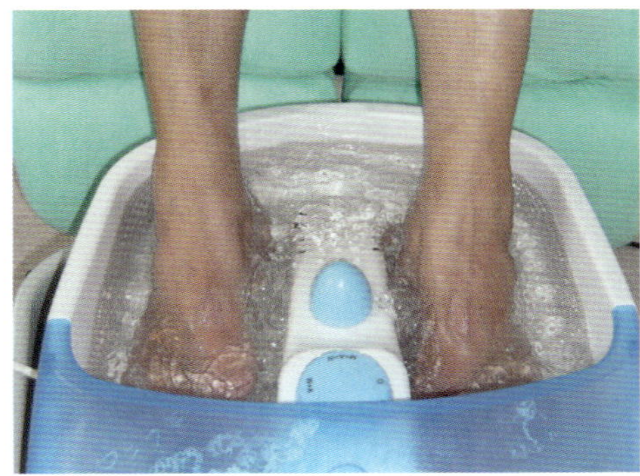

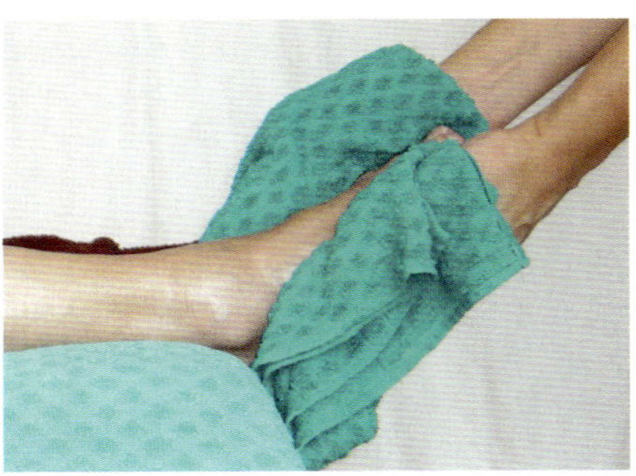

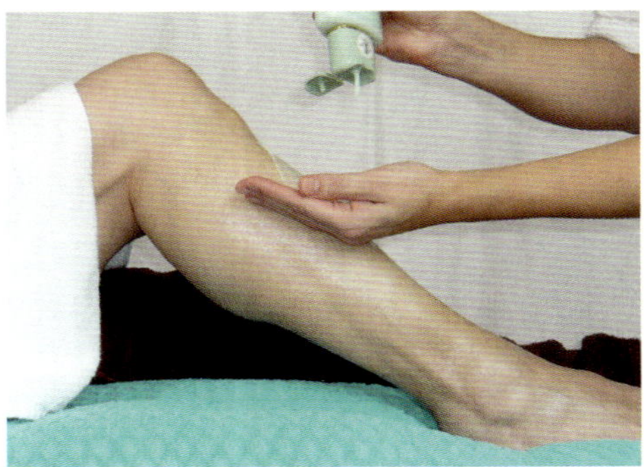

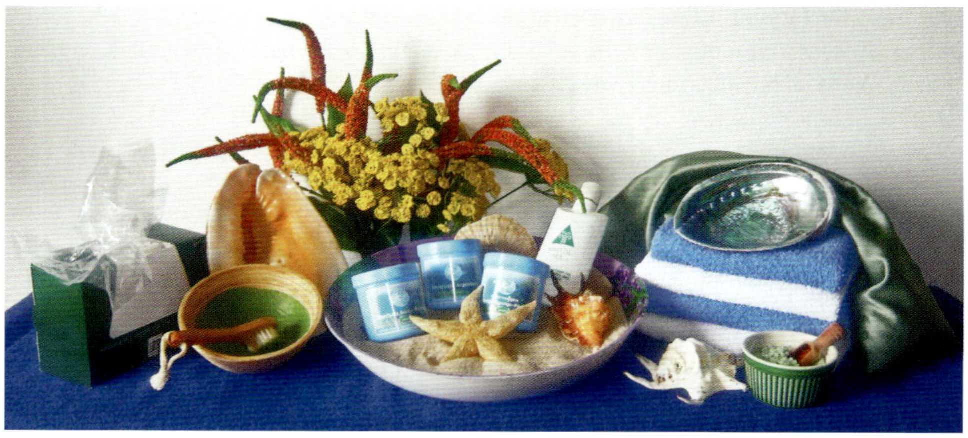

1.2.5 Thalasso

Lindernd und stärkend
Dieses Programm ist besonders für männliche Kunden geeignet: Klare Fakten über die Wirkung des Meersalzes und Meerespflanzen wie Algen und Schlick auf der Haut begründet diese Behandlung und macht sie damit sinnvoll und übersichtlich.

Leitgedanke
Das Meer wäscht alle Leiden ab.

Erklärung
Das Meer wäscht alle Leiden ab philosophierte schon Platon, und der griechische Arzt Hippokrates pries in der Antike bereits das Salzwasser als bewährtes Heilmittel bei körperlichen Beschwerden. Meerwasser, Schlick- und Algenpackungen straffen und durchbluten die Haut. Besonders geeignet bei geschädigter, irritierter (z. B. bei Sonnenbrand) und allergiegefährdeter Haut. Die kühlende Zusammensetzung festigt das Bindegewebe und regt den Kreislauf an, lindert Gelenkschmerzen und entspannt bei Stress. Trockene Haut speichert wieder Feuchtigkeit und erhöht damit ihre Widerstandskraft.

Einsatz
Zu jeder Jahreszeit.

Abfolge
Bequeme Sitzstellung. Das Wellness-Vital-Kissen *Iroha* passt mit dem Duft von Ginkgo, Ginseng, grünem Tee und Buchweizen sehr gut zu diesem Programm, und das nicht nur für die männliche Nase. Es entspannt den Nacken. Seine kühlende und erfrischende Wirkung unterstützt die Konzentration und Vitalität.

Warme Kompressen (mit kleinen Gästehandtüchern, die in heißes Wasser mit aufgelöstem *Mineral-Sea-Badesalz* getaucht werden, durchfeuchten die Haut und bereiten sie für den nächsten Behandlungsschritt vor.

Das *Meersalz-Algen-Peeling* in Pulverform mit Wasser in einer kleinen Schüssel anrühren und mit einem Pinsel auftragen. Anschließend die Füße mit den Frotteeschuhen bedecken und die Peelingmaske nach etwa fünf Minuten Einwirkzeit mit den Kompressentüchern abnehmen.

Danach kann eine Fußpflege angeboten werden, gefolgt von einem etwa zehnminütigen, entspannenden *Fußsprudelbad* mit *Meersalz-Algen-Zusatz*. Der natürliche Badezusatz von Mineralien aus Meersalz und Meeresalgen wirkt basisch, entspannt und regeneriert die Füße nach dem Sport, nach einseitigen Tätigkeiten oder in Stresssituationen.

Die darauf folgende *Fuß- und Beinmassage* mit der *Mineral-Sea-Lotion* aus den Mineralien des Toten Meeres ist ein zusätzlicher Feuchtigkeitsspender, beruhigt, glättet trockene Haut und schließt dieses Programm ab.

Produkte

- Wellness-Vital-Kissen *Iroha*.
- *ALGIRA*-Produkte:
  Meersalz-Algen,
  Peelingmaske,
  Meersalz-Algen-Bad.
- *Mineral-Sea*-Serie:
  Bodylotion,
  Badesalz.

Materialien

- Kleine Gästehandtücher für Kompressen.
- Kleine Schale und Pinsel für das Peeling.
- Handtücher zum Unterlegen und zum Abtrocknen/Frotteeschuhe für Maske.
- Badehandtuch zum Zudecken der Beine.

Kulinarisches

Kalte Tage: Ostfriesentee.
Heiße Tage: frisches Heilquellwasser.
Sanddornsaft.

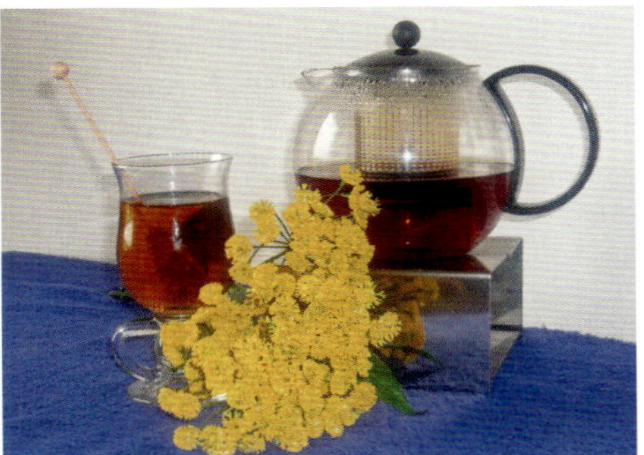

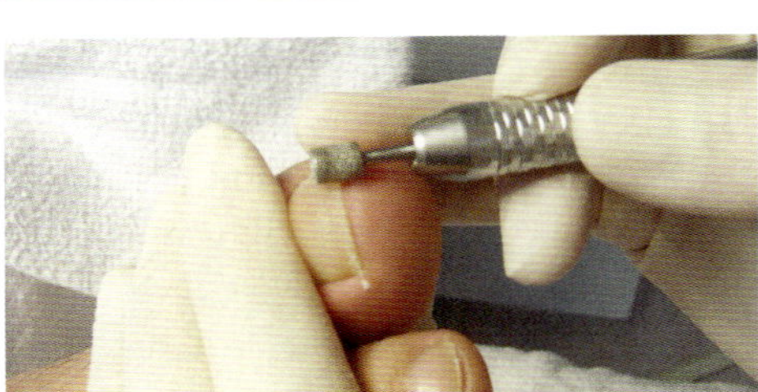

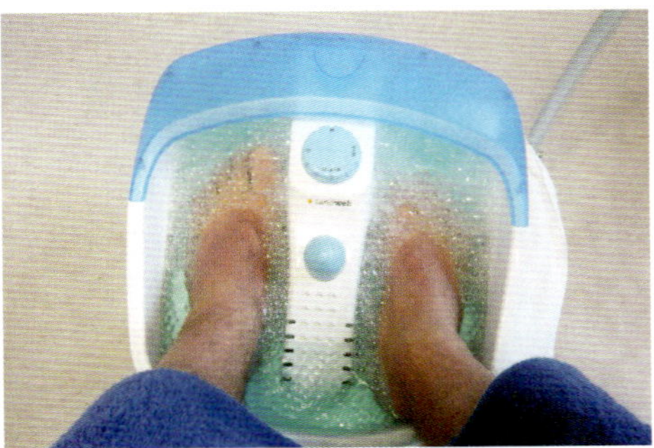

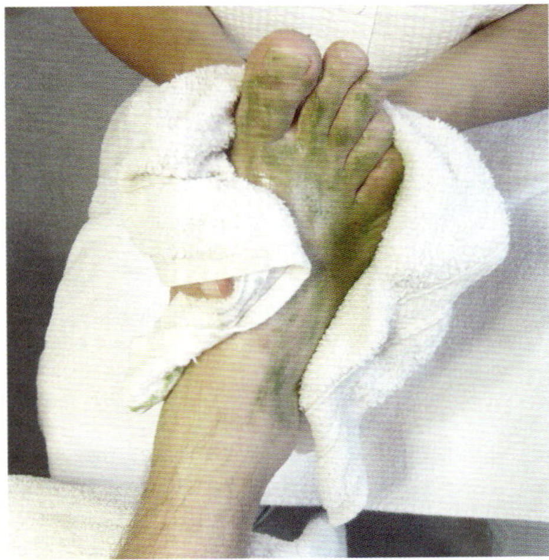

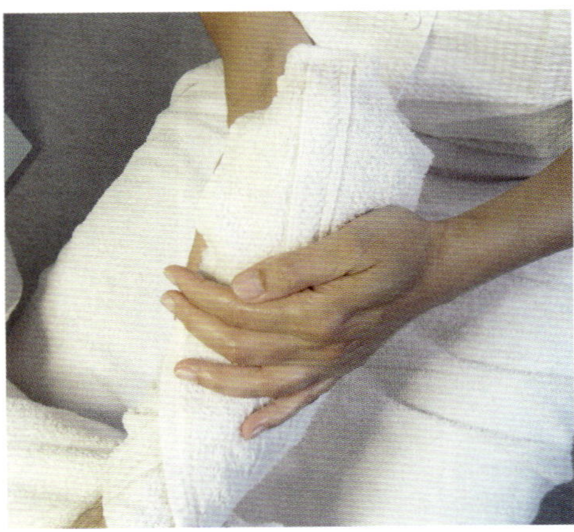

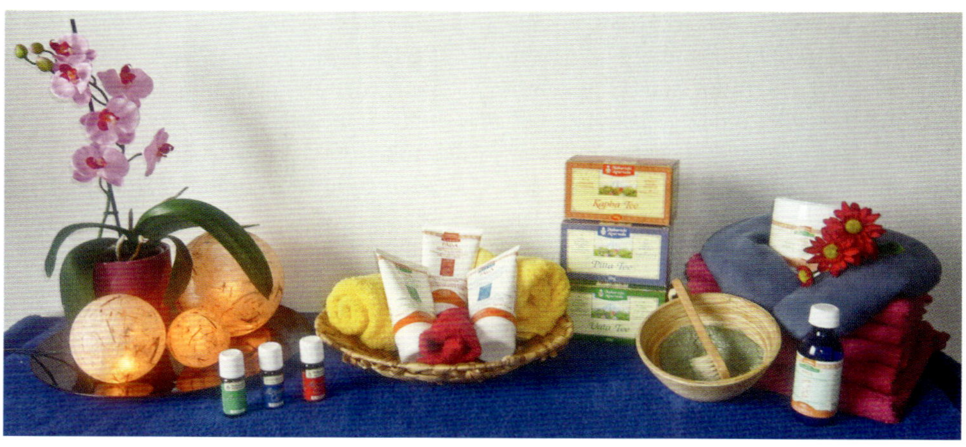

1.2.6 Ayurveda

Gleichgewicht von Körper und Seele
Die Ayurvedische Wellnessbehandlung ist für jeden Menschen geeignet und wendet Elemente aus der traditionellen indischen Heilkunst an. Durch die Behandlung wird der charakteristische Typus des Kunden mit den passenden Produkten ausgeglichen, unterstützt und gestärkt.

Leitgedanke
Harmonisierung der Dosha.

Erklärung
Ayurveda bedeutet Lebensweisheit und hat einen ganzheitlichen Anspruch. Die drei zu beeinflussenden Faktoren heißen *Dosha* und bestehen aus: Vata – dem Bewegungsprinzip, Pitta – dem Stoffwechselprinzip und Kapha – dem Strukturprinzip. Diese Prinzipien wirken unterschiedlich auf das menschliche Temperament und die Lebensenergie. Meistens dominieren ein oder zwei Doshas. Die Ayurvedische Wellnessbehandlung unterstützt den Organismus, um in ein harmonisches Gleichgewicht zu kommen und damit seine Gesundheit zu fördern.

Einsatz
Zu jeder Jahreszeit.

Abfolge
Bequeme Sitzstellung. Das *Wellness-Vital-Kissen*, mit Traubenkernen gefüllt, eignet sich für Allergiker und ist ein idealer Aromastoffträger. Ein Tropfen reines ätherisches Öl mit dem jeweiligen *Aromacharakter von Vata*, *Pitta* oder *Kapha* wird auf das Hörnchenkissen geträufelt. Der Duft hält etwa zwei Stunden lang an. So kann das Kissen mehrmals täglich individuell beduftet werden. Das Kissen entspannt den Nacken, und die wertvollen Essenzen wirken belebend, regenerierend und aufbauend.

Ein *Pada-Lehmpuder-Peeling* aus ayurvedischen gemahlenen Kräutern beruhigt die Haut, macht sie sanft und geschmeidig und vermindert Schwellungen. Dafür wird das Pulver mit etwas warmem Wasser angerührt und mit einem Pinsel aufgetragen. Unter den zugedeckten Füßen/Beinen trocknet es an und entfaltet seine Wirkung. Mit warmen Kompressen die Packung herunternehmen.

Danach können sich die Füße im *Sprudel- und Massagebad*, angereichert mit dem *Pada-Naturfußbadöl* aus Grapefruitkernextrakten, echtem Lavendel und Manukaöl entspannen. Eine *sanfte Beinmassage* mit der entsprechenden *Vata-*, *Pitta-* oder *Kapha-Creme* und einer *Marmaöl-Fuß-*

massage schließen dieses außergewöhnliche Verwöhnprogramm ab.

Produkte

- Wellness-Vital-Kissen *Traubenkernhörnchen.*
- Von der *Maharishi Ayurveda*-Serie:
  Aromaöle,
  Pada-Lehmpuder,
  Pada-Fußbadöl,
  Pada-Fußcreme,
  Pada-Marmaöl.

Materialien

- Kompressentücher.
- Handtücher zum Unterlegen und zum Abtrocknen.
- Frotteeschuhe für Kompressen.
- Kleine Schale und Pinsel zum Anrühren und Auftragen der Maske.

Kulinarisches

- Ayurvedische Tees.
- Kühles Heilquellwasser.
- Obststückchen.

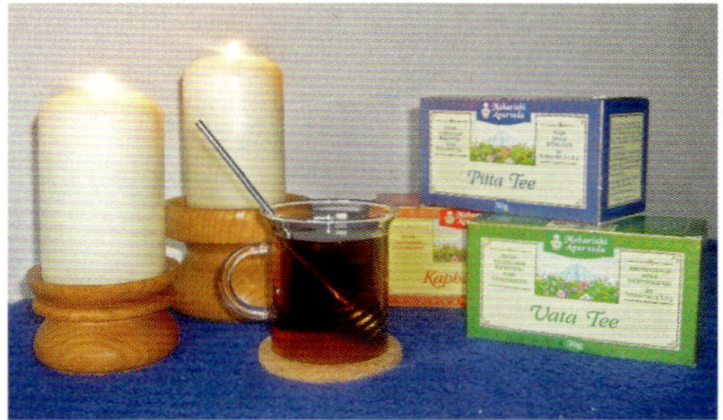

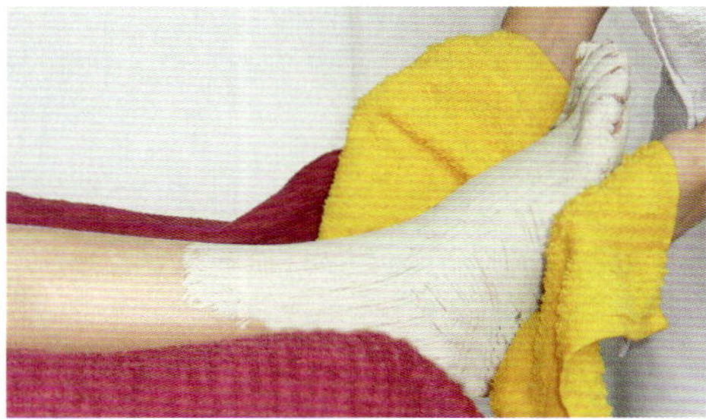

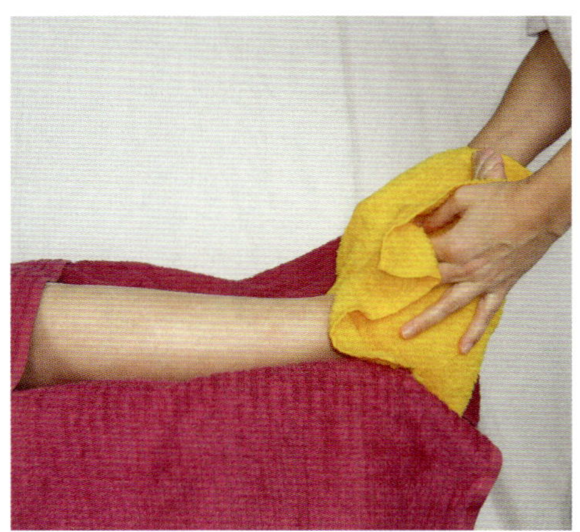

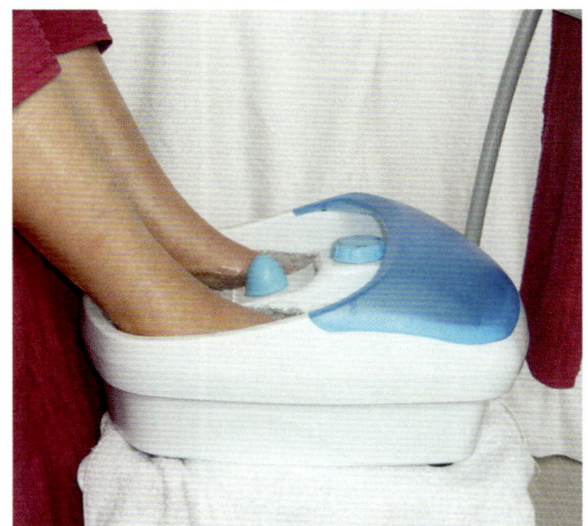

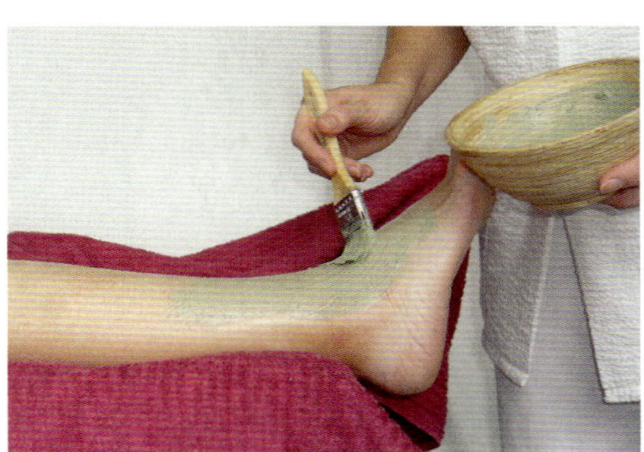

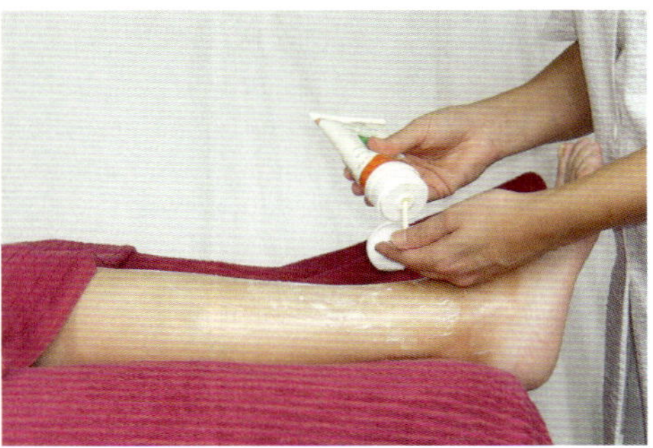

1.3 Kapha, Pitta oder Vata?

Die Doshas prägen durch ihre Zuordnung zu den Elementen und deren Funktionen die Eigenschaften des Menschen. In der ayurvedischen Anschauung unterscheidet man zehn verschiedene Persönlichkeitstypen.

Zumeist dominieren zwei Doshas, und neben den drei reinen Typen gibt es noch folgende Variationen:

- Vata-Pitta-Typ,
- Vata-Kapha-Typ,
- Kapha-Pitta-Vata-Typ,
- Pitta-Kapha-Typ,
- Kapha-Vata-Typ,
- Vata-Pitta-Kapha-Typ.

Diese kurze Übersicht hilft, eine Persönlichkeit im Grundmuster einzuschätzen, falls diese ihre Doshas nicht kennt:

Kapha **Strukturprinzip**	Pitta **Stoffwechselprinzip**	Vata **Bewegungsprinzip**
▪ stabiler, schwerer Körperbau ▪ ausgeglichen, methodisch, geduldig, ausdauernd ▪ mäßiger Hunger, Genießer ▪ tiefer und langer Schlaf ▪ Wärme ist wohltuend ▪ ölige, kühle Haut	▪ mittlere Statur ▪ begabter Redner ▪ temperamentvoll, scharfsinnig, zielstrebig ▪ hohes Energieniveau, Führungsaufgaben ▪ lebhafter Appetit ▪ leichtes schwitzen	▪ groß-schlaksig, klein-zierlich ▪ lebendig, offen ▪ kreativ, flexibel, aktiv, charmant ▪ Abneigung gegen kaltes Wetter ▪ Appetit und Verdauung wechselhaft ▪ neigt zu trockener Haut
Konstitution von Händen und Füßen		
ölig, kühl, dick, groß	warm, rosig, weich, mittelgroß	trocken, rissig, dünn, kalt mit Hornhaut
aus seiner Balance: ▪ Verschleimung ▪ Steifheit ▪ Fettleibigkeit ▪ häufige Erkältungen	**aus seiner Balance:** ▪ Entzündungen ▪ Probleme mit Magen, Leber, Galle, Bauchspeicheldrüse ▪ Hautentzündungen ▪ Hitzeschübe	**aus seiner Balance:** ▪ Verdauungsstörungen ▪ Kopfschmerzen ▪ psychische Probleme ▪ Schwächezustände

Die jeweiligen Produkte sind mit den drei Doshas – Kapha, Pitta oder Vata – gekennzeichnet. Sie werden nach dem Haupttyp ausgesucht, um sein Gleichgewicht zu unterstützen. Kinder, ältere oder nicht eindeutig in diese Zuordnung passende Menschen können bevorzugt mit Kapha-Produkten behandelt werden.

2

Variationsprodukte

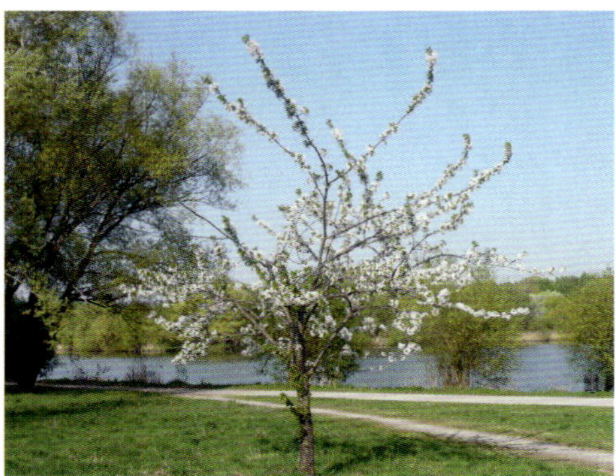

2.1 Frühjahr

- Algen-, Heilerde- oder Meeresschlickpackungen.
- Basensalze.
- Produkte mit Vitamin C.
- Holundersaft.
- Sojasprossen oder -milch.
- Honig.
- Joghurt und grünes Gemüse.
- Kardamomgewürz.

Besonders im Frühjahr setzt der Organismus seine Wachstumskräfte frei: Im Knochenmark werden vermehrt rote Blutkörperchen hergestellt und die Herzfrequenz steigt. Leber und Gallenblase, die Entgiftungsorgane, sind jetzt am aktivsten. Die Knochen sind durch die sonnenarmen Monate (fehlendes Vitamin D) und die Muskeln wegen des winterlichen Bewegungsmangels geschwächt. Durch den Temperaturwechsel wird der Herz-Kreislauf gestresst.

- Um das Herz zu stärken und den ermüdeten Verdauungstrakt in Schwung zu bringen, bietet sich aus der Ayurveda-Medizin das Gewürz **Kardamom** in Tee.
- Energiebäder mit **Basensalzen** fördern die Entschlackung über die Haut.
- **Vitamin C** (z. B. in Kiwis) mobilisiert das Fitmacherhormon Noradrenalin und stabilisiert sanft den Blutdruck. Die Ascorbinsäure fördert u. a. die Eisenaufnahme und wirkt gegen die Antriebslosigkeit.
- **Holundersaft** aktiviert den Stoffwechsel.
- **Sojasprossen und/oder -milch** bilden einen Immunpanzer gegen die typischen Frühjahrsinfekte.
- **Honig** wirkt desensibilisierend auf das Immunsystem bei Heuschnupfen.
- Nach der ersten Sonnenüberflutung im März bildet sich das sogenannte Parathormon und senkt den Kalziumspiegel im Körper. **Joghurt und grünes Gemüse** (z. B. Brokkoli, Spinat) verhindern die dadurch entstehende Tagesmüdigkeit.
- Besonders unterstützend wirken **Algen-, Heilerde- oder Meeresschlickpackungen**. Reich an Mineralstoffen und Spurenelementen und gut für den Säureschutzmantel gelten sie als Straffmacher fürs Gewebe, fördern die Durchblutung und Feuchtigkeit der Haut, unterstützen den Stoffwechsel, stimulieren die Zellfunktionen, helfen beim Abbau von Schlackenstoffen und entziehen dem Bindegewebe Wasser.

Um den **Frühling** in die Praxis zu bringen, reicht oft schon ein buntes Blumenarrangement. In Duftlampen sorgt z. B. Zitronenöl neben der Abtötung von Erregern auch für einen frischen Duft und bringt gute Laune. Großformatige Aufnahmen von leuchtenden Blumenmotiven oder Schmetterlingen, idealerweise in einem Wechselrahmen, lösen die Wintermotive ab.

Die bereits vorgeschlagenen Wellnessprogramme können mit besonders gesundheitsunterstützenden Naturprodukten für diese Jahreszeit variiert werden.

Blumenzauber
Holunderblüten nach dem Pflücken waschen und dem Badewasser zugeben. Sie entwickeln einen angenehmen Duft und tragen zur schonenden Hautreinigung bei. Dazu unterstützt ein frischer Holundersaft – verdünnt mit Mineralwasser oder Holundertee mit Honig – den Stoffwechsel. Frühlingsblüten können auch gut mit einer basischen Behandlung kombiniert werden. Peeling mit basischem Salz und einer entschlackenden Ölmischung, Badewasser mit Basensalzen angereichert und mit Frühlingsblüten dekoriert, fördern die Entsäuerung und Entschlackung über die Haut. Dazu ein basischer Tee oder ein fruchtiges Basengetränk aus der Apotheke unterstützt mit einer Bürsten-Streich-Massage.

Früchtetraum
Statt Zitronen- kommen auch Orangen- oder Kiwischeiben ins Badewasser.

Für ein besonderes Zitronensahnefußbad können folgende Zutaten vermischt werden:

- 20 Tropfen reines Zitronenöl,
- ¼ l Sahne,
- Zitronenscheiben.

Kräuter
Statt Ölkompressen kann eine Heilerdenpackung für die Unterstützung des Stoffwechsels sorgen. Kräutertee mit Honig süßen und/oder einen kleinen grünen Salat mit ein paar Tropfen Zitronen, Öl und Sojasprossen anreichern.

Thallasso
Hier kann Meersalzpeeling mit Fruchtnuancen für die Frühlingszeit verwendet werden. Algen- oder Meeresschlickpackungen sind bereits im Programm, und Vitamin C ist in hoher Dosis im Sanddornsaft enthalten.

Ayurveda
Tee mit Kardamomgewürz und Honig süßen. Ein langsames Nachgießen von lauwarmem Wasser über Beine und Füße, z. B. aus einer Karaffe mit zusätzlichen Zitrusaromen, entspannt und stärkt die Abwehrkräfte.

Getränke- und Snackangebot
- Tee mit Kardamomgewürz,
- Fruchtsäfte,
- Honig zum Süßen,
- Sojamilch,
- Joghurt über Fruchtstückchen.

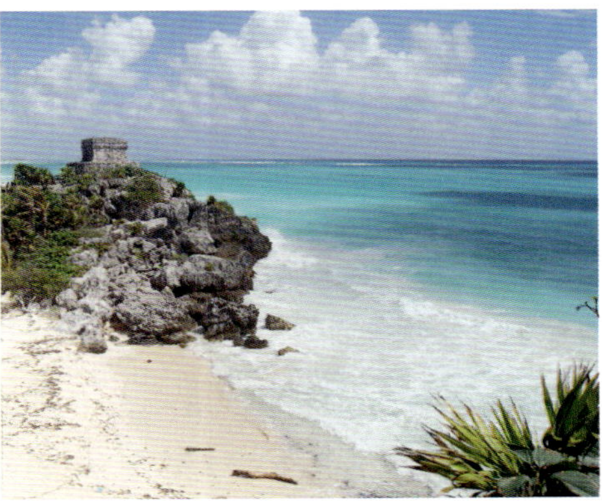

2.2 Sommer

- Kühle Fußbäder und Kompressen.
- Aloe vera- und Panthenolprodukte.
- Salbei-, Nelkenöl, Hamamelis- und Heublumenextrakte.
- Orange, Rosmarin, Geranium, Zitrone und Menthol.
- Pfefferminzblätter, Rosenblüten, Kamillenblüten.
- Orangen- oder Kiwischeiben.
- Eistee mit Kardamom, Ingwer, Zimt.
- Mineralwasser.
- Fruchtsäfte.
- Melone, Ananas und Kiwi.

Im Sommer läuft der Stoffwechsel auf Hochtouren, die Muskulatur ist optimal durchblutet und das Immunsystem ist nur wenig gefordert.

- Der wärmebedingte niedrige Blutdruck kann schlapp und schwindlig machen, schwüle Tage belasten den Kreislauf. Erholsam sind dann **kühle Fuß- und Unterarmbäder**.
- Erfrischende Düfte und leichte Kost.
- **Aloe vera** und **Panthenol** wirken feuchtigkeitsspendend und reizmildernd, besonders bei der sensiblen und sonnengestressten Haut.
- Adstringierende Hautpflegemittel sind **Salbei-, Nelkenöl** und **Hamamelisextrakte**.
- **Orange, Rosmarin, Geranium, Zitrone** und **Menthol** wirken anregend, erfrischend und kühlend.

Im **Sommer** können aufgestellte Ventilatoren die schwüle Luft in den Praxisräumen mildern. Ein *kurzes* kühles Fußbad (nur bei warmen Füßen!) wirkt über die reflektorischen Bahnen auf den gesamten Körper und die Psyche erfrischend und anregend. Der Muskeltonus wird erhöht und die Leistungsfähigkeit der Muskeln verbessert.

Die bereits vorgeschlagenen Wellnessprogramme können mit besonders gesundheitsunterstützenden Naturprodukten für diese Jahreszeit variiert werden.

Blumenzauber

Heublumenextrakte fördern die Durchblutung, wirken im kühlen Bad bei Entzündungen, Muskel- und Nervenschmerzen ableitend. Ideal bei gereizter Haut und Ekzemen sind die antibakteriellen und entzündungshemmenden Wirkstoffe des Kamillenextraktes. Für die Optik können ein paar Kamillenblüten in das Badewasser dazugestreut werden.

Früchtetraum

Statt Zitronen- kommen auch Orangen- oder Kiwischeiben ins Badewasser, angebotene Früchtecremes runden dieses Programm je nach Kundenwunsch ab.

Kräuter

Zum bestehenden Kräuterprogramm können für die heiße Jahreszeit besonders gut frisch gestoßene Pfefferminzblätter zum Badewasser hinzugefügt werden.

Thallasso

Die bereits bestehende Wellnessbehandlung ist perfekt für warme Tage und kann z. B. mit der CuraMar®-Serie von Ruck erweitert werden.

Ayurveda

Aloe-vera-Gele erfrischen heiße und strapazierte Füße (z. B. von Ruck). Sehr wirkungsvoll ist es, wenn in der Praxis eine Aloe-vera-Pflanze (Barbadensis) steht. Die Anwendungsmöglichkeit ihres Blattgels reichen von Sonnenbrand über Blasen- und Wundpflege. Mit einem Messer wird ein älteres Blatt abgeschnitten und an der Schnittfläche erscheint das wertvolle feuchtigkeitsspendende, regenerierende, beruhigende und reizmildernde Gel. Entweder wird das Blatt ausgepresst oder immer wieder neu angeschnitten. Blattreste können in Folie eingewickelt im Kühlschrank noch ein bis zwei Wochen lagern.

Getränke- und Snackangebot

- Tee mit Kardamom, Ingwer, Zimt und Rosenblüten,
- Eistee,
- Mineralwasser,
- Fruchtsäfte,

- Fruchtstückchen (Melone, Ananas und Kiwi).

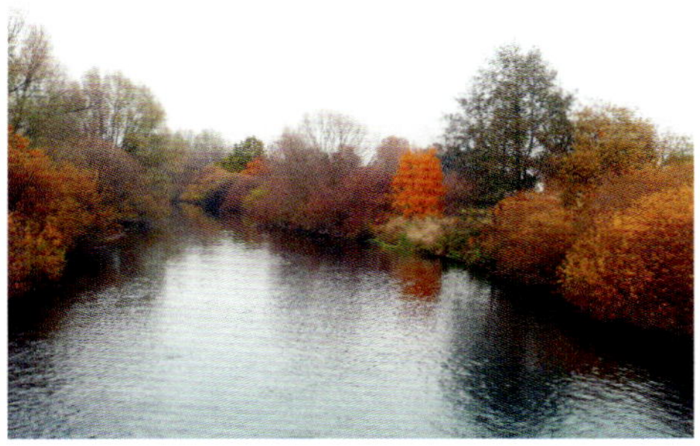

2.3 Herbst

- Vollspektrumlampe, Kerzenlicht.
- Warme Bäder.
- Massagen mit passenden Ölen wie Zedernholz, Melisse, Patchouli, Lavendel, Eukalyptus, Ylang Ylang und Bergamotte.
- Oliven-, Traubenkernöl.
- Rote Weinlaubprodukte.
- Avocadoprodukte, Esskastanien.

Im **Herbst** nimmt die Herzfrequenz wieder ab und das Schlafbedürfnis erhöht sich. Die Verdauungsarbeit läuft auf Hochtouren und verwertet die Nahrung intensiver als im Frühjahr und im Sommer. Mit der Sonnenscheindauer sinkt auch der Energiepegel. Der Körper produziert zu wenig Serotonin, das Stimmungstief ist vorprogrammiert.

- Das Licht einer **Vollspektrumlampe** aus dem Fachhandel ähnelt dem Sonnenlicht und hilft der Wintermelancholie vorzubeugen.
- **Warme Bäder** sorgen für Entspannung.
- Beruhigende und entspannende **Massagen mit passenden Ölen**, z. B. 60 ml Trägeröl (Mandel-, Traubenkern- oder Jojobaöl), zwölf Tropfen Lavendelöl, acht Tropfen Muskatellersalbeiöl und fünf Tropfen Ylang-Ylang-Öl.
- Stimmungsaufhellende Farben (goldener Herbst) in Handtüchern und bei der Dekoration.
- Aromen in Duftlampen oder als Zusätze in Bädern und Cremes (**Zedernholz, Melisse, Patchouli, Lavendel, Eukalyptus, Ylang Ylang** und **Bergamotte**).
- **Kerzenlicht** zaubert an trüben Tagen eine angenehme und warme Atmosphäre in die Praxis.

Für ein Herbstarrangement gibt es viele Anregungen bei den Erntedankfesten, die verhältnismäßig preiswert zu erwerben sind. Ein Ährenstrauß, bunte Zierkürbisse, Kastanien, eine Schale mit rotgelben Äpfeln und Kerzen können einen trüben Herbsttag vergessen lassen. Duftlampen mit entsprechenden Ölen verstärken diesen Effekt und entspannen das vegetative Nervensystem. Bunte Aufnahmen von leuchtendem Herbstlaub lassen den Blick gern verweilen und passen natürlich bestens zu dieser Jahreszeit.

Die bereits vorgeschlagenen Wellnessprogramme können mit besonders gesundheitsunterstützenden Naturprodukten für diese Jahreszeit variiert werden.

Blumenzauber

Kamillenblüten in einem Baumwollsäckchen und einige Blüten zur Dekoration ins Wasser gestreut, duften nicht nur gut, sondern helfen auch den Schleimhäuten während der Schnupfenzeit und bereichern das Badewasser mit ihrem heilenden Wirkstoff *Bisabolol*. Dazu können Kamillentee-Kräutermischungen und Produkte mit Kamillenzusätzen eingesetzt werden. Ebenso eignen sich Lavendelblüten. Lavendelbäder werden besonders bei rheumatischen Beschwerden als lindernd empfunden.

Früchtetraum

- Olivenöl mit grobkörnigem Meersalz als Peeling, Olvienölbad und -cremes, dazu frische Oliven auf einem Holzspießchen als Snack und Olivenblättertee.
- Variiert mit Traubenkernöl wirken rote Weinlaubprodukte gegen Schwellungen an den Füßen. Weintrauben dienen als Saft und Snack.
- Variiert mit Avocadoöl dienen Avocadoprodukte und Cracker mit Avocadocreme als Snack.
- Wirkstoffe aus Rosskastanie beleben, spenden Energie und kräftigen die Gefäße.

Kräuter

Statt der angegebenen Ölmischung können besonders wirksam Zedernholz, Melisse, Patchouli, Lavendel, Eukalyptus, Ylang Ylang und Bergamotte den Energiepegel anheben und die Stimmung verbessern.

Ayurveda

Ein langsames Nachgießen von warmem Wasser über Beine und Füße, z. B. aus einer Karaffe mit zusätzlichen Aromen für die Herbstzeit, entspannt und stärkt die Abwehrkräfte.

Getränke- und Snackangebot

- Tee mit Kardamomgewürz,
- Trauben- oder Holunderbeersaft,
- Weintrauben,
- Oliven, Avocado,
- Esskastanien.

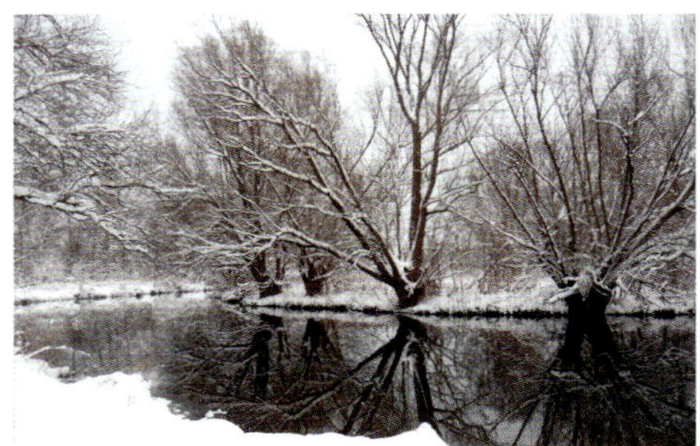

2.4 Winter

- Warme Wickel und Kompressen.
- Entspannungsbäder und -massagen mit Lavendel, Rosmarin, Heublumenextrakt und Wacholderholz.
- Lichtduschen, Kerzen, Schokoladenaroma.
- Düfte von Zimt, Muskat, Ingwer, Honig, Davanakraut, Kakao und Kaffee.
- Molkebäder, Produkte mit Vitamine A und E.
- Warme Getränke mit Gewürzen wie Kardamom oder Nelke.

Im Winter laufen viele Stoffwechselvorgänge gebremst ab. Die Durchblutung der Muskulatur ist reduziert, doch der Blutdruck steigt, weil sich die Blutgefäße wegen der Kälte zusammenziehen. Der Cholesterinspiegel erreicht wegen fehlender Bewegung und der gehaltvolleren Kost seinen Höhepunkt. Gelenkbeschwerden verschlimmern sich bei nass-kaltem Wetter. Heizungsluft trocknet die Haut aus. Hilfreich sind in zu dieser Jahreszeit:

- Eiweißreiche Nahrung, warme Getränke, Gewürze wie **Kardamom** oder **Nelke** (gegen inneres Frösteln).
- **Warme Wickel, Entspannungsbäder** und **-massagen**.
- **Lichtduschen, Kerzen, Schokoladenaroma** und **-genuss** (als Wohlfühlaspekte).

- Duftaromen **Zimt, Muskat, Ingwer, Honig, Schoko** und **Kaffee** sowie dem **süßen, indischen und mangoartigen Davanakraut** (wärmen, beruhigen und vermitteln Geborgenheit).
- **Milchfett** (beruhigt und fettet die Haut. Die Milchsäure sowie die **Vitamine A und E** schützen vor schädlichen Umwelteinflüssen und binden die Hautfeuchtigkeit. Spezielle Enzyme regen die Zellbildung an, und das Milcheiweiß sorgt für mehr Elastizität).
- **Molkebäder** (stabilisieren den Säureschutzmantel der Haut).
- Auszügen aus **Lavendel, Rosmarin, Heublumenextrakt** und **Wacholderholz** dämpfen Muskelschmerzen. Sehr wirkungsvoll sind dazu **warme Kompressen**. Dafür einige Tropfen ätherisches Öl in warmes Wasser geben, danach die Kompresse auswringen und warm auflegen.

Mit der **Winterzeit** beginnt eine große Stressbelastung für die Haut. Eiskalte Winde, trockene Heizungsluft und nur wenige Sonnenstunden. Wie wohlig ist dann ein warmer Raum mit ausreichend Luftfeuchtigkeit (zwischen 45 – 55 % auf dem Hygrometer). Eine zu niedrige Luftfeuchtigkeit beeinträchtigt die Atmung. Haut und Schleimhäute verfügen nur über einen geringen Verdunstungsschutz. Die Immunabwehr wird geschwächt. Es besteht ein erhöhtes Erkältungsrisiko und die Anfälligkeit für Hautreizungen bzw. -rötungen oder gar Hautentzündungen nehmen bei zunehmender Trockenheit zu.

Mit dekorativen Luftbefeuchtern, Kerzen, Düften und Weihnachtsschmuck kann eine angenehme und gemütliche Atmosphäre in der Praxis entstehen.

Die bereits vorgeschlagenen Wellnessprogramme können mit besonders gesundheitsunterstützenden Naturprodukten für diese Jahreszeit variiert werden.

Schokogenuss

Dies ist der Inbegriff für die kalte Jahreszeit. In das bereits bestehende Wellnessprogramm kann z. B. ein süßes Peeling aus jeweils einem Esslöffel Rohzucker, braunem Zucker, feinem Haushaltszucker, vier Esslöffeln Honig, zwei Teelöffeln Zitronensaft und ½ Teelöffel Zimt angewendet werden. Anschließend mit warmen Kompressen abnehmen.

Vanillearomen beruhigend die Nerven, helfen gegen Abgeschlagenheit, führen zu einer allgemeinen Kräftigung und wirken vor allem aphrodisisch, weil ihr Hauptwirkstoff Vanillin chemisch mit den menschlichen Pheromonen verwandt ist.

Kräuter

Statt der angegebenen Ölmischung kann das Kräuter-Wellnessprogramm mit Auszügen aus Lavendel, Rosmarin, Heublumenextrakt und Wacholderholz kombiniert werden. Fertige Mischungen gibt es mit ätherischem Wintergrün-, Wacholderbeer- und Rosmarinöl.

Ayurveda

Kombinieren mit Milchprodukten, z. B. für ein Fußbad: Zwei Liter warme Milch und drei bis vier Tropfen reines Mandelöl in die Fußwanne füllen.

Getränke- und Snackangebot

- Tee mit Kardamomgewürz,
- Kaffee und/oder Schokogetränke mit Sahne,
- Schokokekse oder Pralinen.

3

Zusatzangebote in der Fußpflegepraxis

3.1 Nagelkosmetik

Über die einfache Fußpflege und Wellness-Fußpflegeangebote hinaus können Zusatzdienste rund um den Fuß und das Bein sowie wegen der ähnlichen Beschaffenheit von Haut und Nägeln auch für die Hände (siehe **Kapitel 3.2**) in das Wohlfühlprogramm aufgenommen werden.

In der Fußpflege bieten bereits einige Praxen die dekorative Verschönerung der Nägel bis zur aktuellen French-Optik an. Aber auch das Angebot von künstlichen Nagelplatten bei Deformierung und Beschädigung an den Zehennägeln wird von den Kunden dankend angenommen. Um diese Nagelkosmetikmöglichkeiten auch in der allgemeinen Fußpflege als Zusatzangebot zu präsentieren, wird in den **Kapiteln 3.1.1** und **3.1.2** darauf eingegangen.

Für die Handpflege (**Kapitel 3.2**) sind Fußpflegepraxen besonders geeignet. Viele Kunden scheuen sich davor, nur für eine einfache Handpflege ein Kosmetikinstitut aufzusuchen. Auch die Nail-Studios sprechen ein anderes Kundenpotenzial an. Einige Friseure haben diese Marktlücke bereits erkannt und bieten oft zusätzlich eine Handpflege an. Doch gerade in den Fußpflegepraxen sind die Mitarbeiter auf Nagel- und Hautprobleme spezialisiert und können mit ihren Instrumenten und Pflegeprodukten problemlos auch auf die Nagelpflege der Hände eingehen. Dazu benötigt eine Fußpflegepraxis kaum zusätzliche Investitionen.

Selbst eine Nagelreparatur bei häufig eingerissenen Fingernägeln ist mit der Nagelprothetik kein Problem. Die kunstvolle Verschönerung der Fingernägel kann getrost dem Nail-Art-Studio überlassen bleiben. Die Anschaffung und Ausbildung für diese besondere Nail-Art ist sehr kostenintensiv und wird von den meisten Fußpflegekunden auch nicht erwartet. Dafür kann eine Handmassage (**Kapitel 3.2.1** und **3.2.2**) eine Bereicherung bei der Wellness-Fußpflege sein. Denn während der Kunde im Fußbad seine Füße entspannt, kann ihm gleichzeitig eine Handmassage angeboten werden. Das rechnet sich auch besonders gut, weil keine zusätzliche Zeit dafür beansprucht wird.

In manchen Fußpflegepraxen gehört die Paraffinbehandlung (**Kapitel 3.3**) bereits zum Fußpflegeangebot. Es ist eine optimale Bereicherung für die Handpflege und die oft rauen Ellenbogen können gleich mitbehandelt werden.

Wachsenthaarung (**Kapitel 3.4**) und Cellulitebehandlungen (**Kapitel 3.5**) runden das Angebot um Fuß und Bein ab. Eine zusätzliche Ayurvedische Fußmassage (**Kapitel 3.6**) kann als Einzelleistung oder im Paket mit einer Wellnessbehandlung angeboten werden und bereichert sinnvoll das Sortiment.

3.1.1 Nail-Art und French Pedicure

In den meisten Fußpflegepraxen werden bereits Nagellackierungen oder verschiedene Nail-Art-Applikationen angeboten. Nachdem die French-Optik auf den Fingernägeln keine Seltenheit mehr ist, gibt es immer mehr Bedarf, vor allem im Sommer oder vor geplanten Urlaubsreisen, die Fußnägel ebenfalls mit der gleichen Optik zu schmücken. Für gesunde, glatte Nägel gibt es spezielle French-Nagellacke, die aber wie die üblichen farbigen Nagellacke nicht lange halten.

Die lichthärtende Geltechnik ermöglicht wie bei den Fingernägeln eine längere Haltbarkeit und unterschiedliche Gestaltungswünsche. Die Nägel bekommen ihren weißen Rand, und auf den Nagelplatten können statt eines transparenten Gels auch diverse rosa, beige oder andere Modeschattierungen aufgetragen werden. Zusätzliche Nail-Art-Varianten sind, in einer Schaumappe zusammengestellt, hilfreich bei der Beratung und bei der Auswahl. Unter den vielen Möglichkeiten sind z. B. Strasssteinchen (**Abb. 3.1**), aufklebbare 3-D-Motive (**Abb. 3.2**), zum Einsetzen in das Gel (**Abb. 3.3**) oder im Handel fertig angebotene aufklebbare Verzierungen (**Abb. 3.4**) die zeitlich günstigste Variante. Selbst kreierte Muster oder Ornamente mit verschiedenen Nail-Art-Linern auf den Nagel zu bringen ist zeit- und materialaufwändig und setzt vor allem handwerkliches Geschick voraus.

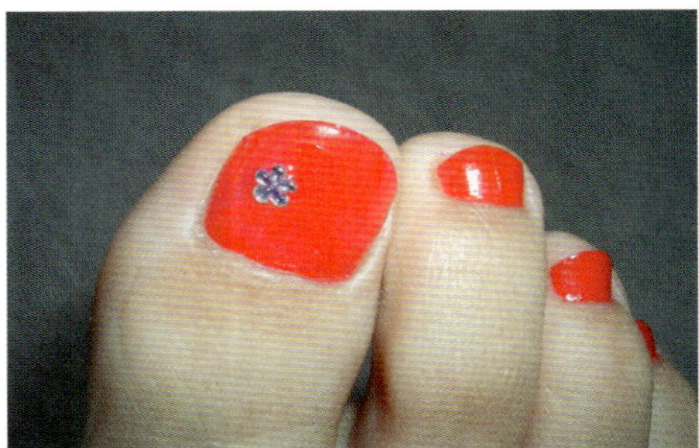
Abb. 3.1

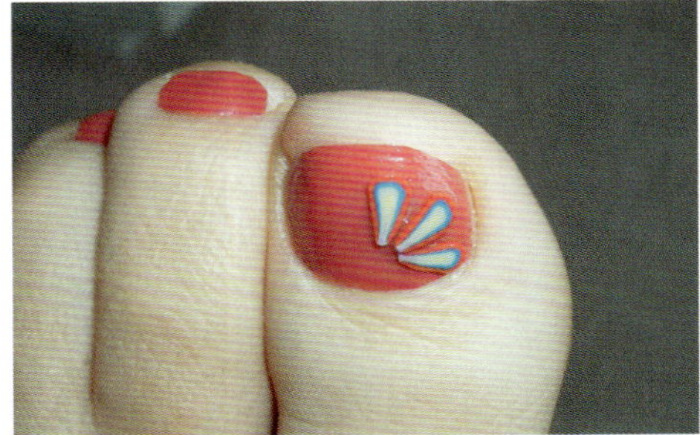
Abb. 3.2

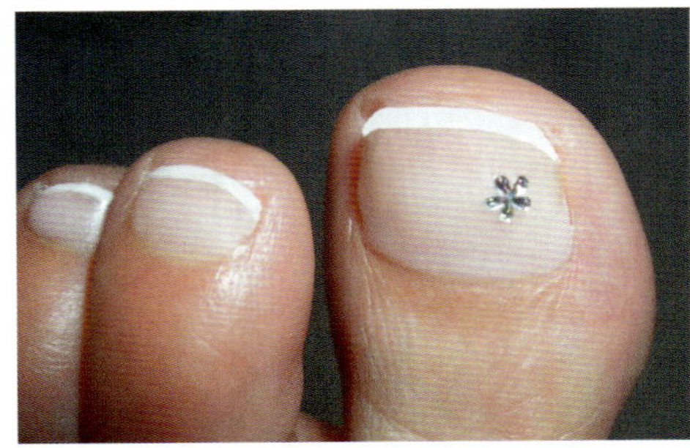
Abb. 3.3

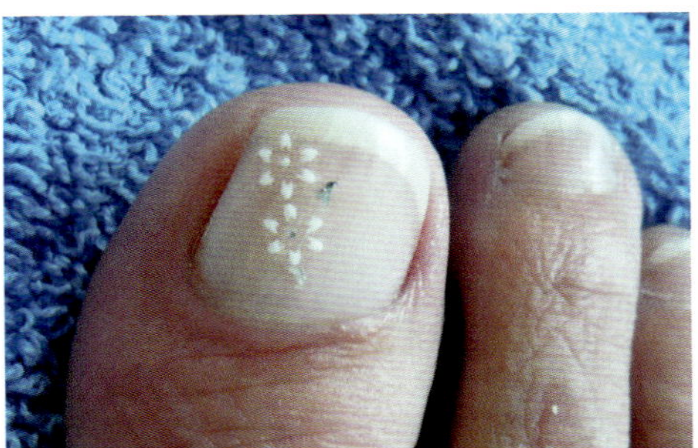
Abb. 3.4

3.1.2 Nagelprothetik

Die psychologische Belastung eines deformierten oder zerstörten Nagels – besonders wenn es die Großzehennägel betrifft – ist nicht zu unterschätzen. Meistens schämen sich die Frauen ihrer *hässlichen Füße* wegen und kleben sich dann ein Pflaster darüber oder tragen keine Sandaletten mehr.

In der Fußpflegepraxis kann zuerst abgeklärt werden, wodurch die Deformierung oder Zerstörung der Nagelplatte entstanden ist. Der Kunde reagiert oft erst einmal erleichtert, wenn er erfährt, warum sein Nagel sich so entwickelt hat. Nageldeformierungen durch Druck- oder Verletzungstraumen können mit großer Wahrscheinlichkeit durch Druckentlastung oder durch das Abschleifen alter Nagelteile, die der nachwachsenden Nagel herausgeschoben hat, behoben werden.

Physiologisch schließt der Körper jede Lücke. Das heißt, auch ein freiliegendes Nagelbett schließt sich um den noch vorhandenen Nagel. Durch eine Nagelprothetik bekommen deformierte oder zerstörte Nägel nicht nur ihre natürliche Form wieder. Die Prothesen korrigieren gleichzeitig nach dem Verdrängungsprinzip und unter Ausnutzung des Nagelwachstums das Gewebe des Nagelwalls, die Verengung und die Vertiefung des Nagelfalzes, die Hochwölbung der Zehenbeeren und bewirken somit eine sanfte Erweiterung des Nagelbetts.

Wird bei einer zerstörten Nagelplatte eine Infektion vermutet, z. B. durch Onychomykose, muss immer auch ein Hautarzt die Nägel begutachten. Durch einen Sporentest im Labor wird der jeweilige Erreger bestimmt und danach die ärztliche Therapie festgelegt. Diese führt bei einem sonst gesunden Menschen nach unterschiedlich langer Behandlungszeit mit medizinischen Cremes oder Nagellacken oder in Kombination mit Tabletten durchaus zum Erfolg.

Bei vorhandenen Grunderkrankungen, wie z. B. Diabetes mellitus oder arteriellen Durchblutungsstörungen, kann die Infektion nicht immer abheilen und bleibt latent erhalten. Nagelerkrankungen wie z. B. Onychorrhexis (Aufsplitterung der Nägel in Längsrichtung) oder Onychogryposis (verdicktes Nagelwachstum mit veränderter Wachstumsrichtung) können im Anfangsstadium, wenn überhaupt, nur systemisch durch den Arzt behandelt werden. Meistens liegen Grunderkrankungen oder Durchblutungsstörungen bzw. nervliche Versorgungsprobleme vor. Auch Deformierungen nach Nagelextraktionen, bei dem das Nagelbett in Mitleidenschaft gezogen wurde und dadurch die Nagelplatte nicht mehr einheitlich wächst, sind irreparabel. Aber auch in diesen Fällen kann eine Nagelprothetik zumindest optisch den Kunden mit seinem Nagelproblem versöhnen.

Vorbereitung des Nagels zur Nagelprothetik

Der Nagel wird vor Beginn der Nagelprothetik gekürzt, die losen zerstörten Nagelteile mit der Nagelzange oder dem Fräser entfernt (**Abb. 3.5**).

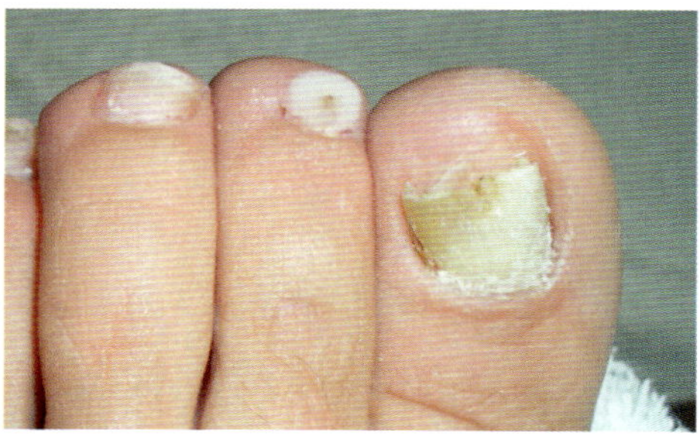

Abb. 3.5

Anschließend muss der Nagel von Fett- und Staubpartikeln gereinigt werden, z. B. mit einem Cleaner oder mit fusselfreien Zelletten, die mit 70 % Isopropanol getränkt gleichzeitig desinfizierend wirken.

Herstellung einer künstlichen Nagelplatte durch selbsthärtende Materialien

Bei den selbsthärtenden Materialien zur Herstellung einer Nagelprothetik werden Pulver und Härterflüssigkeit zusammengemischt. So bietet z. B. Ruck in seiner *Peclavus-Reihe* Kunststoffpulver auf Acrylatbasis oder Greppmayr *Unguisan*-Kunstharzpulver und -härter an. Das *Odorless Acryl* (**Abb. 3.6**) z. B. von *American Nails* wurde zuerst in der Maniküre für künstliche Fingernägel angeboten. Das *Paladur*®-Kaltpolymerisat (**Abb. 3.7**) kommt aus der Zahntechnik.

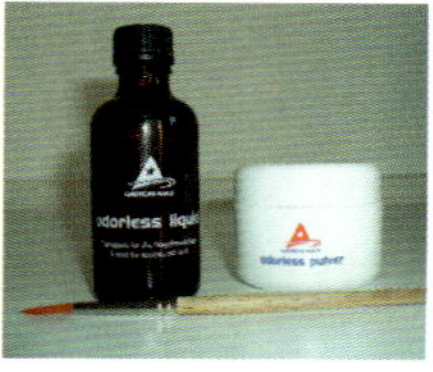

Abb. 3.6

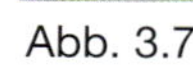

Abb. 3.7

Modellierung einer künstlichen Nagelplatte

Bei der Prothetik mit Odorless wird der Modellierpinsel erst in das Liquid und dann in das Acrylpulver getaucht. Es bildet sich eine kleine Kugel, die auf den Nagel aufgesetzt wird (**Abb. 3.8**).

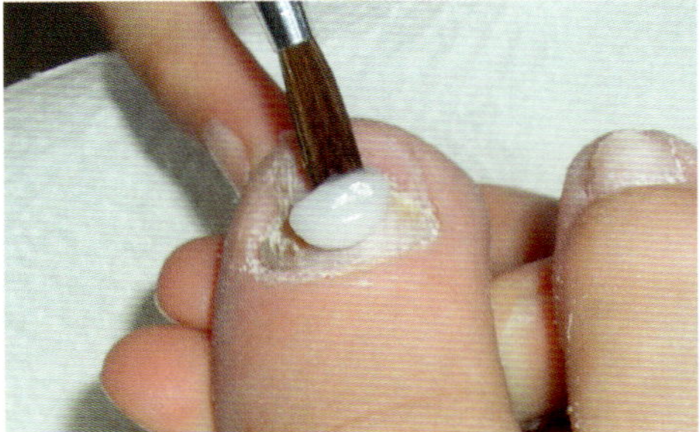

Abb. 3.8

Danach wird die Kugel mit dem Modellierpinsel flachgedrückt und der Nagel geformt (**Abb. 3.9**).

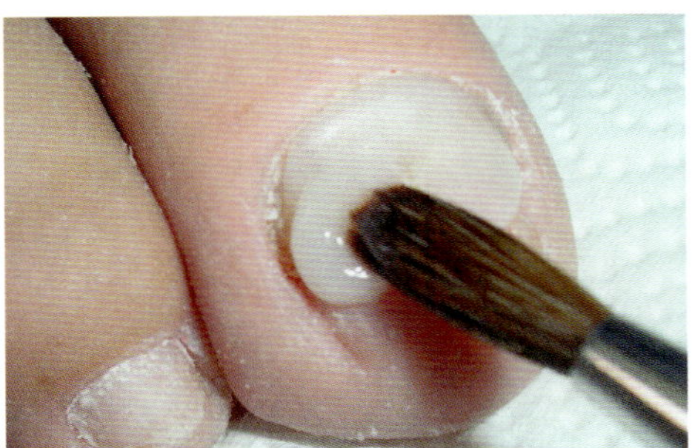

Abb. 3.9

Bevor der Modellierpinsel wiederholt in das Liquid getaucht wird, muss er an einer Arbeitsserviette gründlich abgestreift werden. Wichtig für die natürliche Wiedergabe des Kunstnagels ist es, die Nagelfalze auszumodellieren und nicht einfach ausgefüllt zu lassen.

Nach der Aushärtungszeit von ca. drei Minuten zeigt das Material eine klebrige Oberfläche. Dieser Film wird mit einem feinkörnigen Fräser abgeschliffen (**Abb. 3.10**) und die Unebenheiten geglättet.

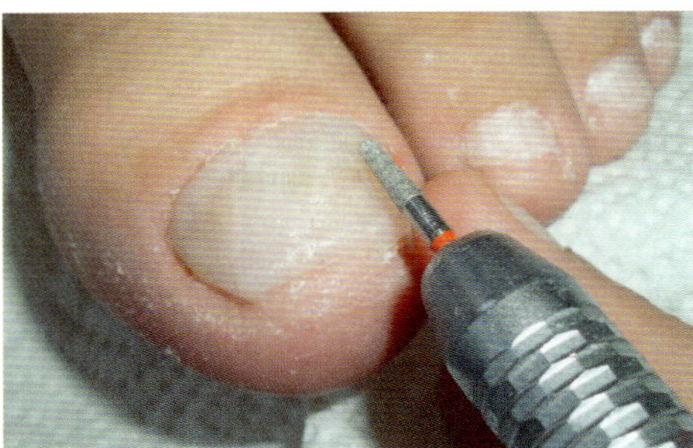

Abb. 3.10

Vor (**Abb. 3.11**) und nach der Behandlung mit American Nails (**Abb. 3.12**).

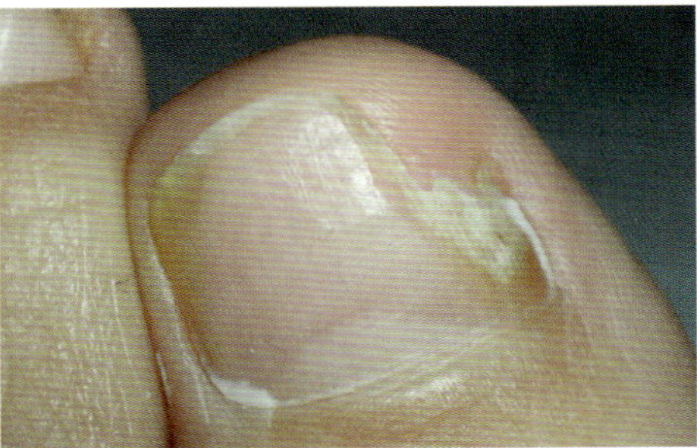

Abb. 3.11

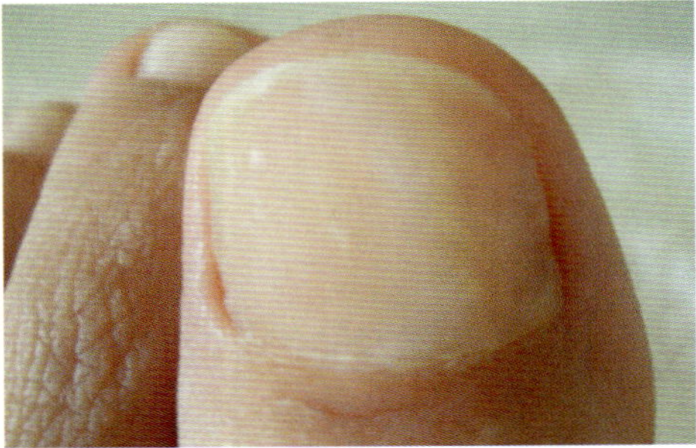

Abb. 3.12

Mithilfe eines Polierfräsers und Nagelöl kann der Nagel auf Hochglanz gebracht oder farblich mit Nagellack bestrichen werden. Die lackierte Nagelplatte in **Abbildung 3.13** ist auf Wunsch der Kundin bewusst kurz unterhalb des eigentlichen Nagelwalls gehalten, weil sie oft gegen die vordere Nagelplatte stößt und diese durch die Härte des Materials sehr schnell zersplittert.

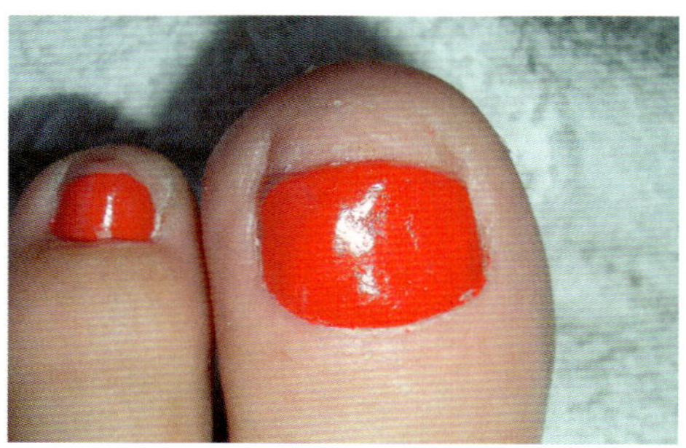

Abb. 3.13

Bei der Nagelprothetik mit *Peclavus, Unguisan* oder *Paladur* besteht der Unterschied nur darin, dass Pulver und Flüssigkeit vorher in einem Dappengefäß angerührt werden müssen. Wenn das Material eine modulierbare Konsistenz erreicht hat, kann sie auf den Nagel aufgetragen und mit den Fingerspitzen oder z. B. mit einem Nagelmesser geformt werden. Nach dem endgültigen Aushärten wird dieser Kunstnagel ebenfalls mit dem Fräser glatt und in Form geschliffen.

Herstellung einer künstlichen Nagelplatte durch lichthärtende Materialien

Verschiedene Hersteller bieten elastische 1-Phasen-Kunststoffe an, die sich durch UV-A-Licht aushärten lassen. Speziell für den Fußnagel bieten z. B. *LCN* das *Wilde-Pedique* (**Abb. 3.14**) und *GEHWOL* das *Nail-Repair-Gel* an.

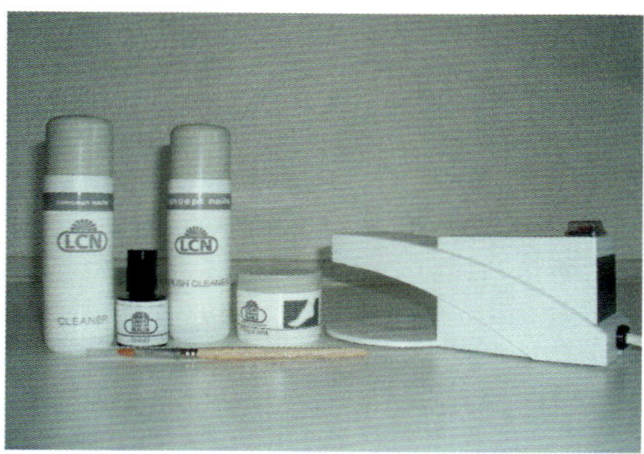

Abb. 3.14

Modellierung einer künstlichen Nagelplatte mit *Wilde-Pedique* von *LCN*

Zuerst wird der Haftvermittler, z. B. *Connex Plus*, mit dem Pinsel dünn auf den zuvor gereinigten Nagel gestrichen. Nach dem Antrocknen des Haftvermittlers kann das 1-Phasen-Gel ebenfalls mithilfe eines Pinsels auf den Nagel (**Abb. 3.15**) aufgetragen werden.

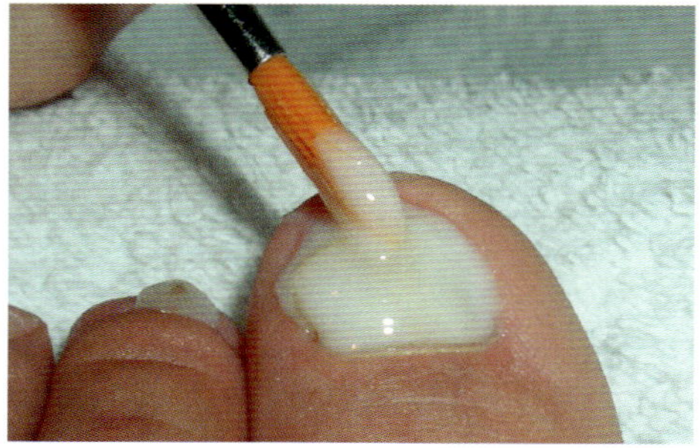

Abb. 3.15

Die Speziallampe sendet reines UV-A-Licht aus und härtet das Gel in zwei Minuten (**Abb. 3.16**).

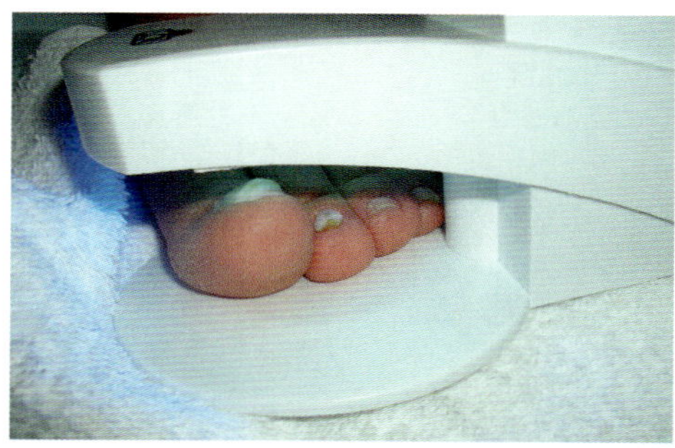

Abb. 3.16

Danach können noch mehrere Schichten Gel aufgetragen werden, die jedes Mal neu aushärten müssen. Der Pinsel wird anschließend mit *Brush Cleaner* (oder *Isopropanol*) gereinigt und der feuchte Gelfilm auf dem Nagel mit einer Zellette entfernt. Der Nagel kann dann mit einer Hautzange, Feile und/ oder einem feinkörnigen Fräser in Form gebracht werden (**Abb. 3.17**).

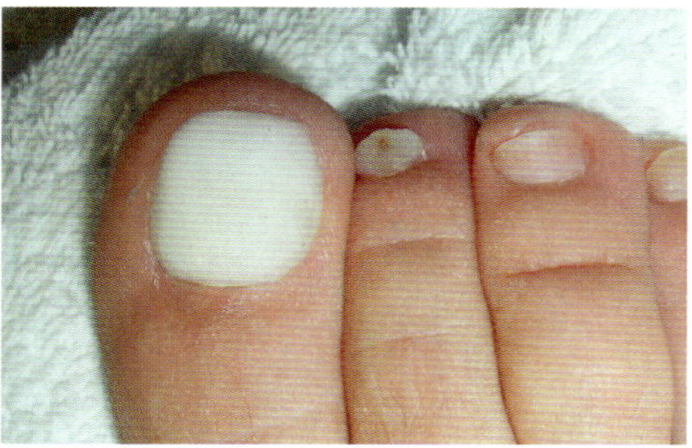

Abb. 3.17

Eine farbliche Lackierung kann je nach Bedarf angeboten werden (**Abb. 3.18**).

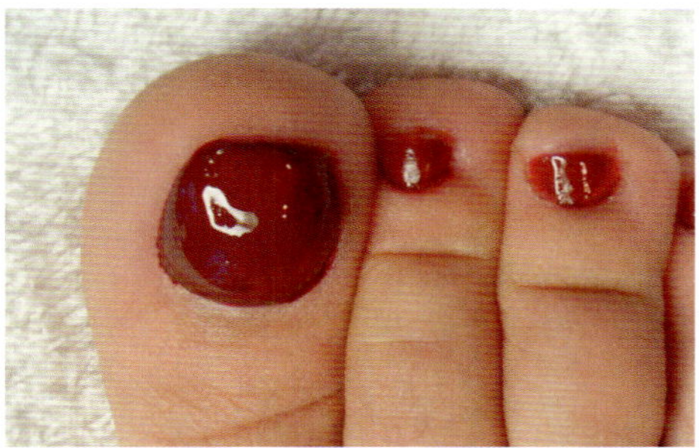

Abb. 3.18

Unabhängig, mit welcher Methode die künstlichen Nägel hergestellt werden, sollten die Fußnägel nicht zu lang moduliert werden, da sie beim Anstoßen splittern oder einreißen können. Bei von Pilzen befallenen Nägeln (Onychomykose) ist es wichtig, vorher besonders sorgfältig die befallenen Stellen herauszufräsen und den Nagel vor der Prothetik mit einem Desinfektionsmittel, z. B. *Kodan-Forte*®, zu besprühen. Die Prothetik kann bei Mykosenägeln nur für kurze Zeit (z. B. Urlaub) auf den Nägeln verbleiben, da sich sonst unter der abgeschlossenen Nageldecke die Mykose weiter und meist auch schneller ausbreitet. Während der Nagelprothetik muss der Nagel mit antimykotischen Lösungen (z. B. *Mykosept* von *LCN*) täglich beträufelt werden.

Für die Kalkulation kann die Vorbereitung des zu bearbeitenden Nagels in die normale Fußpflege einbezogen werden. Extra berechnet werden müsste die jeweilige Materialmenge für den Kunstnagel und die Anfertigungszeit des künstlichen Nagels.

3.2 Handpflege

Als Zusatzleistung kann passend zur Fußpflege auch eine Handpflege angeboten werden, da die Hautbeschaffenheit der Nägel an den Händen ähnlich ist. Eine solche Verwöhnstunde für die Hände könnte z. B. ein Aroma-Handbad mit anschließendem Handpeeling, Nagelpflege, Handpackung mit und ohne Paraffinbad, Handmassage und nach Wunsch auch eine Nagellackierung beinhalten. Einige Pflege- und Naturprodukte der bereits in **Kapitel 1** beschriebenen Wellness-Fußpflege eignen sich in den meisten Fällen auch für die Hände. Mit speziellen Nagelpflegeprodukten kann die *einfache* Handpflege bereichert und mit der dadurch entstehenden größeren *Themenwahl* je nach Geschmack, Jahreszeit und individueller Abstimmung auf den Hauttyp des jeweiligen Kunden eingegangen werden.

Die Haut der Hände ist besonders dünn, weil sie über kein Unterhautfettgewebe verfügt. Mit den Jahren verliert die Haut ihre Elastizität und die ständigen Gelenkbewegungen verursachen Faltenbildung. Gesunde Nägel können sich je nach Beanspruchung in trockene und brüchige oder in weiche, teilweise mit schichtweiser Absplitterung vom freien Nagelrand heraus verändern.

Fingernagelerkrankungen, die von den Fußnägeln bereits bekannt sind (z. B. Psoriasis, Onychorrhexis, Pachyonychie usw.), müssen vom Arzt behandelt werden, soweit podologische Behandlungsmethoden nicht helfen. Dabei handelt es sich um bekannte Maßnahmen aus der Fußpflege, wie

- das Aufkleben von Nagelkorrekturspangen bei schmerzhaft eingerollten Fingernägeln,
- das Behandeln einer eingewachsenen Nagelecke,
- Hühneraugen im Nagelfalz (hervorgerufen durch das Eindrücken einer Fingernagelecke),
- Aufklären und Abschleifen von befallenen Nagelteilen bei Nagelpilzerkrankungen
- oder die Reparatur eines eingerissenen Nagels mit den Möglichkeiten der Nagelprothetik.

Bei einer Wellness-Handpflege können, wie auch bei der Wellness-Fußpflege, besonders Naturprodukte mit einbezogen werden. Dabei bieten sich Milch, Quark (für Packungen), verschiedene Öle (z. B. Aprikosen-, Kokosnuss-, Jojoba-, Mandel- und Olivenöl), Säfte, Senfmehl, Zitrone, frischer Papaya, Avocado, Honig, Zucker und extrafeiner Seesand (für das Peeling) an. Auch eignen sich Plastikabdeckungen für Handpackungen und Frotteehandschuhe (sofern vorhanden) und das Zubehör für Paraffinbehandlungen für eine gelungene Wellness-Handpflege.

Die folgende Schritt für Schritt-Behandlung der Hände könnte bei leisen Klängen einer Entspannungsmusik, mit Aromadüften (z. B. den Behandlungsstuhl oder die Handtücher mit einer erholsamen Duftmischung aus 250 ml destilliertem Wasser, zwei Tropfen Jasminöl und einem Tropfen Muskatellersalbeiöl besprühen), mit einer Tasse Tee oder einem Glas Fruchtsaft (je nach Jahreszeit) und mit einer Auswahl von Pflege- oder Naturprodukten für den Kunden vorgenommen werden.

3.2.1 Ablauf einer Handpflege

	Grundpflege	Zusätze	Hinweise
	Warmes Handbad.	Bei rauen und rissigen Händen wirken ein paar Tropfen Lavendelöl als Badezusatz in warmer Milch entspannend und antibakteriell.	In Zitronensaft getränkte Tupfer helfen bei der Entfernung von Nikotinflecken und unterstützen bei weichen Fingernägeln den Härtegrad.
	Handpeeling zur Entfernung von losen und trockenen Hautschüppchen.	$^1/_2$ Tasse Zucker, 2 Esslöffel Aprikosenöl, mit dem Saft von $^1/_2$ Zitrone vermischen.	Die Hände sofort damit einreiben und kurze Zeit einwirken lassen.

	Grundpflege	Zusätze	Hinweise
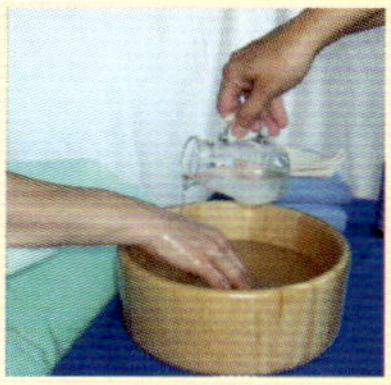	Hände mit warmem Wasser abspülen und abtrocknen.		
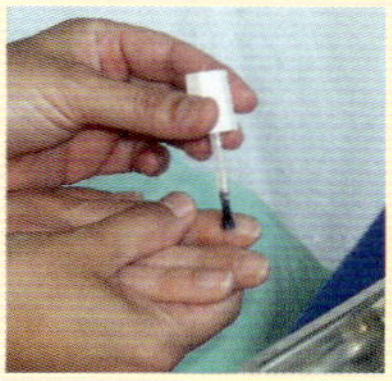	Nagelhaut einweichen.	Nagelhautentferner.	
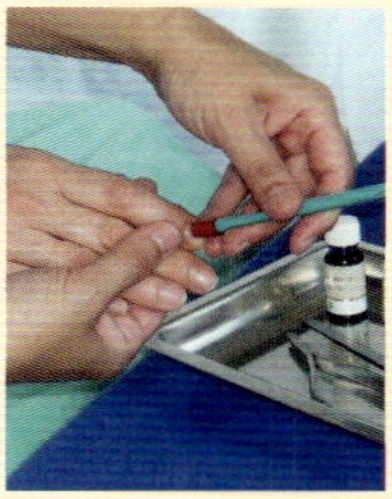	Nagelhaut vorsichtig zurückschieben.	Mit einem angefeuchteten Wattestäbchen, einem abgerundeten Holzstäbchen oder einem Pferdefuß (Nagelinstrument mit einer Gummikappe zum Zurückschieben der Nagelhaut).	
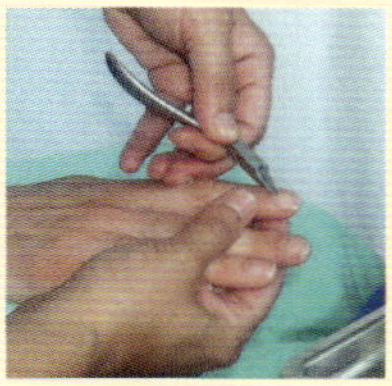	Abstehende Nagelhäutchen mit einer scharfen kleinen Schere vorsichtig abschneiden, damit sie nicht einreißen oder sich entzünden.		
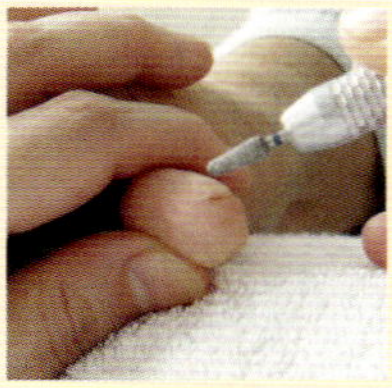			Versorgung eines Einrisses. Mit einem Fräser die harten Ränder des Einrisses abschleifen oder ...
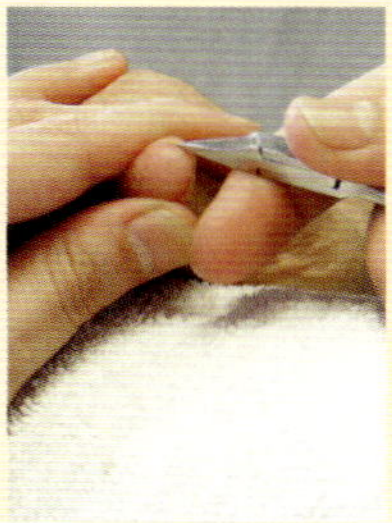			... mit einer Hautzange abschneiden und desinfizieren.

	Grundpflege	Zusätze	Hinweise
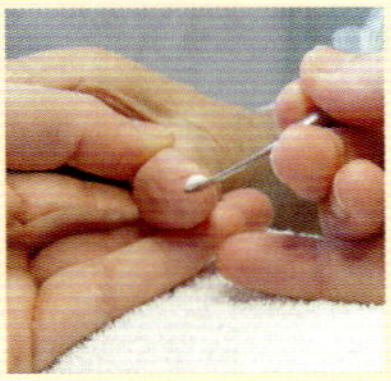			Versorgung des Einrisses mit Heilsalbe und Pflaster.
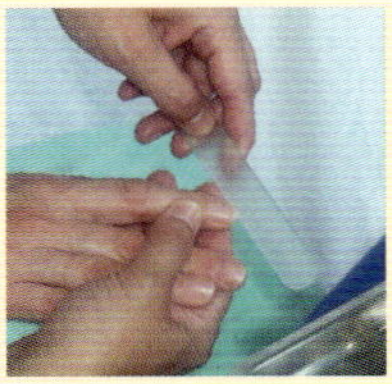	Fingernägel feilen.	Hochwertige Sandblatt-, Glas- oder Diamantfeilen.	Jeweils vom Rand zur Mitte hin feilen, dann brechen die Nägel nicht so leicht ab.
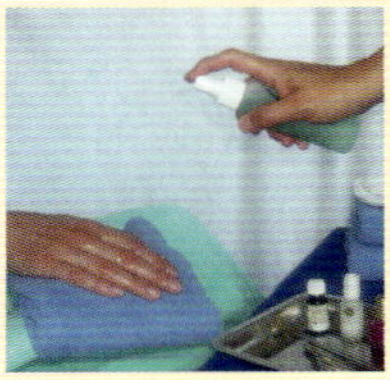	Desinfizieren der Hände und Nägel.		Aufgrund unscheinbarer Minimalverletzungen.
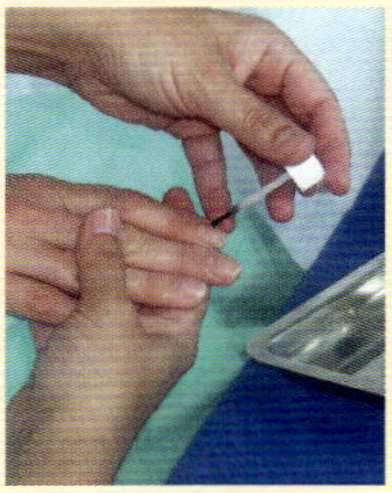	Nagelpflege.	Nagelöle. Besonders bei brüchigen Nägeln auch zu Hause anwendbar.	Zu Hause über Nacht mit Baumwollhandschuhen: 1 Teelöffel Honig mit 1 Teelöffel Sonnenblumen-, Weizenkeim- oder Olivenöl cremig verrühren.
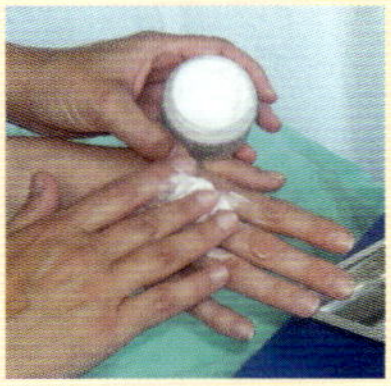	Handmaske, eventuell mit Paraffinbad (siehe **Kapitel 3.3**).	Mit Produkten gegen die Hautalterung und zur Feuchtigkeitsspende.	
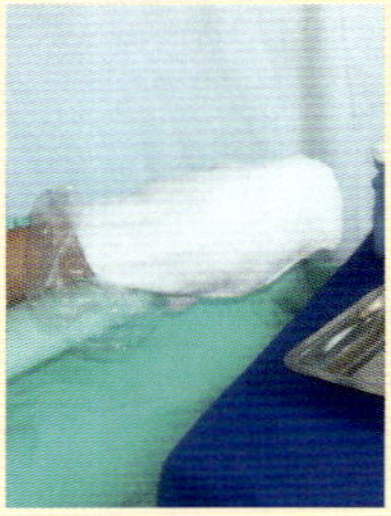	Hände erst in Plastikhülle und dann darüber in Baumwoll- oder Frotteehandschuhen einpacken.		Mindestens zehn Minuten einwirken lassen.

	Grundpflege	Zusätze	Hinweise
	Handmassage (siehe **Kapitel 3.4**).	Handmaske oder Handcremes einmassieren.	
	Nagellackierung. Nägel vorher entfetten. Breite Nägel mit leichtem Abstand zu den Nagelrändern lackieren, dadurch wirken sie schmaler und länger. Kurze und schmale Nägel können komplett lackiert werden.	Dunkler Nagellack verfärbt die Naturnägel. Unterlack (farbloser Lack oder Rillenfüller) schont die Nägel und die Farbe lässt sich später besser entfernen.	Farbige Nuancen, French-Optik oder mit Accessoires (z. B. Glitzersteinchen oder Motivaufkleber – mit farblosem Überlack sichern!).

3.3 Klassische Handmassage

Bei einer Handmassage werden die Durchblutung und die Beweglichkeit der Hände und der Fingergelenke gefördert, die Muskulatur gelockert und die Haut gepflegt. Die Hände können sich regenerieren und werden gestärkt. Durch die dabei zufällige Aktivierung der Handreflexzonen werden auch der Nacken- und Schulterbereich positiv beeinflusst, weil zahlreiche Nervenstränge in den Händen enden. So wirkt sich eine Handmassage auf den ganzen Organismus aus und führt zu einer wohltuenden Entspannung.

Zur Anwendung kommen spezielle Bewegungen und Griffe, die den Handrücken, die Handinnenfläche als auch die einzelnen Daumen und Finger behandeln. Vor der Durchführung einer Massage sollten die Hände (des Kunden und des Behandlers) in warmem Wasser gebadet oder mit heißen Kompressen aufgewärmt

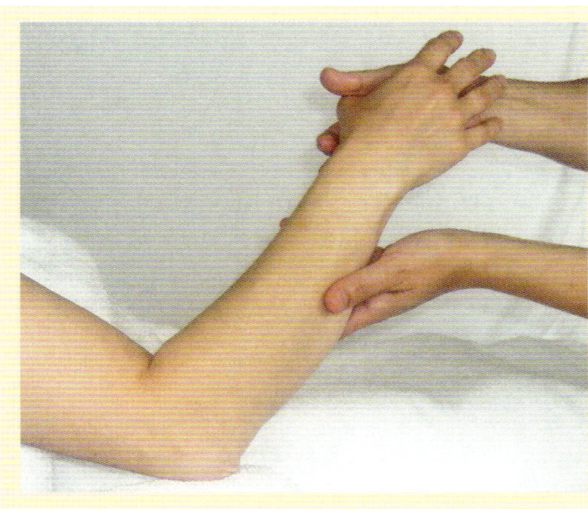

Der Kunde sollte die zu massierende Hand locker und unverkrampft mit abgestützten Ellbogen halten können.

werden. Dadurch werden die Hände entspannt und sind für die Massagegriffe vorbereitet.

Die Massagegriffe selbst werden sanft und nur mit leichtem Druck ausgeführt.

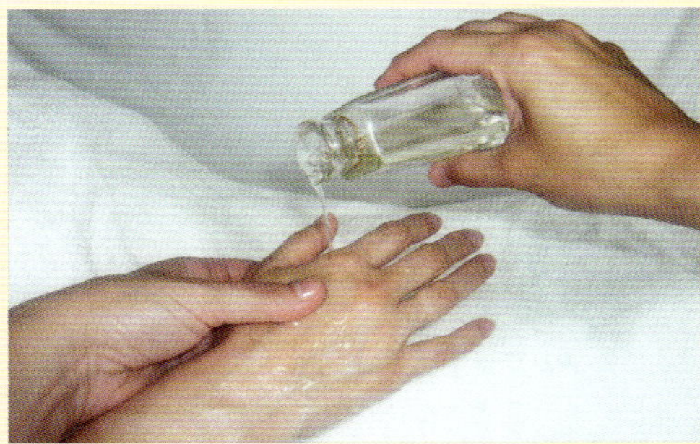

Für die Handmassage kann für den Kunden verschiedene aromatisierte Massageöle angeboten und verwendet werden.

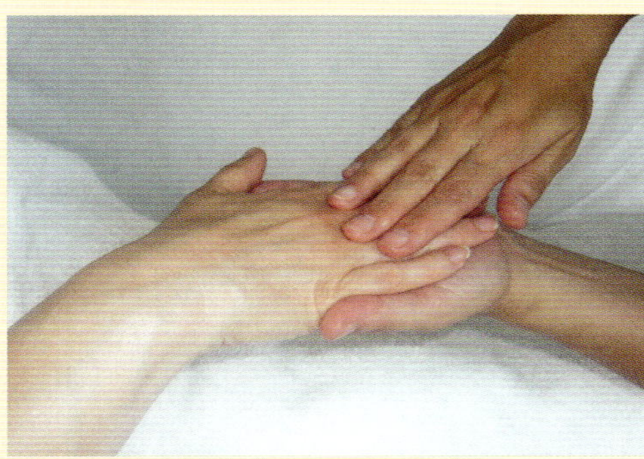

Die eingeölte Hand des Kunden liegt mit seiner Handfläche auf der Handfläche des Behandlers, der zuerst den Handrücken des Kunden bis zu den Fingerspitzen ausstreicht.

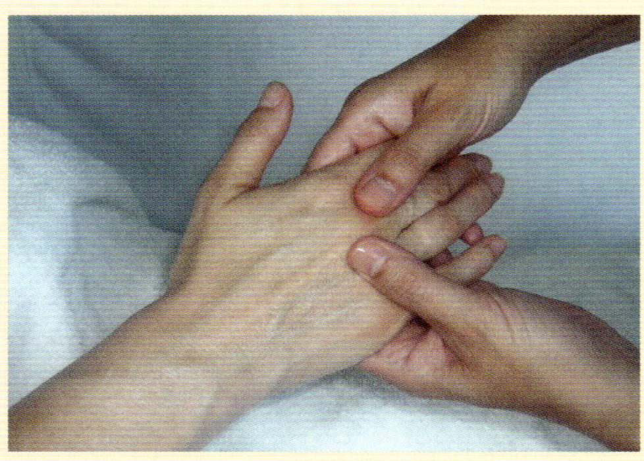

Danach folgt eine leichte kreisende Bewegung der Finger oder des Daumens des Behandlers entlang den Sehnensträngen der Finger und des Daumens des Kunden bis zu den Daumen- und Fingerspitzen.

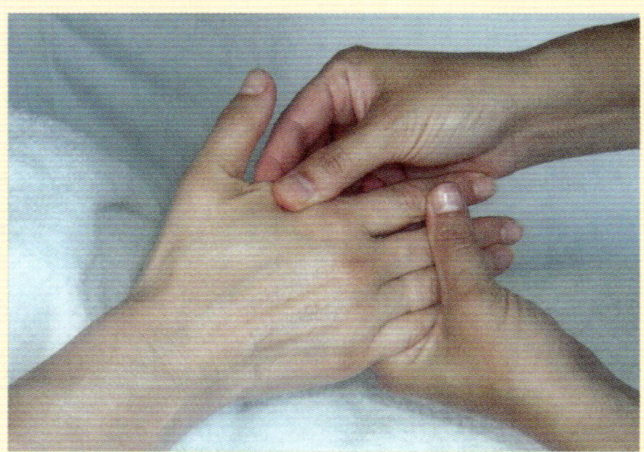

Die Häutchen zwischen den Fingern des Kunden werden mit Daumen und Zeigerfinger des Behandlers mit einer *Geldzähler*-Geste leicht ineinander verschoben.

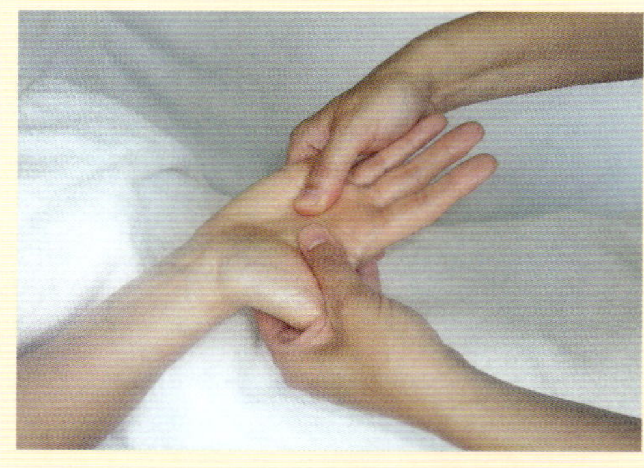

Danach wird die Hand es Kunden umgedreht und die Handinnenfläche mit kräftigen kreisenden Druckbewegungen bis in die Daumen- und Fingerspitzen geknetet.

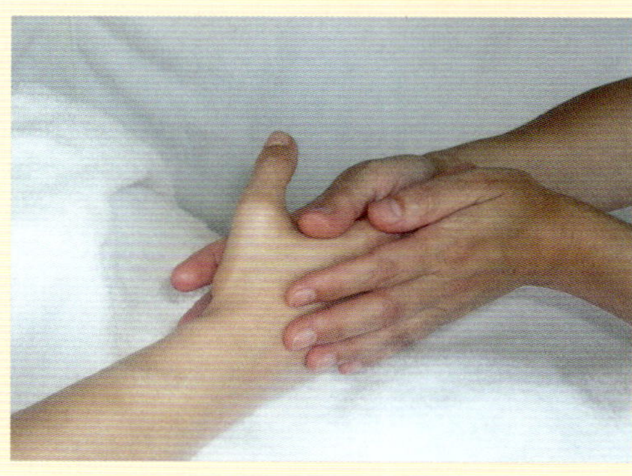

Zum Abschluss nimmt der Behandler die Kundenhand zwischen seine Hände und streicht sanft mit seinen Händen gleichzeitig den Handrücken und die Handflächen vom Handgelenk des Kunden in Richtung seiner Fingerspitzen die Hand aus.

Danach wird die andere Hand des Kunden mit denselben Massagegriffen massiert.

3.4 Ayurvedische Handmassage

Ayurveda bedeutet *Lebensweisheit* und ist eine traditionelle indische Heilkunst.

In Deutschland gehören die Ayurveda-Massagen entweder als einzelne Komponente zu einer Wellnessbehandlung oder es werden reine Ayurveda-Kuren angeboten. Sie sollen Körper, Geist und Seele in Einklang bringen. Durch die Stimulation bestimmter Punkte soll die Lebensenergie wieder zum Fließen gebracht werden. Die klassischen Ayurvedischen Massagen sind energetische Massagen und werden *Abhyanga* genannt.

Die indische Massagekunst stimuliert Pressdruckpunkte des menschlichen Körpers, die sogenannten *Marma-Punkte*. Ursprünglich wurden sie für Krieger und Tänzer konzipiert, denn sie sollten den starken Bewegungsapparat, Muskeln und Bindegewebe geschmeidig und locker halten. Im Kampf wurden diese Marma-Punkte beim Gegner besonders anvisiert, da eine Verletzung an diesen Stellen ihn lähmen und sogar töten konnte. Besonders der Marma-Punkt *Talahridaya* trifft den ganzen Körper und wird auch als *Herz-Marma* bezeichnet. Jesus wurde nach der Überlieferung im *Herz-Marma*, im Mittelpunkt der Füße und Hände, an das Kreuz genagelt. Die Marma-Punkte ähneln den chinesischen Akupunkturpunkten, haben aber eine größere Bedeutung, da sich an den Marma-Punkten Knochen, Gelenke, Sehnen, Muskeln, Venen und Arterien treffen. Gleichzeitig sind sie bestimmten Organen zugeordnet. Die Aktivierung dieser Punkte löst Verspannungen durch Lockerung der Muskeln und Gelenke, wirkt gegen Unwohlsein, weil sie den Entgiftungsprozess des Körpers anregen, und hilft gegen Schwächegefühl durch einen neu aktivierten Stoffwechsel.

Die Marma-Punkte befinden sich an sehr empfindlichen Stellen und vertragen keinen starken Massagedruck. Der Druck auf diese Punkte sollte eine Wärmeempfindung an der massierten Stelle auslösen und darf nicht zu stark ausgeführt werden. Die Ayurvedischen Massagen sollen die Entspannung fördern. Darum werden die massierten Stellen nicht geknetet, sondern mehr ausgestrichen. Die verwendeten Öle (z. B. Sesam- oder Sonnenblumenöl) sowie die zu massierenden Areale werden z. B. mit heißen Kompressen vor der Massage erwärmt. Bei allem Wohlbefinden und Verbesserungen der Gesundheit sollte nicht vergessen werden, dass die Anwendung von Ayurvedischen Massagen keine medizinischen Therapien ersetzen.

Die Massage sollte nicht angewendet werden bei

- Thrombosen,
- Osteoporose-Patienten und
- Kindern unter zwölf Jahren.

3.4.1 Beschreibung der Marma-Punkte an den Händen

Die Marma-Punkte sind nach ihrer Lage im Körper und nach ihrer Funktion benannt.

Talahridaya
Muskel-Marma. Liegt in der Mitte der Handinnenfläche und ist die *Außenstelle* des Herz-Marmas und des Solarplexus. Seine Stimulierung stärkt Herz und Lunge.

Kurcha
Sehnen-Marma. Ein Muskel- und Sehnenbündel am Beginn der Daumenwurzel in der Handfläche. Es stimuliert die Sehkraft, schärft die Sinne (Hör-, Tast-, Geschmacks- und Geruchssinn) und stärkt die Nervenenergie.

Manibandha
Gelenk-Marma. *Armband.* Im Handgelenk-Marma sitzen viele kleine Vital-Punkte entlang den Meridianen, die in der traditionellen chinesischen Medizin ihre exakte Lokalisierung und Zuordnung haben. Dabei verlaufen die Yin-Meridiane von den Zehen zum Stamm und vom Stamm zu den Fingern über die Handgelenke, und die Yang-Meridiane verlaufen von den Fingern über die Handgelenke zum Gesicht und vom Gesicht zu den Zehen. Diese Hauptmeridiane ergeben somit einen Kreislauf. Das Handgelenk-Marma ist diesen übergeordnet und koordiniert sie. Der Vorteil liegt darin, dass sich die großen Areale der Haupt-Marma leichter auffinden lassen und damit eine gleichzeitige Behandlung der kleineren Unter- und Akupunkturpunkte erreicht wird. Ebenfalls fördert die Massage die Geschmeidigkeit des Handgelenks, des Skelettsystems, die Zirkulation in den Extremitäten und stimuliert den Energiefluss in den Händen.

Kurchashira
Sehnen-Marma. Liegt zwischen Kurcha und Manibandha oberhalb des Handgelenks. Es stimuliert die Sehkraft, reguliert die Verdauung, beruhigt das Nervensystem, harmonisiert und reguliert die Muskeln in den Händen.

Kshipra
Sehnen-Marma. Liegt in den *Schwimmhäuten* zwischen dem Daumen zum Zeigefinger. Es stärkt die Widerstandsfähigkeit des Körpers, weil besonders das Blut- und das Lymphsystem sowie die Atmungsorgane angeregt werden.

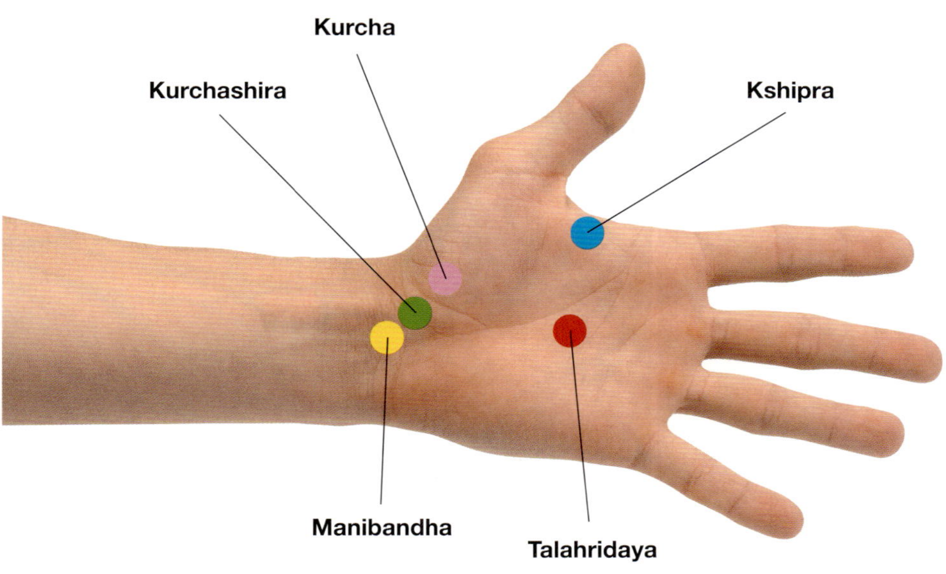
Kurcha
Kurchashira
Kshipra
Manibandha
Talahridaya

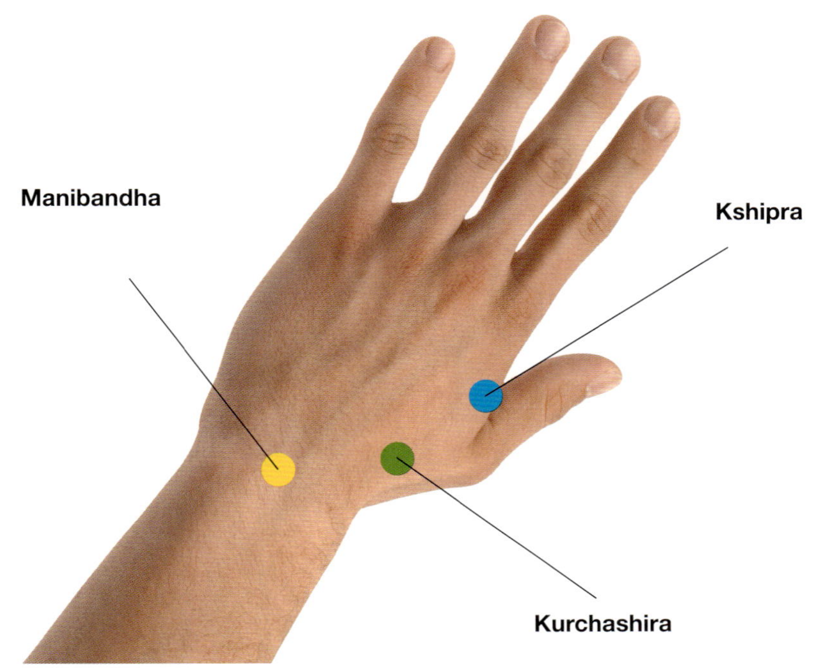
Manibandha
Kshipra
Kurchashira

3.4.2 Ablauf einer Ayurvedischen Handmassage

Die hier beschriebene Ayurvedische Handmassage ist eine Ölmassage der Hände beidseits mit Aktivierung der Marma-Punkte. Dabei wird die Handmuskulatur gelockert, aufgedehnt und jeder einzelne Finger sanft ausgestrichen und entspannt. Die Dauer der Behandlung beträgt ca. 20 Minuten.

Handmassageablauf beginnend mit den Handinnenflächen

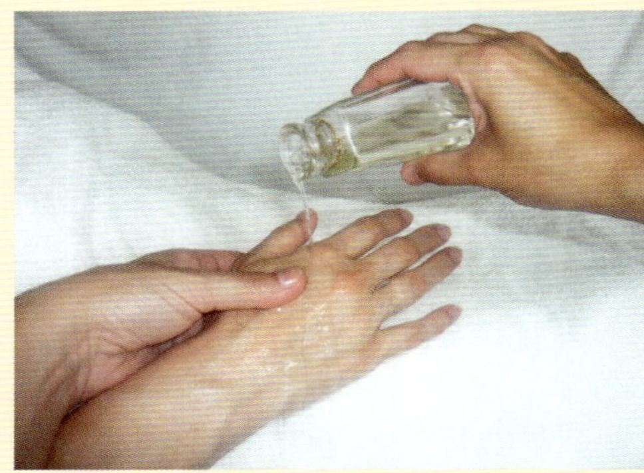

Einölen der Hände.

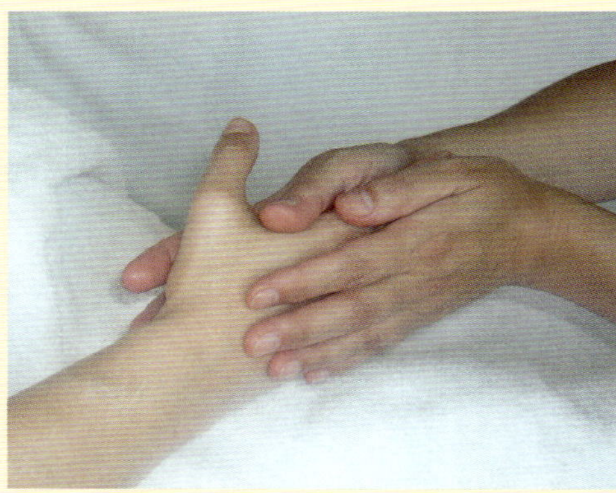

Mit sanften Ausstreichungen.

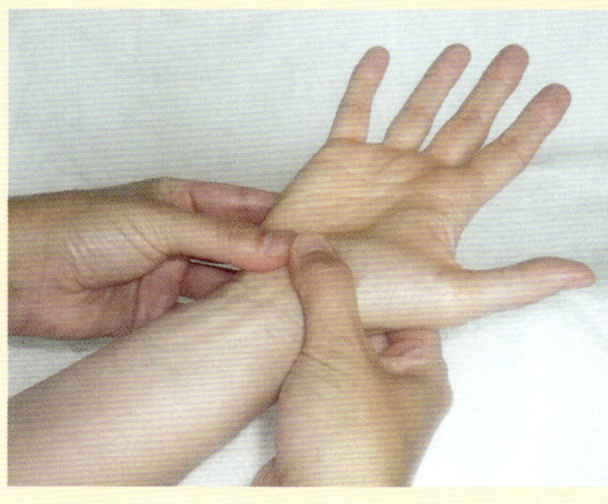

Mit beiden Daumenkuppen gleichzeitig sanft über den Gelenk-Marmapunkt **Manibandha** mehrmals kreisen ...

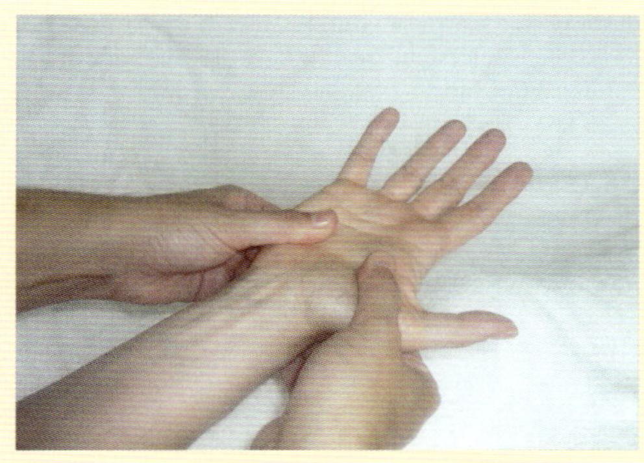

... und vom Mittelpunkt des unteren Handtellers jeweils über den Handteller nach außen streichen.

(Acht Wiederholungen)

Manibandha:
Zentrale Stimulierung des Körpers und Förderung der Gelenkigkeit.

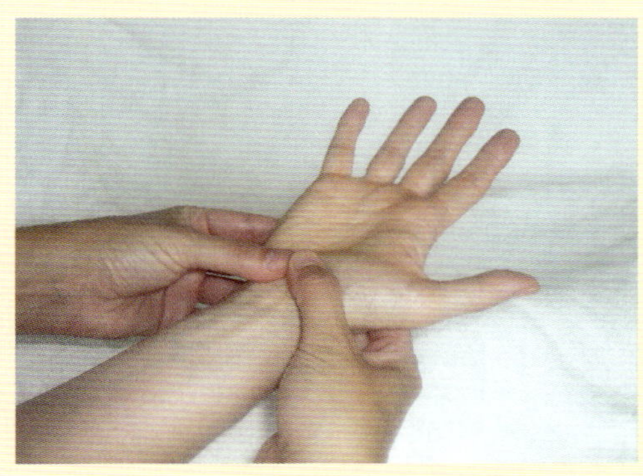

Mit beiden Daumen gleichzeitig vom Mittelpunkt des unteren Handtellers (Gelenk-Marmapunkt **Manibandha**) jeweils zu den Fingerspitzen ausstreichen.

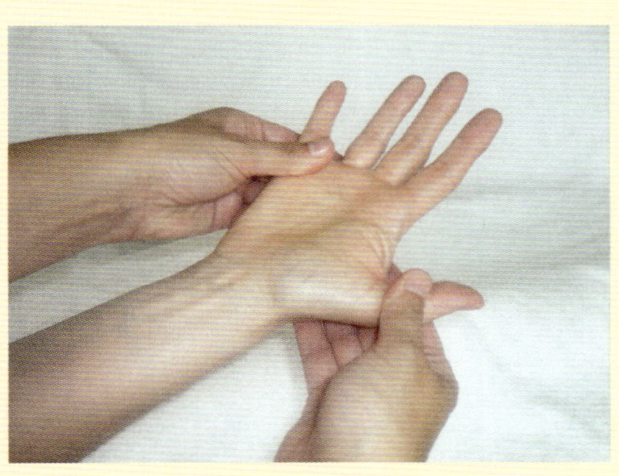

Zuerst zu dem Daumen und dem kleinen Finger,

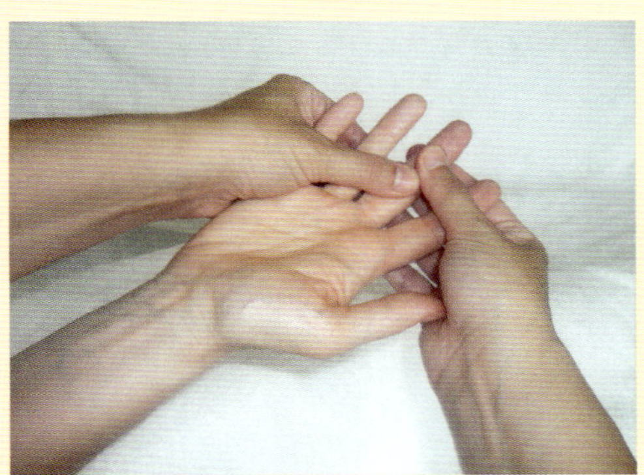

dann erneut am unteren Handteller ansetzen und über Zeige- und Ringfinger streichen.

Zum Schluss über dem Handteller mit beiden Daumen bis zur Mittelfingerspitze ausstreichen.

(Acht Wiederholungen)

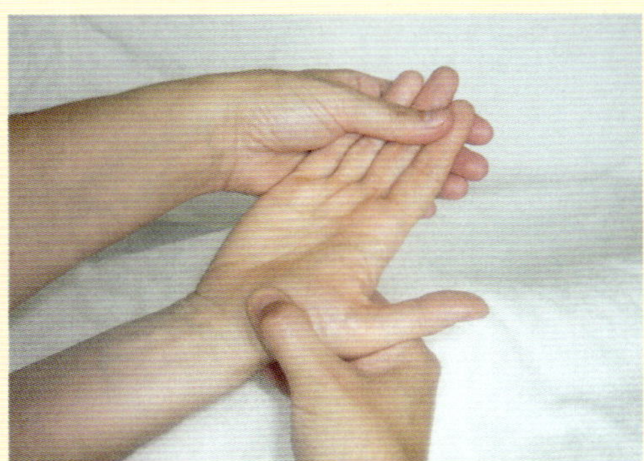

Alle Finger mit einer Hand halten und mit der Daumenspitze der massierenden Hand über den Sehnen-Marmapunkt **Kurchashira** mehrmals kreisen.

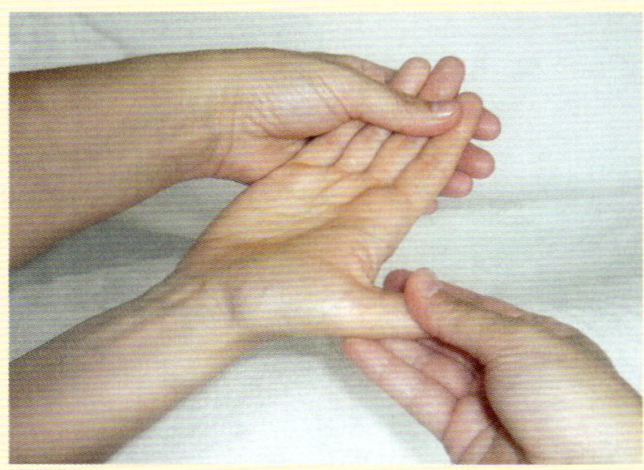

Ausstreichen bis zur Daumenkuppe und dann erneut an **Kurchashira** ansetzen, um wiederholt über diesen Punkt sanft zu kreisen.

(Acht Wiederholungen)

Kurchashira:
Stimuliert die Sehkraft, reguliert die Verdauung, beruhigt das Nervensystem, harmonisiert und reguliert die Handmuskeln.

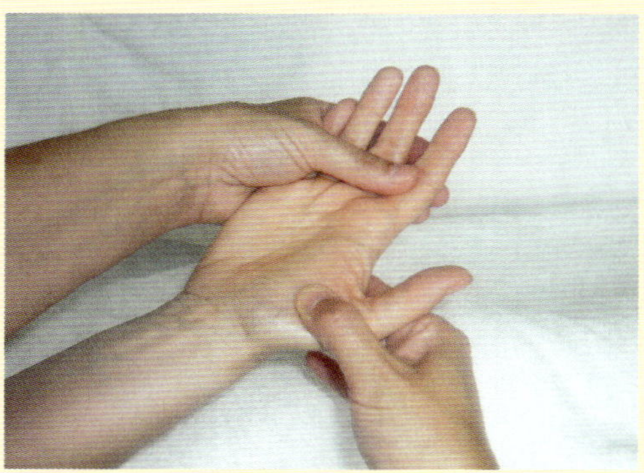

Alle Finger mit einer Hand halten und mit der Daumenspitze der massierenden Hand über den Sehnen-Marmapunkt **Kurcha** mehrmals kreisen.

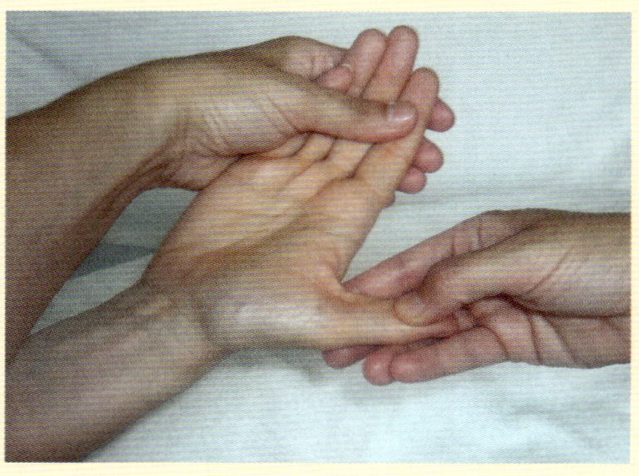

Ausstreichen bis zur Daumenkuppe und dann erneut an **Kurcha** ansetzen, um wiederholt über diesen Punkt sanft zu kreisen.

(Acht Wiederholungen)

Krucha:
Ein kleiner Knoten am Beginn des Daumens. Stimuliert die Sinne und stärkt die Nervenenergie.

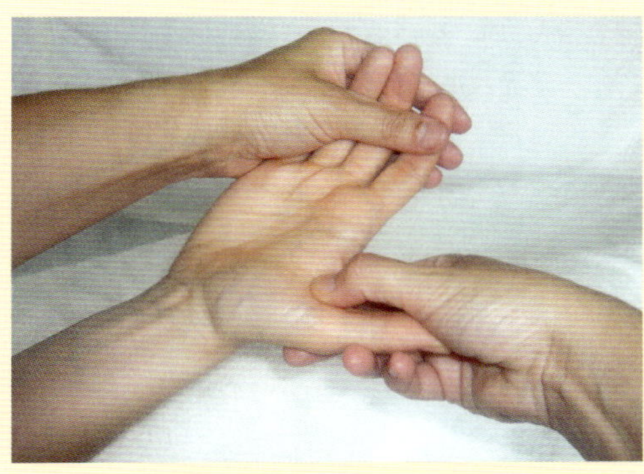

Alle Finger mit einer Hand halten und mit der Daumenspitze der massierenden Hand über den Sehnen-Marmapunkt **Kshipra** mehrmals kreisen.

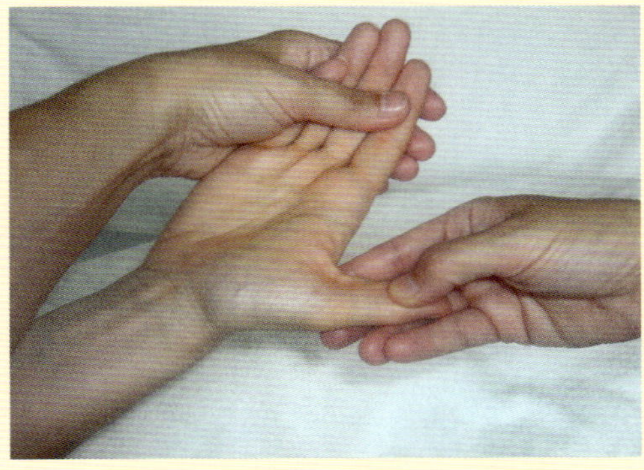

Ausstreichen bis zur Daumenkuppe und dann erneut an **Kshipra** ansetzen, um wiederholt über diesen Punkt sanft zu kreisen.

(Acht Wiederholungen)

Kshipra – *Schwimmhäute*:
Stärkt die Widerstandskraft (Blut- und Lymphsystem) und die Atmungsorgane.

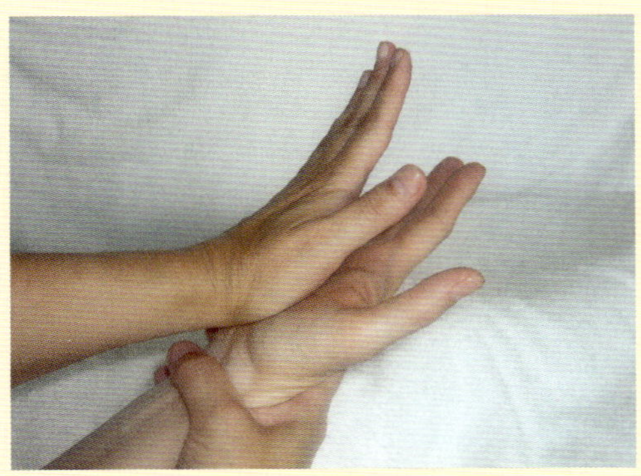

Die Hand umfassen. Eine Hand hält das Handgelenk, mit der anderen Massagehand wird die Handinnenfläche auf die Handinnenfläche des Kunden gelegt.

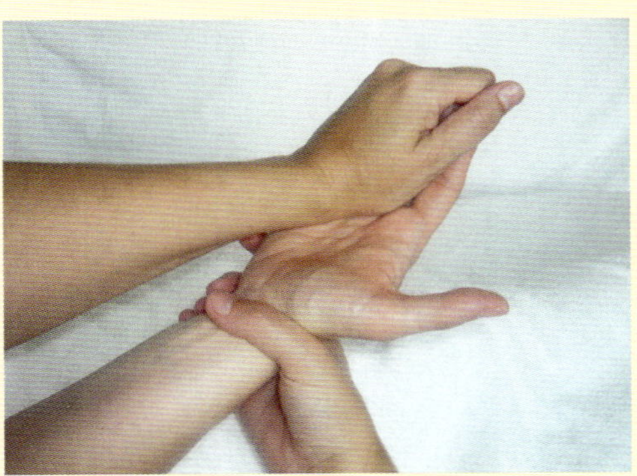

Mit dem unteren Teil der Handinnenfläche der Massagehand wird über die Hand des Kunden ...

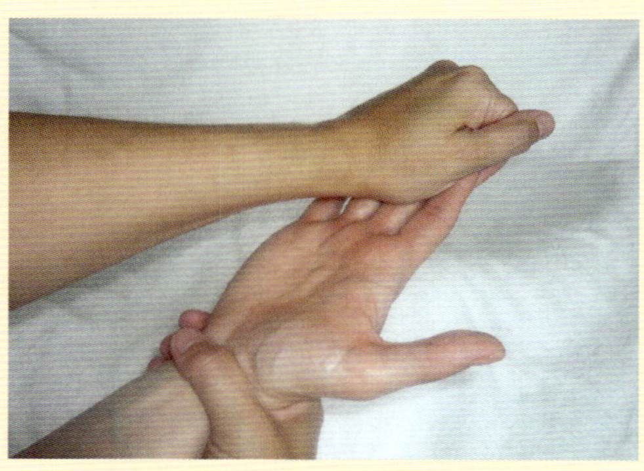

... bis zu den Fingerspitzen ausgestrichen.

(Acht Wiederholungen)

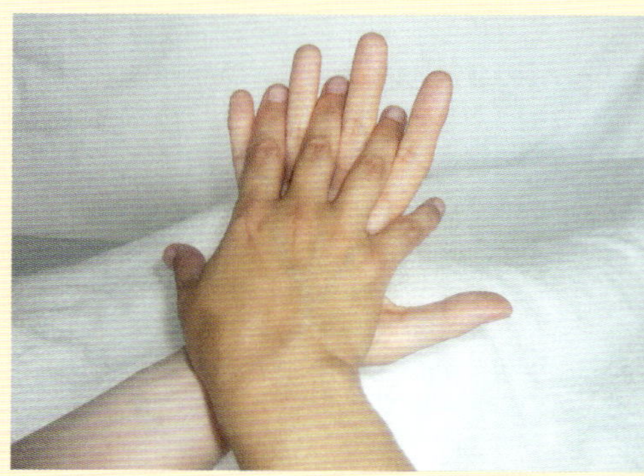

Die Finger der Massagehand greifen zwischen den Fingern der Kundenhand ...

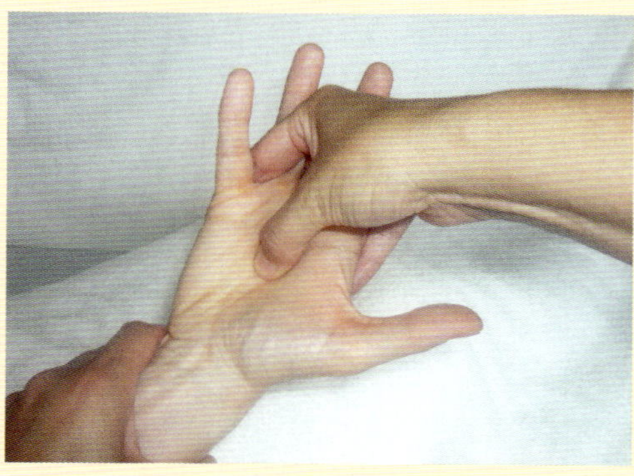

... und die Daumenkuppe der Massagehand kreist mit sanftem Druck über den Muskel-Marmapunkt **Talahridaya** (ca. 30 Sekunden).

Talahridaya:
In der Mitte der Handinnenfläche.
Stärkt Herz und Lunge.

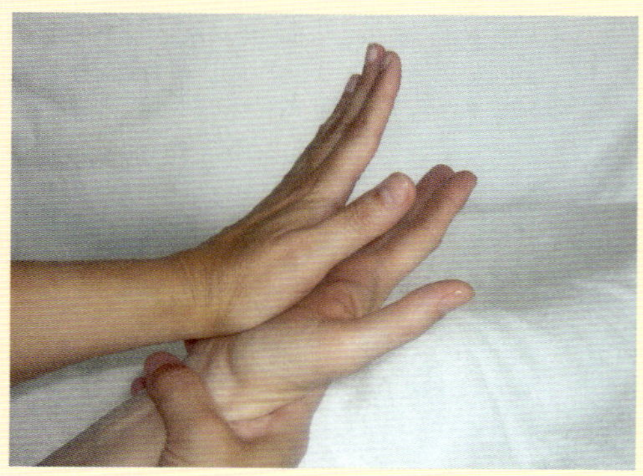

Lösen der Massagehand. Anschließendes Ausstreichen mit dem unteren Teil der Handinnenfläche der Massagehand ...

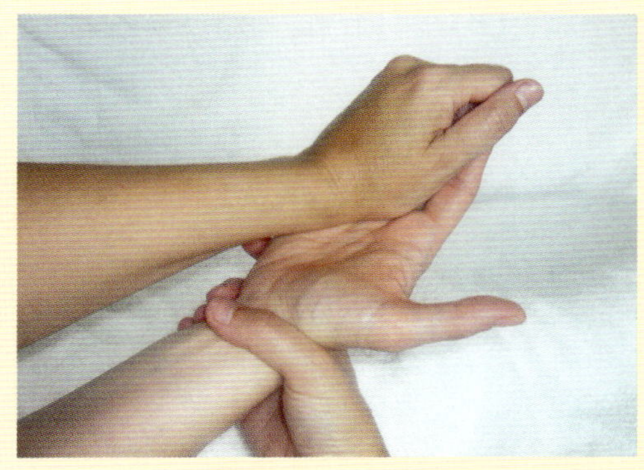

... über die Hand des Kunden ...

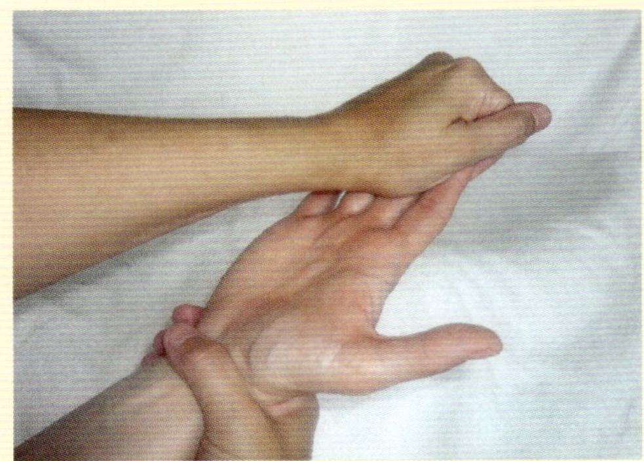

... bis zu den Fingerspitzen.

(Vier Wiederholungen des Ausstreichens)

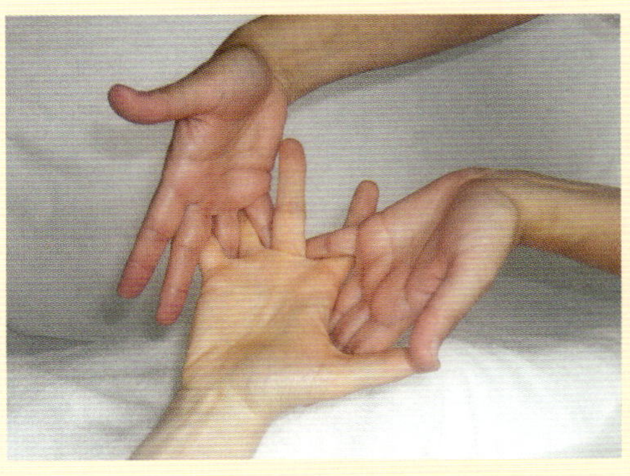

Umfassen der Hand mit beiden Händen.
Der Ringfinger und der kleine Finger der Massagehand haken sich in die Zwischenräume der Kundenhand vom kleinen Finger und Ringfinger. Danach hakt sich die andere Massagehand mit dem kleinen Finger und zusammen mit Ring-, Mittel- und Zeigefinger in die Zwischenräume der Kundenhand von Zeigefinger und Daumen.

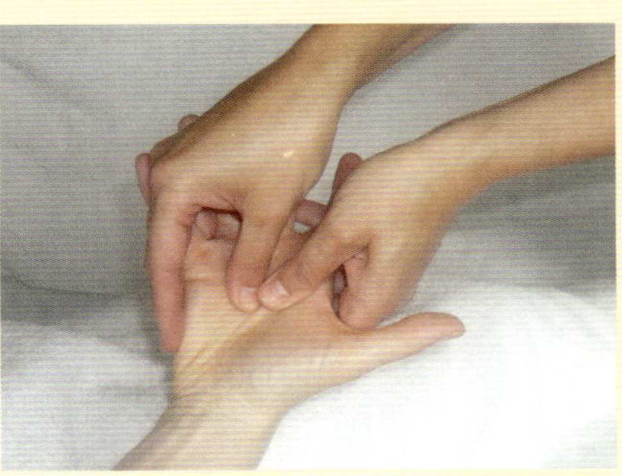

Mit beiden Daumenkuppen wird nochmals der Muskel-Marmapunkt **Talahridaya** mit sanftem Druck kreisend massiert (ca. 30 Sekunden) ...

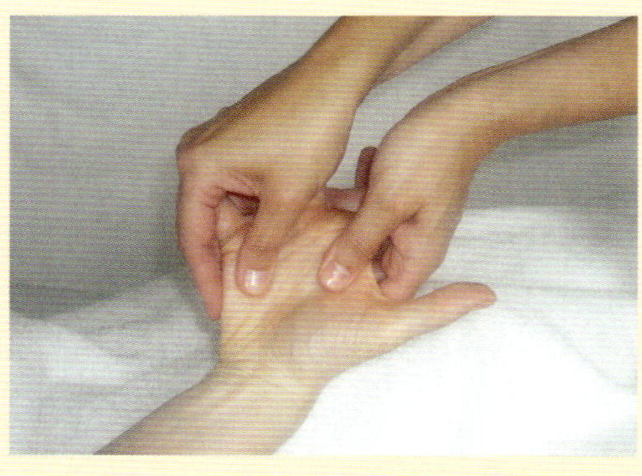

... und danach gleichzeitig die gesamte linke und rechte Hälfte der Handinnenfläche ausgestrichen.

(Vier Wiederholungen mit Kreisen und Ausstreichen)

Talahridaya:
In der Mitte der Handinnenfläche.
Stärkt Herz und Lunge.

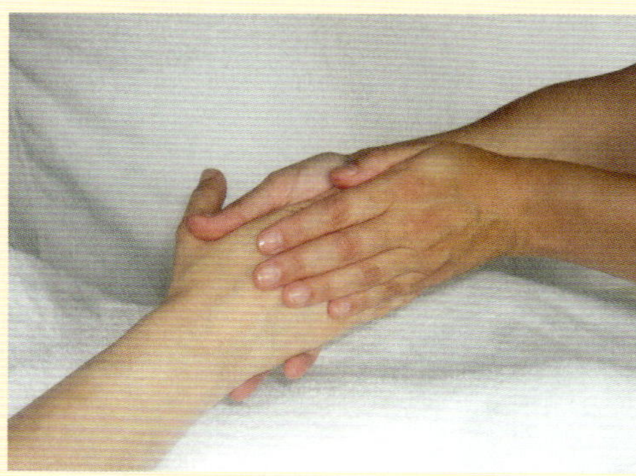

Umfassen.

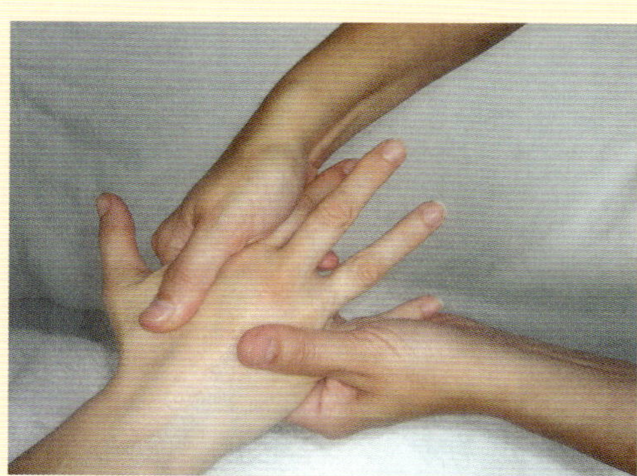

Mit beiden Daumen der Massagehände über den gesamten Handrücken streichen.

(Acht Wiederholungen)

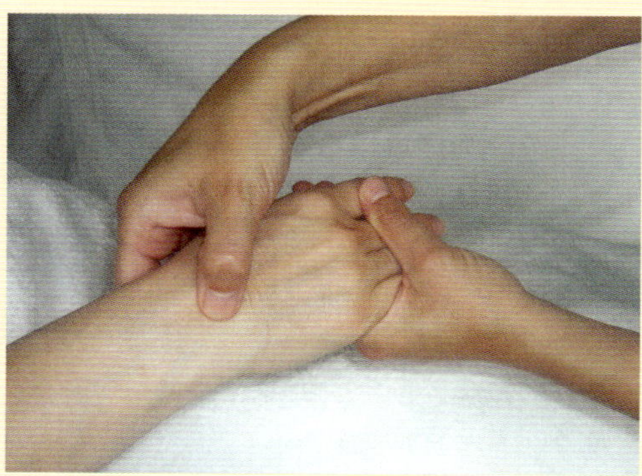

Mit einer Hand die Kundenhand halten und mit der Daumenkuppe der Massagehand den Gelenk-Marmapunkt **Manibandha** ...

Manibandha:
Zentrale Stimulierung des Körpers und Förderung der Gelenkigkeit.

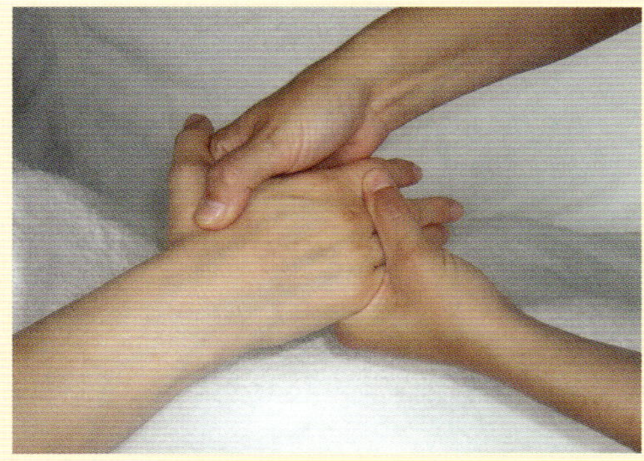

... die Sehnen-Marmapunkte **Kurchashira** ...

Kurchashira:
Stimuliert die Sehkraft, reguliert die Verdauung, beruhigt das Nervensystem, harmoniert und reguliert die Handmuskeln.

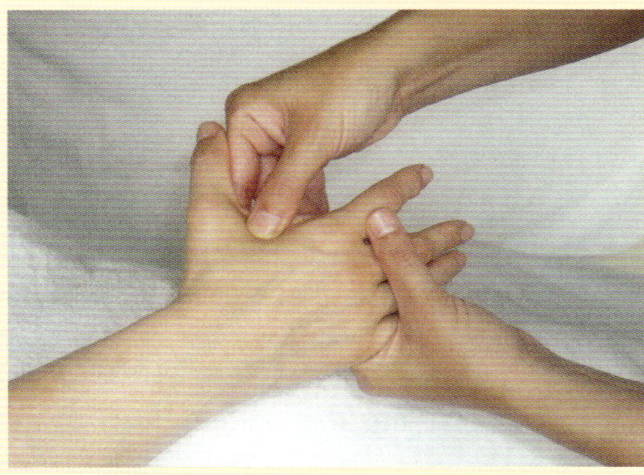

... und **Kshipra** jeweils 30 Sekunden sanft kreisend massieren.

(Vier Wiederholungen von jedem Punkt)

Kshipra – *Schwimmhäute*:
Stärkt die Widerstandskraft (Blut- und Lymphsystem) und die Atmungsorgane.

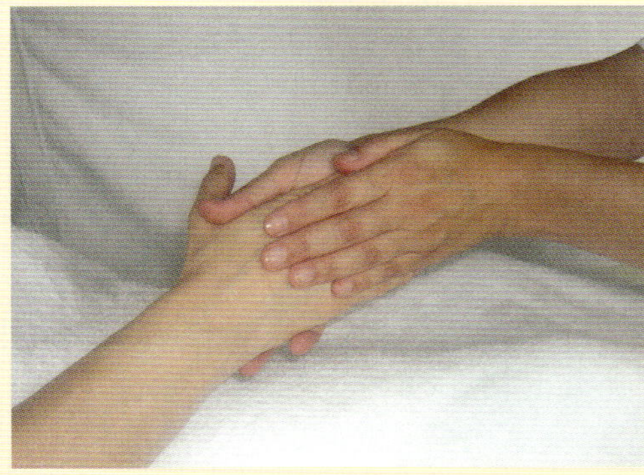

Ausstreichen des Handrückens.

(Vier Wiederholungen)

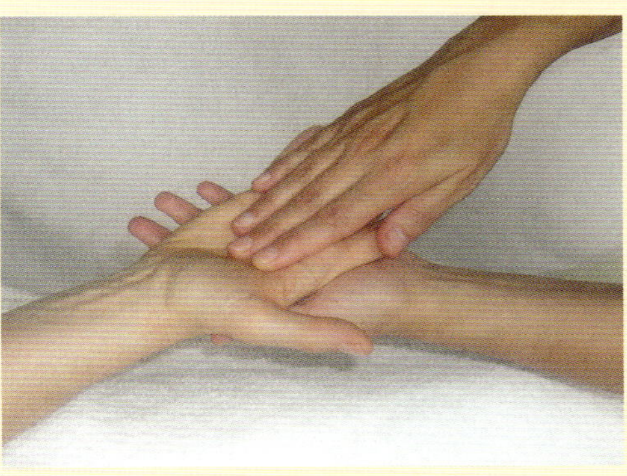

Ausstreichen der Handinnenfläche.

(Vier Wiederholungen)

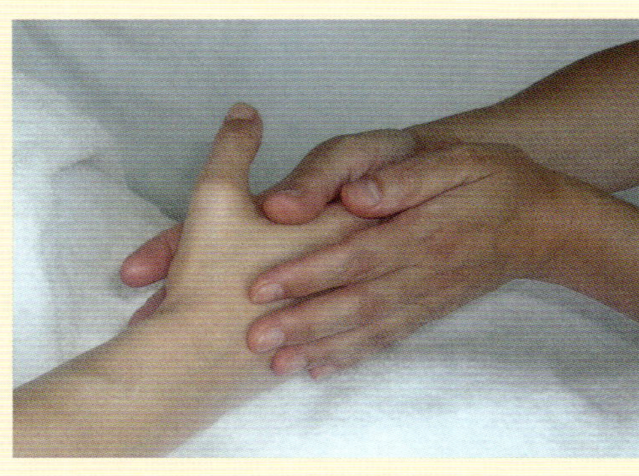

Ausstreichen der gesamten Kundenhand, gleichzeitig den Handrücken und die Handinnenfläche.

(Vier Wiederholungen)

3.5 Die Paraffinanwendung

Die Paraffinbehandlungen gehören zu der Gruppe der Wärmetherapien, die in physiotherapeutischen Praxen oder Kureinrichtungen durchgeführt werden. Dabei werden Hände und/oder Füße mehrmals hintereinander in einen speziellen Paraffinerwärmer getaucht, bis sich einige Schichten Paraffin um die Haut aufgebaut haben. Durch die stark wärmespeichernden Eigenschaften des Paraffins und dem Okklusionseffekt (Blockierung der Abgabe von Wasser (Schweiß) und Wärme durch die Haut), wird eine reaktivierende Wärme im Bindegewebe, in der Muskulatur und in den Gelenken hervorgerufen. Diese reaktivierende Wärme im Bindegewebe wirkt schmerzstillend und entzündungshemmend, indem Schwellungen der Muskeln sowie Entzündungen in den Gelenken reduziert werden. Der medizinische Nutzeffekt einer Paraffinbehandlung besteht in der Linderung von Schmerzen und führt gleichzeitig zu mehr Beweglichkeit in den Gelenken. Darum werden Paraffinbehandlungen hauptsächlich bei chronischen Gelenk- und Muskelkrankheiten des rheumatischen Formenkreises, bei posttraumatischen Veränderungen und Entzündungen von Sehnenscheiden, Schleimbeuteln und Gelenken eingesetzt.

Ein zusätzlicher Hautpflegeeffekt wird durch den Einsatz von Peelings, Pflegeampullen, -cremes und -masken erzielt. Peeling befreit die Hautporen von abgelösten Hautschüppchen, die anschließend aufgetragenen Pflegestoffe können somit gut in die Haut einziehen und werden vor dem Eintauchen in das Paraffinbad dick auf die Haut aufgetragen. Durch die Okklusivität der Paraffinummantelung erweitern sich die Poren der Haut, und die Pflegestoffe können optimal von der Haut aufgenommen werden. Besonders bei rauer und rissiger Haut wird sofort nach der Behandlung das trockene Gewebe fühl- und sichtbar weicher und elastischer.

In der Regel bleibt eine Paraffinummantelung ca. 15 Minuten auf der Haut und wird anschließend wie ein Handschuh oder Strumpf mit der Plastikummantelung abgezogen. Die noch feuchte Pflegecreme auf Händen oder Füßen wird in die vom Paraffin erwärmte Haut einmassiert. Das abgezogene Paraffin in der Plastikhülle kann nicht wieder verwendet werden. Zum einen ist es unhygienisch und zum anderen ist es von Pflegeprodukten durchsetzt, die sich beim erneuten Erwärmen vom Paraffin lösen und als dunkle Schwebeteilchen das Paraffinbad verunreinigen.

3.5.1 Die Kalkulation der Paraffinbehandlung

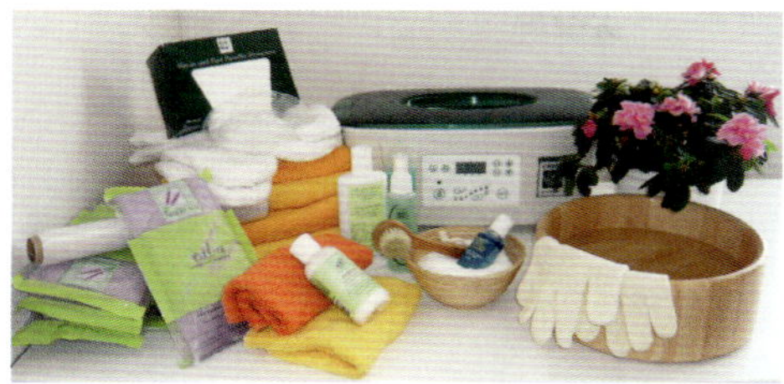

Anschaffung
Einsteigerpakete werden auf Messen oder über den Versandhandel angeboten, sind dort aber nicht unbedingt günstiger. Oftmals sind schon einige Produkte bereits in der Praxis vorhanden oder Alternativprodukte sind preiswerter. Ein Preisvergleich, auch über die einzelnen Komponenten für die Paraffinbehandlung, lohnt sich.

Für eine Paraffinbehandlung werden folgende Artikel benötigt:

Paraffinerhitzer
Die meisten Geräte sind aus wärmebeständigem Kunststoff gefertigt und haben einen transparenten Deckel. Sie fassen bis zu 3 kg Paraffin und sind mit einem Thermostat für die Regelung der Temperatur ausgestattet. Besonders hilfreich für den Praxisalltag sind eingebaute Zeitschaltuhren, die aber nicht alle Geräte als Standard führen. Eine integrierte Sicherung schützt bei allen Geräten vor Überhitzung.

Paraffin
Der Preisvergleich bei unterschiedlichen Anbietern lohnt sich. Die meisten Paraffine werden mit pflegenden Inhaltsstoffen angereichert und in unterschiedlichen Duftnoten angeboten.

Hautreinigungsspray
Diese sind mit Desinfektionsmitteln versetzt, deshalb können auch paraffinunabhängige Anbieter genutzt werden, z. B. Desmanol® N – Handdesinfektion.

Peelingmaterial
Kann unabhängig vom Paraffinanbieter genutzt werden.

Collagenemulsion
Günstige Angebote gibt es bei den Anbietern von Paraffinbädern.

Plastikhüllen
Es können günstig reguläre Plastikhüllen verwendet werden (z. B. kleine Plastiktüten vom Großhandel).

Frotteeschuhe oder -handschuhe

Paraffinreiniger
Spezialreiniger von den Paraffinanbietern für Spritzer auf Fußböden oder am Gerät.

Nach der ersten Investition kostet eine Paraffinbehandlung mit dem Materialverbrauch ca. 0,80 bis 1 €.

Über das Internet kann man Preislisten der Mitbewerber einsehen und sich so auf die ortsüblichen Preise einstellen. Je nach Nagelstudio, Kosmetikinstitut oder Fußpflegepraxis wird in der Regel ca. 10 bis 15 € für eine Paraffinbehandlung kalkuliert.

3.5.2 Die Paraffinbehandlung am Fuß

	Behandlungsschritte	**Arbeitsmaterialien**
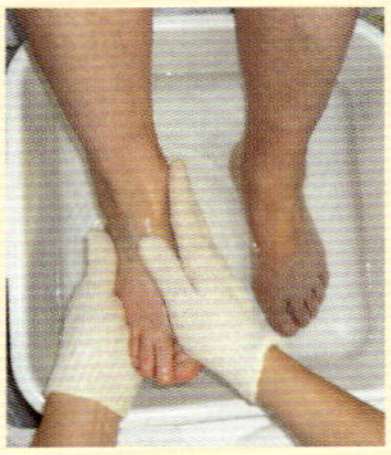	Füße gründlich reinigen. (Fußpflege und Reparatur von Kunstnägeln vor dem Paraffinbad!)	Badeschüssel, Seifenzusatz.
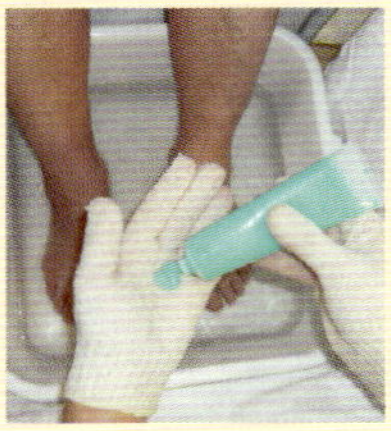	Peeling der Haut, um abgestorbene Hautschüppchen zu entfernen. Peelingcreme abwaschen oder mit einer feuchten Kompresse abnehmen.	Peelingcremes, -handschuhe, Badeschüssel oder feuchte Kompressen.
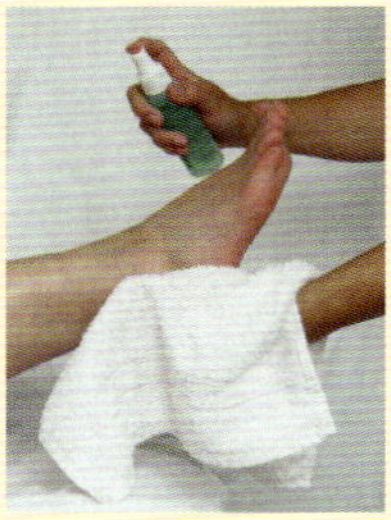	Gründliches Abtrocknen und Desinfizieren von Haut und Nägeln.	Handtuch, Hautdesinfektionsspray.
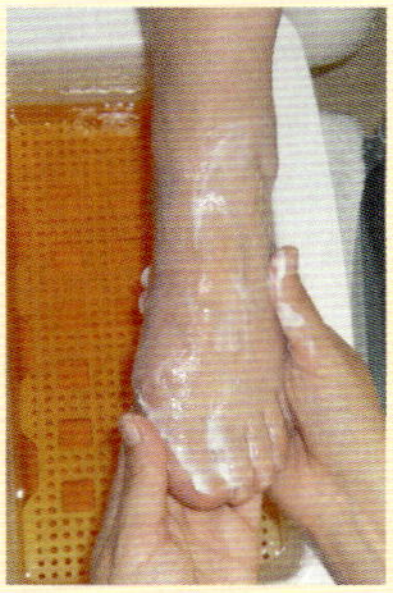	Großzügiges Auftragen von reichhaltigen Hautpflegemitteln.	Cremes oder Masken.
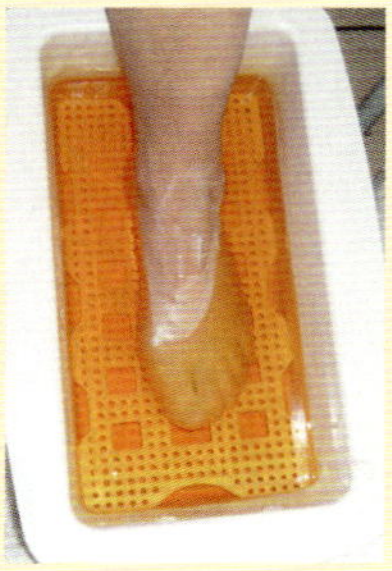	Kurzes Eintauchen in das ca. 53 °C warme Paraffinbad. Den Fuß herausnehmen, abtropfen lassen (fünf Sekunden) und wieder eintauchen (insgesamt dreimal), bis sich eine dicke Paraffinschicht um den Fuß gebildet hat.	Paraffinbad, Eintauchwärme ca. 53 °C.

	Behandlungsschritte	Arbeitsmaterialien
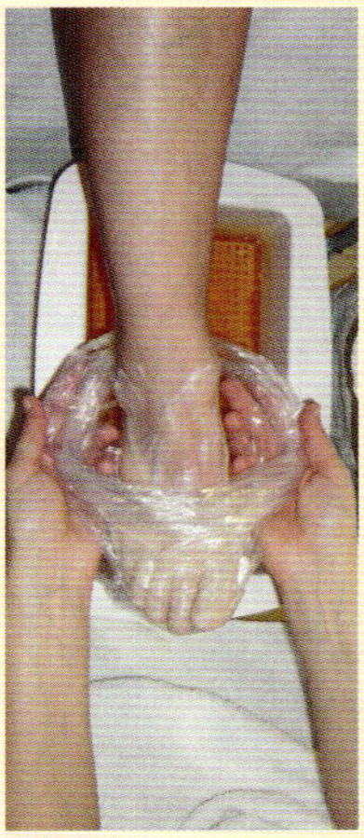	Luftundurchlässiges Abdecken der Paraffinummantelung mit einer Plastiktüte und Wärmeerhaltung durch darübergezogene Frotteeschuhe oder Einpacken der Füße mit einem Frotteehandtuch.	Plastiktüten, Frotteschuhe oder -handtücher.
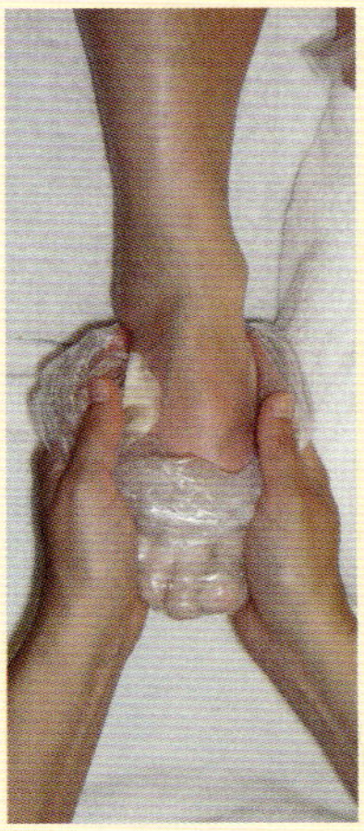	Nach ca. 10 bis 15 Minuten Einwirkzeit werden die Frotteeabdeckung und anschließend die Plastiktüte abgenommen. An der Öffnung beginnend wird die Tüte mit einer leichten Massagebewegung zusammen mit dem Paraffin in Richtung Zehen geschoben. Das Paraffin löst sich leicht von der eingecremten Haut und verbleibt in der Tüte. Die Plastiktüte kann mit dem Restparaffin entsorgt werden.	
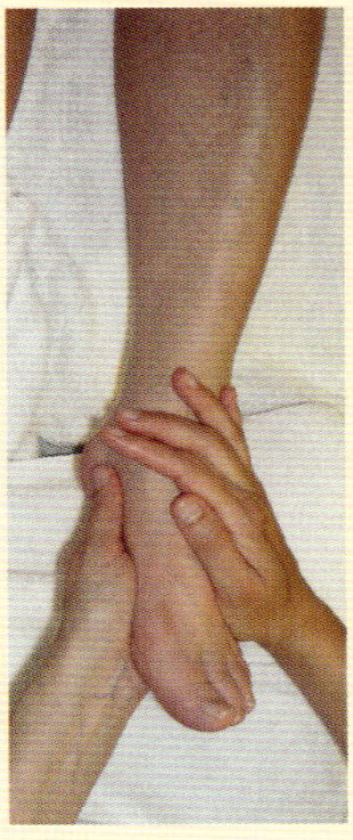	Einmassieren der restlich verbliebenen Crememenge auf dem Fuß. (Lackierung der Nägel nach dem Pa - raffinbad).	Nagellack. Zur Entfettung der Nägel: Cleaner oder fusselfreie Zelletten mit 70 % Isopropanol getränkt.

3.5.3 Die Paraffinbehandlung an den Händen

	Behandlungsschritte	Arbeitsmaterialien
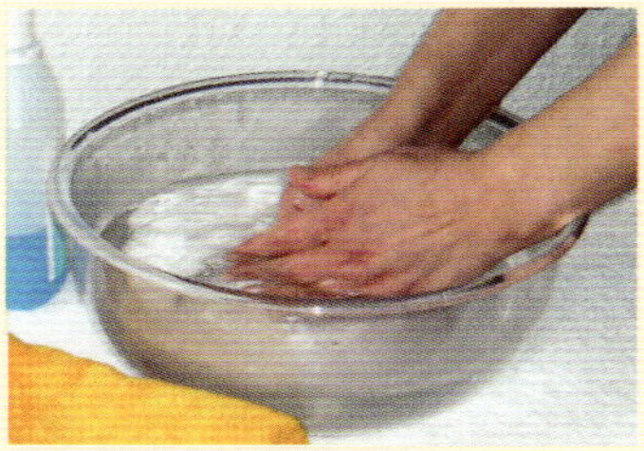	Entfernen von Schmuck an den Händen. Hände gründlich reinigen.	Badeschüssel, Seifenzusatz.
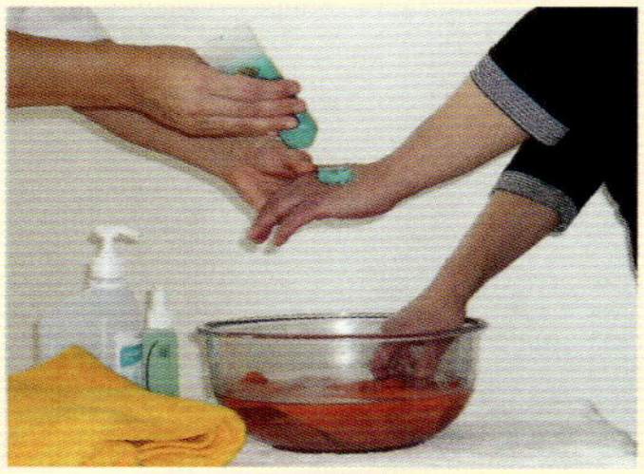	Peeling der Haut, um abgestorbene Hautschüppchen zu entfernen.	Peelingcremes, -handschuhe, Badeschüssel oder feuchte Kompressen.
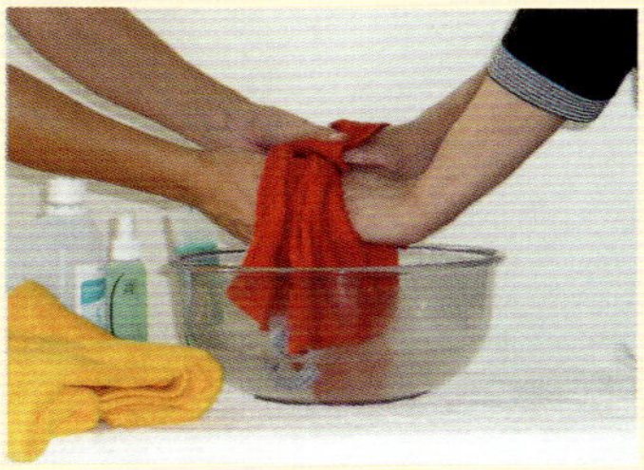	Abwaschen der Peelingcreme oder mit einer feuchten Kompresse abnehmen. (Maniküre und Reparatur von Kunstnägeln vor dem Paraffinbad).	
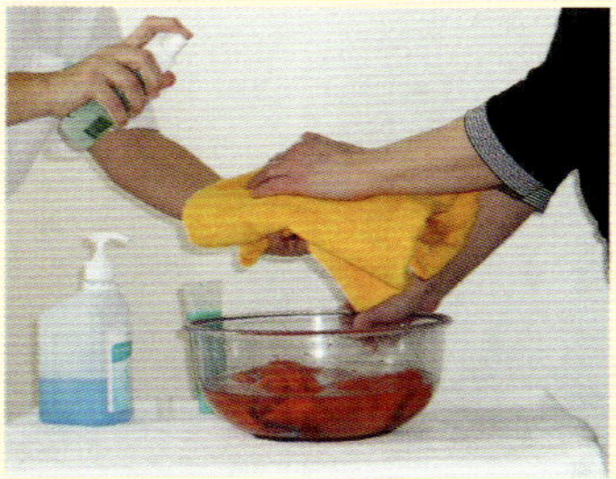	Gründliches Abtrocknen und Desinfizieren der Haut und Nägel.	Handtuch, Hautdesinfektionsspray.
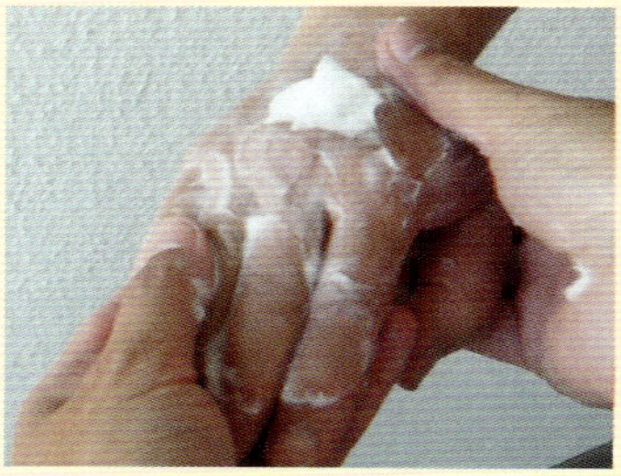	Großzügiges Auftragen von reichhaltigem Hautpflegemittel.	Cremes oder Masken.

	Behandlungsschritte	Arbeitsmaterialien
	Kurzes Eintauchen in das ca. 53 °C warme Paraffinbad, die Hand herausnehmen, abtropfen lassen (fünf Sekunden) und wieder eintauchen (insgesamt dreimal), ...	Paraffinbad, Eintauchwärme ca. 53 °C.
	... bis sich eine dicke Paraffinschicht um die Hand gebildet hat.	
	Luftundurchlässiges Abdecken der Paraffinummantelung mit einer Plastiktüte ...	Plastiktüten und Frotteschuhe oder -handtücher.
	... und Wärmeerhaltung durch darübergezogene Frotteehandschuhe oder Einpacken mit einem Frotteehandtuch.	
	Nach ca. 10 bis 15 Minuten Einwirkzeit die Frotteeabdeckung und anschließend die Plastiktüte abnehmen und beginnend an der Öffnung mit leichter Massagebewegung die Tüte zusammen mit dem Paraffin in Richtung Fingerspitzen schieben. Das Paraffin löst sich leicht von der eingecremten Haut und verbleibt in der Tüte. Die Plastiktüte kann mit dem Restparaffin entsorgt werden.	
	Einmassieren der restlich verbliebenen Crememenge auf der Hand. (Lackierung der Nägel nach dem Paraffinbad).	Nagellack. Zur Entfettung der Nägel: Cleaner oder fusselfreie Zelletten mit 70 % Isopropanol getränkt.

3.5.4 Die Paraffinbehandlung an den Ellenbogen

	Behandlungsschritte	Arbeitsmaterialien
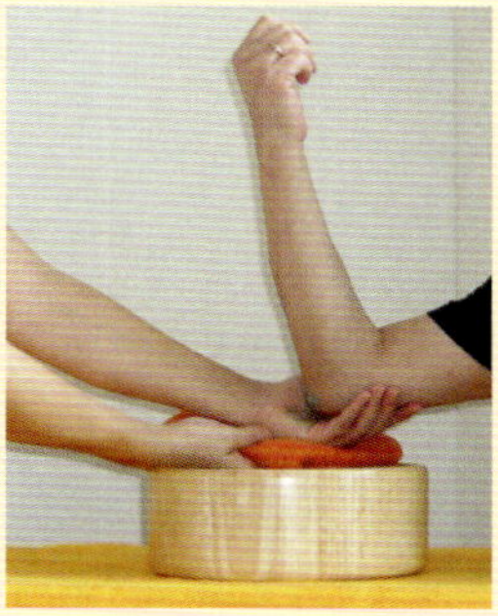	Ellenbogen gründlich reinigen.	Badeschüssel, Seifenzusatz.
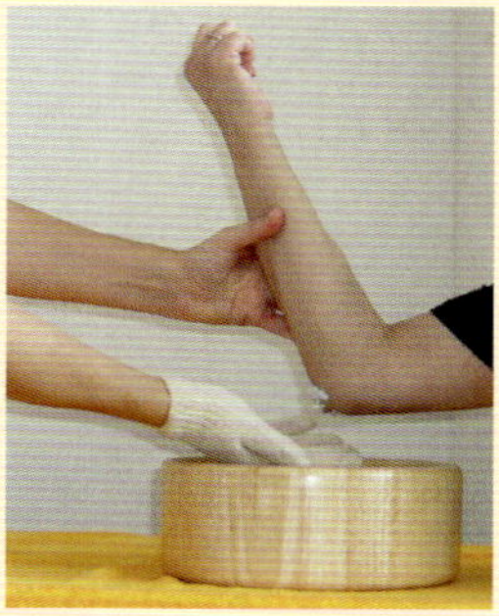	Peeling der Haut, um abgestorbene Hautschüppchen zu entfernen. Abwaschen der Peelingcreme oder mit einer feuchten Kompresse abnehmen.	Peelingcremes, -handschuhe, Badeschüssel oder feuchte Kompressen.
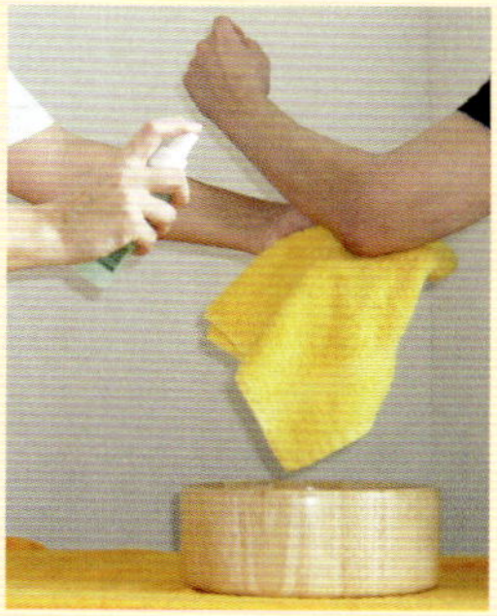	Gründliches Abtrocknen und Desinfizieren der Ellenbogen.	Handtuch und Hautdesinfektionsspray.
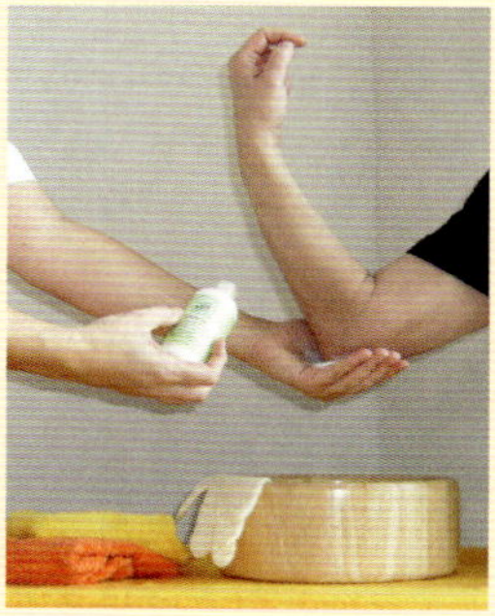	Großzügiges Auftragen von reichhaltigem Hautpflegemittel.	Cremes oder Masken.

	Behandlungsschritte	Arbeitsmaterialien
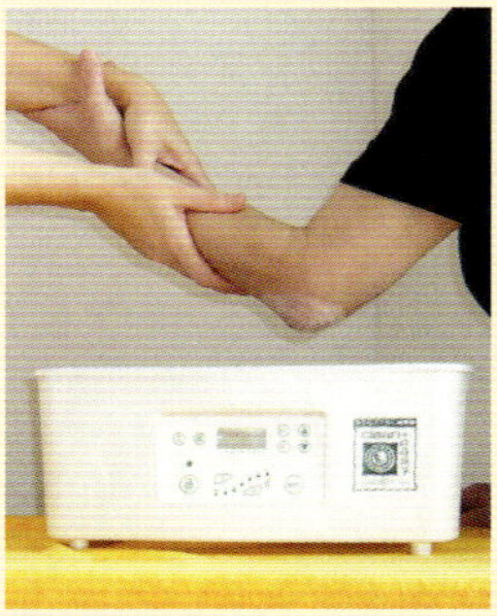	Kurzes Eintauchen in das ca. 53 °C warme Paraffinbad, Ellenbogen herausnehmen, abtropfen lassen (fünf Sekunden) und wieder eintauchen (insgesamt dreimal), bis sich eine dicke Paraffinschicht gebildet hat.	Paraffinbad, Eintauchwärme ca. 53 °C.
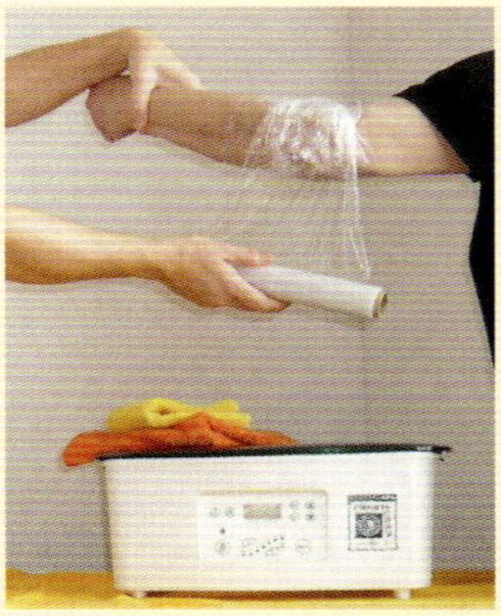	Luftundurchlässiges Abdecken der Paraffinummantelung mit Frischhaltefolie und Wärmeerhaltung durch darübergewickeltes Frotteehandtuch.	Frischhaltefolie, Frotteehandtücher.
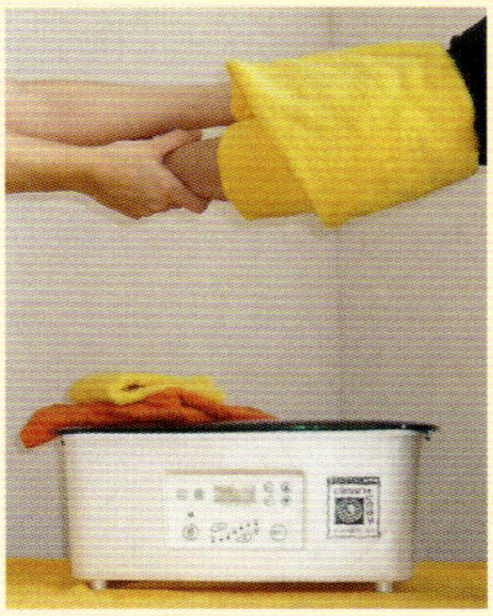	Nach ca. 10 bis 15 Minuten Einwirkzeit werden die Frotteeabdeckung und anschließend die Plastikfolie abgenommen. Das Paraffin löst sich leicht von der eingecremten Haut und verbleibt in der Folie. Die Folie kann mit dem Restparaffin entsorgt werden.	
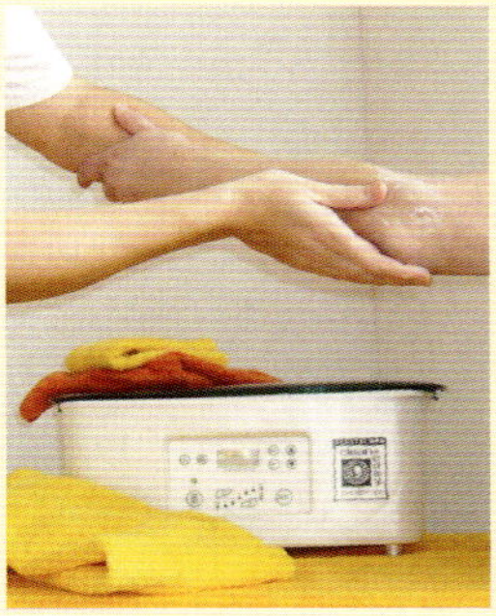	Einmassieren der restlich verbliebenen Crememenge auf den Ellenbogen.	

3.6 Die Wachsenthaarung

Der Wunsch nach Haarentfernung an den Beinen wächst vor allem zu Beginn der warmen Jahreszeit. Enthaarungscremes oder eine Rasur sind preiswerte und schnelle Möglichkeiten, um die lästigen Haare zu entfernen. Leider hält das glatte Hautgefühl nur ein bis zwei Tage an, da das Haar bei diesen Methoden an der Oberfläche im Haarquerschnitt abgetrennt wird. Beim Nachwachsen erscheinen die Haare borstiger, weil die weiche Haarspitze fehlt.

Eine längere *Haarfreiheit* von acht bis zehn Tagen und ein langsames *weiches* Nachwachsen der Haare von drei bis vier Wochen können nur nach der Entfernung des gesamten Haars aus dem Haarschaft erreicht werden. Das kann mittels Laserbehandlung, Epiliergeräten und Wachs geschehen. Laserbehandlungen werden von Spezialisten angeboten. Die im Handel erhältlichen elektrischen Epiliergeräte oder Wachsprodukte können selbstständig angewendet werden. Die Epiliergeräte arbeiten wie schnelllaufende Mehrfachpinzetten, die das gesamte Haar herausziehen. Eine gründliche Enthaarung ist zeitintensiv, weil die einzelnen Hautpartien mehrmals bearbeitet werden müssen, bis alle Haare erfasst wurden. Bei den Wachsprodukten gibt es den Kalt- und Warmwachs sowie wasser- und öllösliche Wachse.

Kaltwachs eignet sich nicht für das professionelle Arbeiten. Er ist sehr zähflüssig, und durch die fehlende Wärme öffnen sich die Poren nicht. Dadurch wird das Herausziehen des Haars erschwert und schmerzhafter. Oft bricht das Haar nur ab und erzeugt damit einen nachwachsenden Stoppeleffekt, wie bei der Rasur oder den Enthaarungscremes. Wasserlösliche Wachse haben keine so starke Zugkraft wie öllösliche Wachse und eignen sich daher nur für schwachen bis mittleren Haarwuchs. Zum Abziehen des wasserlöslichen Wachses von der Haut eignen sich Textilstreifen, da sie nach dem Gebrauch ausgewaschen werden können. Eventelle Wachsreste lassen sich gut mit Wasser wieder abwaschen.

Öllösliche Wachse werden als Heiß- und Warmwachse angeboten. Die am meisten angewendete Methode ist die Heißwachsanwendung. Vorsicht! Verbrennungsgefahr bei empfindlichen Hauttypen! Durch die höhere Temperatur öffnen sich die Poren besonders gut und das Abziehen der Wachsschicht ist weniger schmerzhaft. Dafür aber braucht diese Prozedur mehr Übung und Zeit. Bei der Heißwachsanwendung wird das Wachs mit einem Spatel dick aufgetragen und nach dem Abkühlen mit den Fingern erfasst und ruckweise abgezogen. Bricht dabei die erkaltete Wachsplatte oder bleiben Reste auf der Haut, wird das Abziehen für die Patienten unangenehm. Öllösliche Wachsreste lassen sich nur mit Öl oder Alkohol entfernen.

Warm- oder Heißwachs gibt es in verschiedenen Formen. Das Wachs in einer Dose ist preiswerter und wird in einem Spezialbehälter erwärmt. Mit einem Spatel aufgetragen, wird das Heißwachs anschließend mit den Fingern oder beim Warmwachs mit Vlies- oder Textilstreifen abgenommen. Der Spatel muss während der Behandlung öfters gereinigt werden, da das erkaltete Wachs hart und spröde wird.

Als Alternative zum Spatel gibt es handliche, öllösliche Warmwachspatronen, die schnurlos in einer Basisstation stehen. Die Basisstation ist ein elektrisches Wärmegerät mit Stand-by-Modus. Damit hat das Wachs immer die gleiche Temperatur und eine Verbrennungsgefahr ist ausgeschlossen. Die Warmwachspatronen sind je nach Anwendungsbereich in verschiedenen Größen und unterschiedlichen Aromen erhältlich. Mithilfe eines Rollapplikators an der Patrone kann das Wachs gleichmäßig und sauber auf die Körperzonen aufgetragen und anschließend mit einem Vliesstreifen abgezogen werden.

Da die Enthaarung der Beine in den Fußpraxen nur ein Zusatzangebot ist, wird in der ausführlichen Beschreibung die einfache und für jede Art von Haarwuchs geeignete Methode mithilfe der öllöslichen Warmwachspatronen favorisiert. Die unterschiedlichen Aromawachse haben einen niedrigen Schmelzpunkt und sind ideal zur Anwendung auf empfindlicher Haut.

Problemvermeidung bei der Wachsbehandlung

Bei fettiger Haut verklebt das Haar nicht mit dem Wachs. Am Tag vor der Wachsenthaarung sollte keine Hautlotion verwendet werden. Vorbehandlungsprodukte wie Reinigungssprays entfetten und desinfizieren die Haut.

Ist das Wachs zu dickflüssig, lässt es sich nicht gut auftragen und die Haare werden nicht fest genug umschlossen. Es sollten die Herstellerinformationen dahin gehend überprüft werden, wie lange die Patrone zum Aufwärmen braucht und wie lange man ohne Station mit dem Handgerät arbeiten kann.

Kurze Haare können nur mit einer starken, straffen Spannung mit dem Abreißen des Streifens entfernt werden. Um diese Spannung zu erreichen, werden nur kleine Areale der Haut behandelt.

Bei zu kalten Beinen kühlt das Wachs zu schnell ab und bleibt an der Haut und nicht am Streifen hängen. Beine durch Streichmassage oder warme feuchte Wi - ckel aufwärmen. Danach gut abtrocknen!

Bei schwülem Wetter bleibt das Wachs sehr klebrig und verbleibt auf der Haut. Mit neuen Streifen abnehmen. Mit besonders dünner Wachsschicht arbeiten und immer wieder frische Streifen verwenden.

Eingewachsene Haare können sich entzünden. Ähnlich den sicher schon öfter herausgezogenen Haaren in der Fußsohle bei Fußpflegekunden wird die zu behandelnde Stelle desinfiziert, gespannt und mit einem kleinen Skalpell oberhalb des Haares angeritzt. Mit einer sterilen Nadel kann das Haar angehoben und mit einer Pinzette herausgezogen werden. Anschließend nochmals desinfizieren und wenn nötig mit einem Pflaster abdecken.

Die dünne Haut über hervorstehenden Krampfadern sollte nicht mit Wachs behandelt werden. Bei Besenreisern nur dieses kleine Hautareal dünn mit Wachs bestreichen, Hautgewebe gut straffen und mit schnellem Ruck den Steifen abziehen. Ohne das Spannen wird die Haut beim Abziehen des Streifens zu sehr nach oben gezogen. Dabei können erneut Besenreiser entstehen. Bei der Nachbehandlung ein kühlendes Gel verwenden. Bei Besenreiser eignen sich besonders gut Kastanienextrakte, die auch als Beinpflege für zu Hause empfehlenswert sind.

3.6.1 Die Kalkulation der Wachsenthaarung

Ein bewährtes Warmwachssystem für eine einfache, saubere und gründliche Enthaarung ist z. B. Vario-Kit. Dieses Gerät besteht aus einer Basisstation mit einem schnurlosen Handgerät, das die Wärme ca. 15 Minuten speichert. Das Handgerät ermöglicht das Auftragen des Wachses ohne Verkleben von Gerät, Spatel oder Händen.

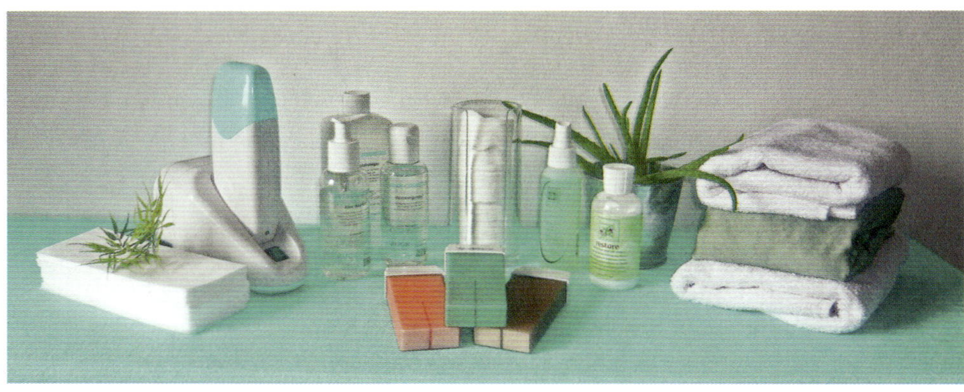

Produkte	Anwendungsdauer am Beispiel einer Behandlung von zwei Unterschenkeln	Produkte
Basisgerät		ca. 45,00 €
Wachspatrone	ausreichend für zwei Behandlungen	zwischen 1,45 € und 1,85 €
Vliesstreifen (100 Stück)	ca. 20 Stück	zwischen 6,95 € und 2,25 €
Reinigungsspray 200 ml	ca. acht Behandlungen	ca. 4,50 €
Pflegeemulsion 200 ml	ca. acht Behandlungen	zwischen 4,95 € und 7,50 €
Hautreinigungsöl 200 ml	ca. 20 Behandlungen	ca. 4,95 €
Spezialreiniger für Geräte 500 ml	ca. 50 Anwendungen	ca. 8,75 €

Preisvorstellung bei der Depilation mit Wachs:

Anwendungsbereich	Minimum	mittelpreisig	hochpreisig
Unterschenkeldepilation	19,50 €	24,50 €	28,00 €
Oberschenkeldepilation	19,50 €	22,00 €	28,00 €
Beindepilation (komplett)	32,00 €	34,50 €	54,00 €

Ein Blick auf die Preise der Mitbewerber zeigt schon, in welchem Rahmen die ortsüblichen Preise liegen. Ein hochwertiges Ambiente rechtfertigt auch eine höhere Kalkulation.

3.6.2 Der Ablauf einer Wachsenthaarung am Unterschenkel

Utensilien bereitstellen: Wachs im Wärmegerät, Vor- und Nachbehandlungspräparate, Vliesstreifen.

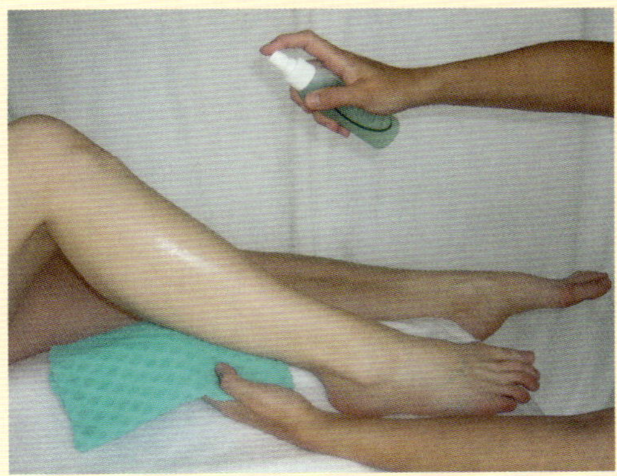

Die Haut mit einem Vorbehandlungspräparat, z. B. Reinigungsspray oder einer Vorbereitungslotion einreiben. Gut antrocknen lassen! Auf feuchter Haut bleibt das Wachs nicht haften.

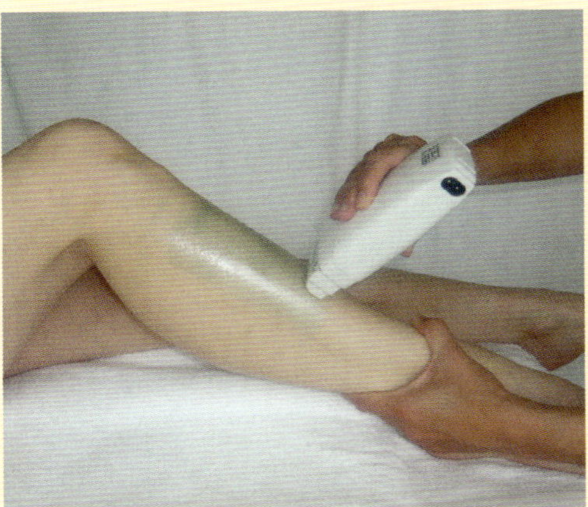

Wachs dünn **in Haarwuchsrichtung** auftragen, am Unterschenkel vorn beginnen.
Es können mehrere Wachsreihen – etwas kürzer als der Vliesstreifen – nebeneinander gleichzeitig aufgetragen werden.

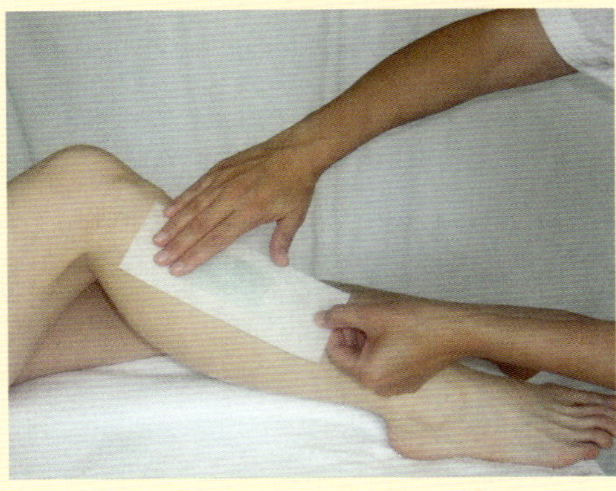

Vliesstreifen bis auf das untere Ende von 2 bis 3 cm längs auf die Wachsschicht auflegen und gut andrücken und festreiben, damit sich das Wachs mit dem Streifen verbindet.

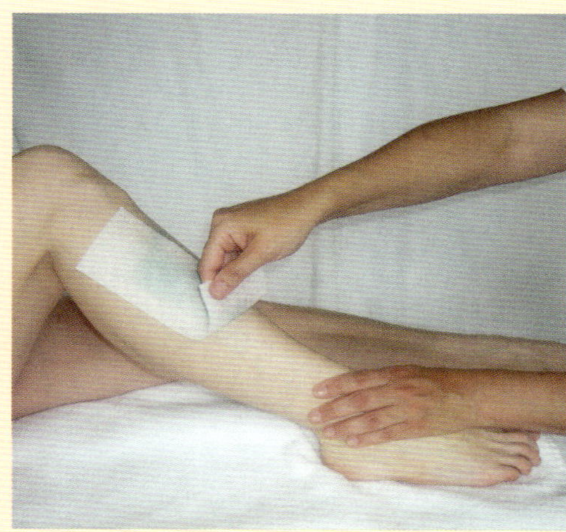

Vliesstreifen am freien Ende anfassen und mit der anderen Hand den Fußrücken nach unten drücken, um die Haut zu spannen. Bei gespanntem Bein den Vliesstreifen **gegen die Haarwuchsrichtung** flach und mit einem schnellen Ruck abziehen.

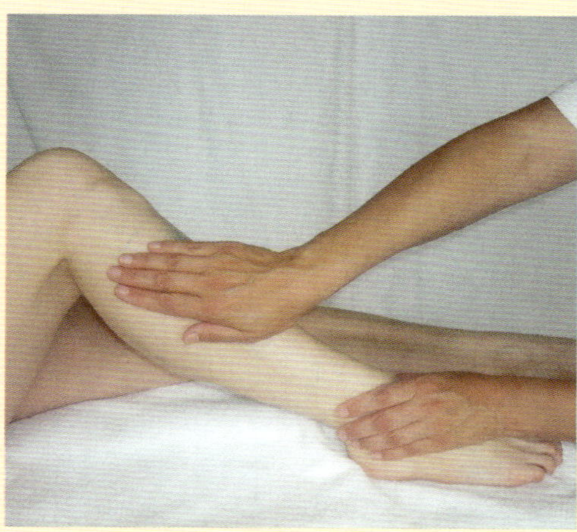

Nach dem Abziehen des Streifens sofort die Hand, die den Fuß gehalten hat, auf die enthaarte Stelle sanft drücken. Dadurch werden die Schmerzen der Enthaarung weniger stark empfunden.

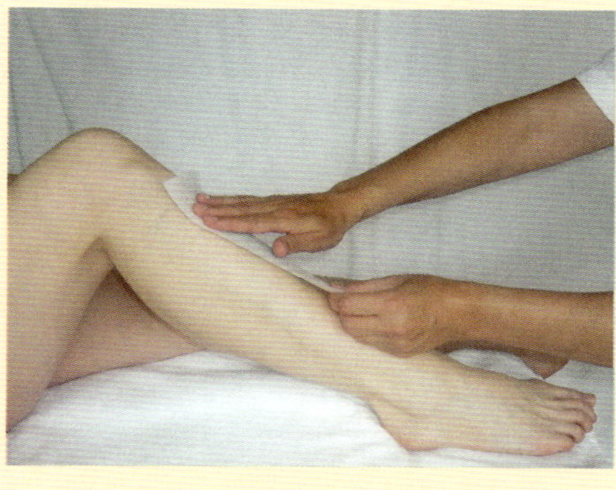

Den benutzten Streifen erneut auf die danebenliegende, mit Wachs bestrichene Hautpartie auflegen und den Vorgang wiederholen. Der Streifen kann drei- bis sechsmal benutzt werden, wenn das Wachs besonders dünn aufgetragen wurde.

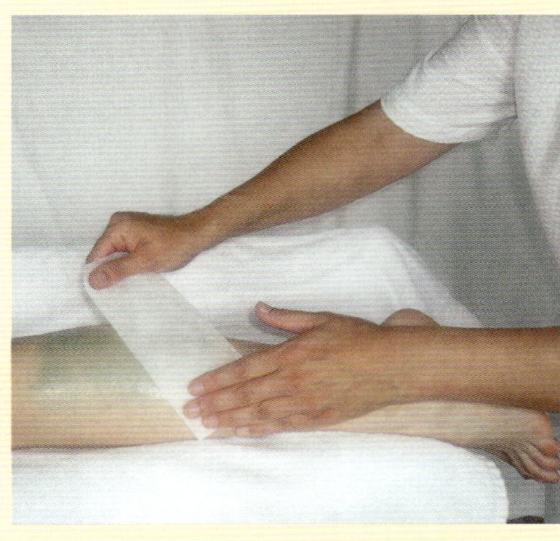

Die Waden lassen sich einfacher enthaaren, wenn die Kundin auf dem Bauch liegen kann. Das Wachs dünn **in Haarwuchsrichtung** auftragen. Die Streifen werden von unten nach oben etwas schräg aufgelegt und **gegen die Haarwuchsrichtung** flach und mit einem schnellen Ruck abgezogen.

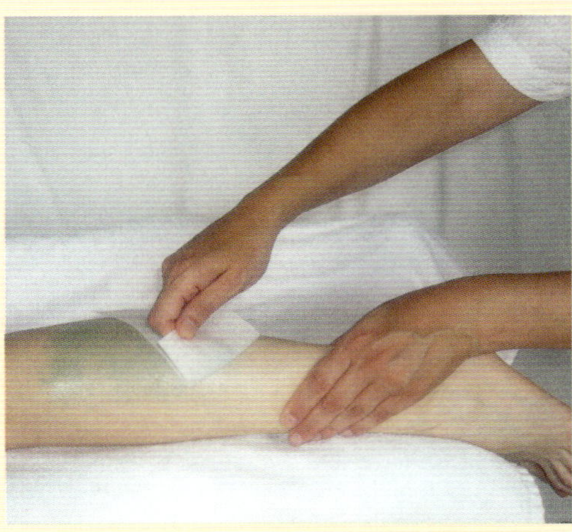

Die Wade der Kundin mit einer Hand spannen ...

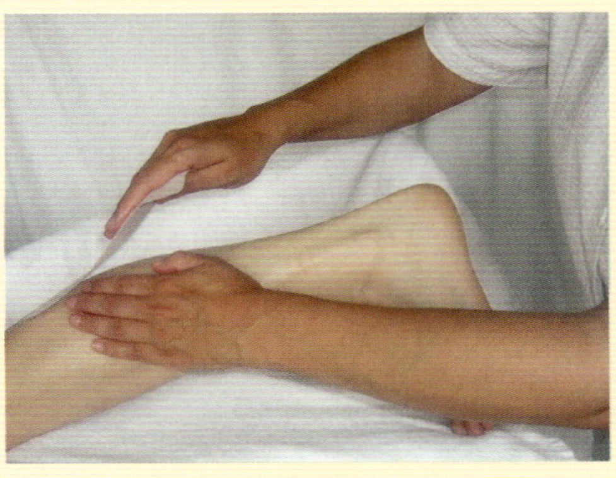

... oder die Kundin stellt die Zehenspitzen auf, damit die Wade gespannt ist. Streifen mit einem schnellen Ruck abziehen und sofort eine Hand zur Beruhigung sanft auf die enthaarte Stelle drücken.

3.6.3 Der Ablauf einer Wachsenthaarung an Knie und Oberschenkel

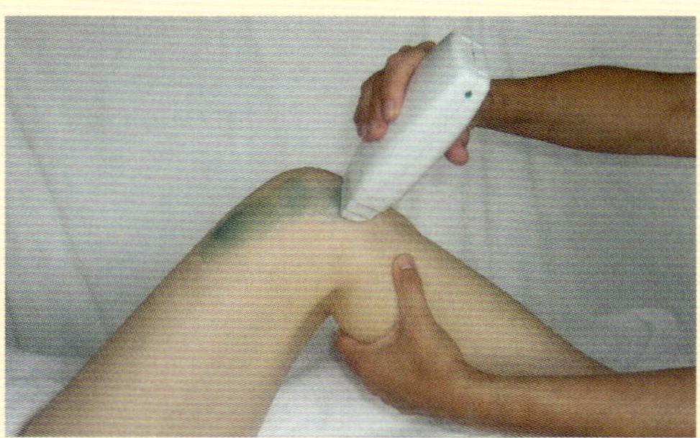

Das Bein wird aufgestellt. Begonnen wird mit dem Wachsen 10 cm über dem Knie in Wachstumsrichtung der Haare.

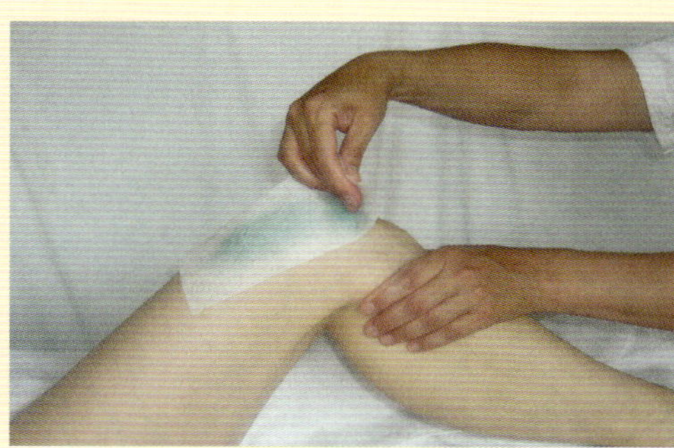

Die Haut unterhalb des Knies anspannen und den Vliesstreifen gegen die Haarwuchsrichtung flach und schnell abziehen.

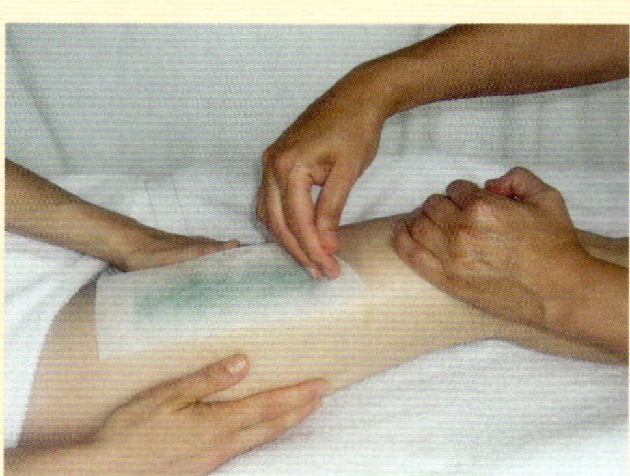

Für die Enthaarung der Vorderseite des Oberschenkels liegt das Bein flach auf der Liege. Hier muss besonders die Haarwuchsrichtung beachtet werden, weil sie unterschiedlich verlaufen kann. Die Hautspannung vor dem Abziehen des Vliesstreifens kann erhöht werden, wenn die Kundin mit beiden Händen ihre Oberschenkelhaut links und rechts nach unten zieht.

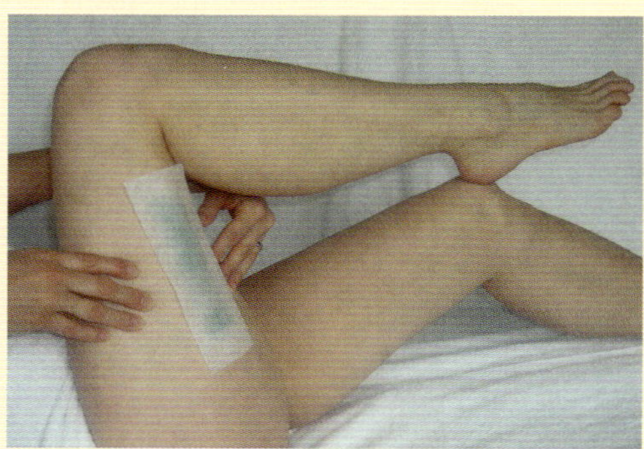

Für die Bearbeitung der Oberschenkelrückseite werden die Beine angewinkelt und das zu behandelnde Bein liegt mit der Ferse auf dem Knie des anderen Beins.

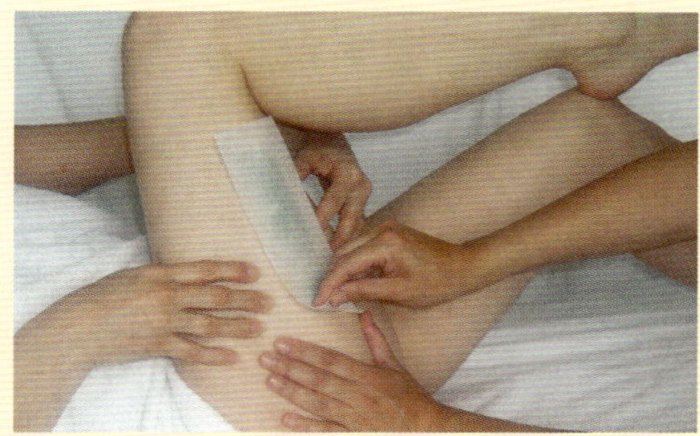

Dabei kann die Kundin während des Abziehens des Streifens ihre Unterschenkelhaut mit ihren Händen spannen.

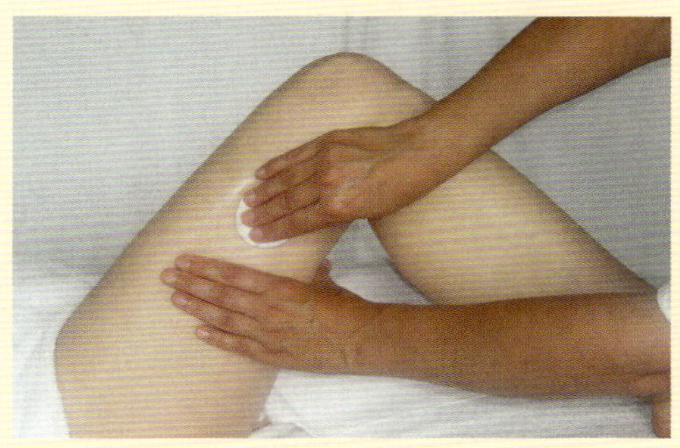

Nachreinigung der Beine. Wenn die Vliesstreifen genau aufgelegt wurden, dann ist umso weniger Nacharbeit nötig. Bei kleinen Wachsresten können bereits benutzte Streifen nochmals aufgepresst werden, um die Reste damit abzunehmen oder mit einem Nachbehandlungsöl auf einem Wattepad abzureiben.

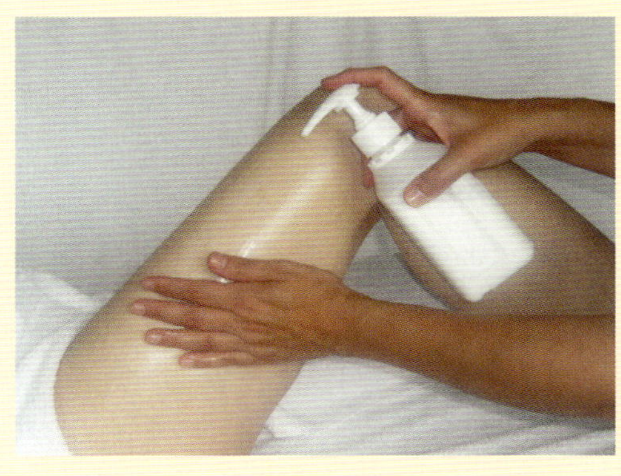

Nach der Reinigung kann als Zusatzleistung ausschließlich ein haarwuchsverzögerndes Präparat aufgetragen werden. Eine Nachbehandlung sollte nur mit speziellen Pflegepräparaten erfolgen, da sonst Duft- oder andere Inhaltsstoffe zu Hautreizungen führen können. Mit einem kühlenden Gel oder feuchtigkeitsspendenden Öllotionen werden Hautrötungen vorgebeugt und beruhigend auf die Hautirritationen eingewirkt.

Eine leichte Reizung in Form von roten Pünktchen um die Haarfollikel herum über zwei bis zehn Stunden ist normal.

In seltenen Fällen werden die Enthaarungswachse nicht vertragen. Dies äußert sich meist an kleinen Entzündungen im Enthaarungsbereich, die bis zu 14 Tage andauern können. Eine Alternative bietet hier das Kaltwachs auf Honigbasis.

Im Sommer wachsen die Haare schneller als im Winter nach. Das dauert zwischen zwei und sechs Wochen. Die Haare wachsen mit einer natürlichen weichen Spitze nach. Das beim Rasieren übliche *Stoppelfeld* konnte so vermieden werden.

3.7 Die Cellulitebehandlung

Cellulitis kann sich mit zunehmendem Alter und – aber nicht zwingend – mit dem ebenfalls zunehmenden Körpergewicht bemerkbar machen. Hauptsächlich sind Frauen ab der Pubertät davon betroffen, weil bei ihnen mehr Fettzellen angelegt sind als bei einem Mann. Cellulitis ist keine Krankheit, sondern eine Veränderung des Hautbilds (Orangenhaut), die durch Fettablagerungen im Unterhautfettgewebe besonders im Oberschenkel- und Gesäßbereich entsteht. Das in den Bindegewebsbrücken eingelagerte Fett zwischen der Muskulatur und der Haut bildet Stoffwechselstörungen, die bei veränderter Fließgeschwindigkeit der Lymphe und einer Ansammlung von Gewebewasser die Fettzellen verändern. Während dieser Entwicklung wird die Blutzufuhr gestört und die Abfallprodukte des Stoffwechsels aus den Zellen können nicht mehr abtransportiert werden. Damit wird auch die Zufuhr von neuen Nährstoffen gehemmt und die Elastizität des Bindegewebes nimmt immer mehr ab. Es entstehen unebene Konturen oder feine Dellen an den betroffenen Hautpartien, die an die Oberflächen von Orangenschalen erinnern.

Die Durchblutung und die natürlichen Stoffwechselprozesse im Bindegewebe können durch Massagen stimuliert und gefördert werden. Diese regen Funktionen im Bindegewebe und im Körper an, die das Bindegewebe stärken, die Blutzirkulation und die Zirkulation im Lymphsystem verbessern. Damit werden die sogenannten Fibroblasten aktiviert, die wiederum die Produktion der körpereigenen Kollagen- und Elastinproduktion steigert. Durch die gesteigerte Durchblutung während und nach einer Massage werden die Abfallprodukte des Stoffwechsels wieder leichter abgebaut.

Bestimmte Produkte aus der Natur unterstützen den Stoffwechsel. Dazu gehören:

Grüner Tee
Wirkt wie ein Antioxidationsmittel und hat blutverdünnende Eigenschaften.

Traubensamenextrakt
Stärkt kleine Adern und Lymphe sowie die Collagenfasern und macht das Gewebe elastischer.

Rosskastanie
Wirkt entzündungshemmend, fördert den Blutfluss und den Abtransport von Schlackestoffen.

Ginkgo
Verbessert den Blutfluss und fördert damit den Abtransport von Schlacken.

Löwenzahn
Hilft Abfallprodukte und Toxine zu verarbeiten und den Flüssigkeitshaushalt zu regulieren.

Ätherische Öle
50 ml Baisöl, Jojobaöl oder süßes Mandelöl mit zehn Tropfen Geranie, Wacholder, Orange und Zypresse mischen.

Seetang
Verbessert den Stoffwechsel, verhindert Flüssigkeitseinlagerungen.

Thalasso Algenpulver
Entschlackungspackung.

Algen-Aromaölbad
Entschlackungsbad.

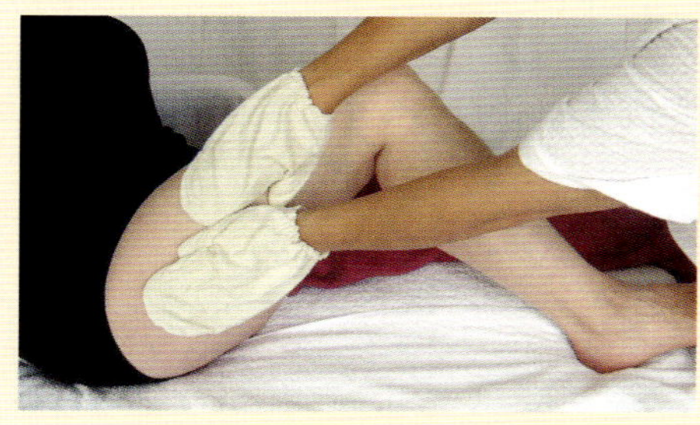

Vorbereitung der Haut durch Seidenhandschuhmassage (siehe **Kapitel 4.1**) ca. zehn Minuten pro Bein

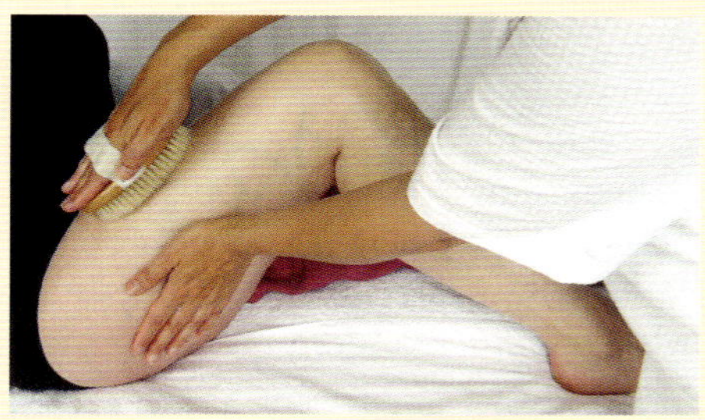

oder Vorbereitung der Haut durch Bürstenmassage, ca. zehn Minuten pro Bein (Vorsicht bei empfindlicher Haut).

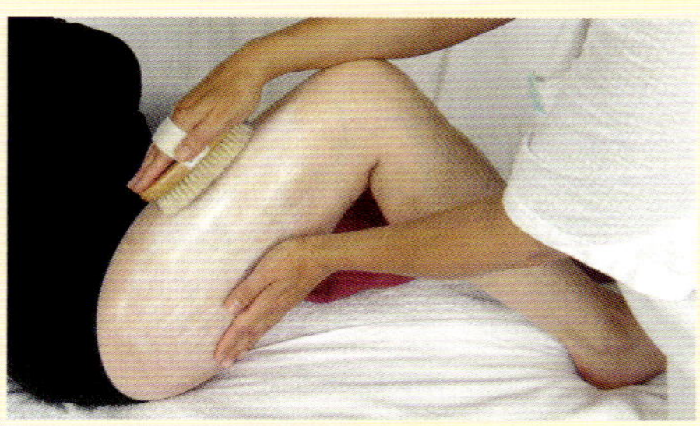

Danach Einmassieren der Celluliteprodukte (z. B. Rosskastanie oder ätherische Ölmischung) mit oder ohne Bürste, je nach Empfindlichkeit der Haut

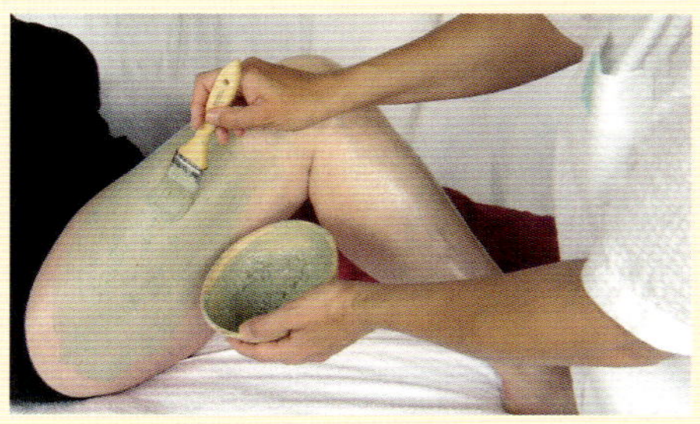

oder auftragen der Cellulitepackung,

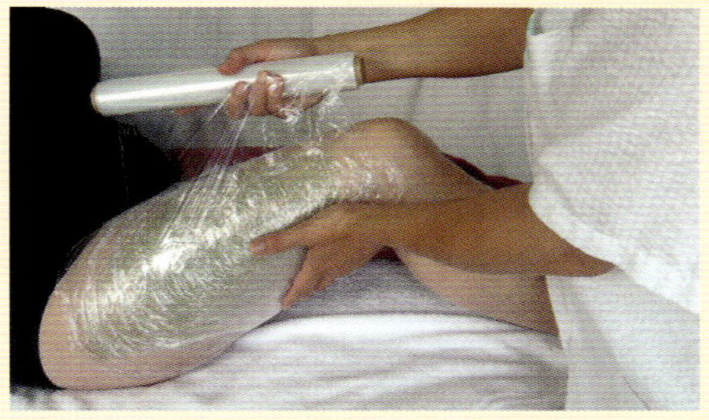

anschließend mit Folie einwickeln, damit die Produkte einwirken können. Anschließend zur Wärmeerhaltung mit Frotteetüchern umwickeln und 20 bis 30 Minuten einwirken lassen (in dieser Zeit kann z. B. eine Fußpflege angeboten werden).

3.8 Die Ayurvedische Fuß- und Beinmassage

Dass eine Fußmassage wohltuend für den ganzen Körper ist, wissen Heilkundige seit Jahrtausenden. Im Ayurveda wird den Füßen eine besondere Bedeutung zugesprochen.

Mit ihren jeweils 26 Knochen, 30 Muskeln, 114 Ligamenten (Bändern) und ca. 70.000 Nervenenden bewältigt ein Fuß täglich 10.000 Schritte. Mit jedem Schritt trägt die relativ kleine Konstruktion des Fußes etwa das Dreifache unseres Körpergewichts. Die traditionelle chinesische Medizin, Ayurveda oder die Fußreflexzonentherapie gehen davon aus, dass ebenso wie Hände und Ohren, die Füße ein verkleinertes Spiegelbild des Körpers darstellen. Eine Berührung der Fußsohlen hat stimulierende, reinigende und ausgleichende Wirkungen auf alle Organe im menschlichen Körper.

Eine Fuß- und Beinmassage wirkt über die Fußzonen und fördert die Zirkulation des feinstofflichen Energieflusses. Die Massage führt in einen Zustand tiefer Entspannung und erzeugt ein vollkommenes Wohlbefinden. Das Massieren der Beine wirkt entlastend, regt den Lymphfluss sowie den Kreislauf an. Stoffwechsel und Verdauung werden unterstützt und Unruhe und Schlafstörungen gelindert. Weltweite Studien beweisen immer wieder, dass alle Formen von Massagen Angstzustände mindern, die Atem- und Herzfrequenz verlangsamen und damit beruhigend wirken. Depressionen und Spannungskopfschmerzen werden gelindert, der Blutdruck gesenkt, die Bildung von Endorphinen gefördert und die Konzentrationsfähigkeit verbessert.

Die klassischen Ayurvedischen Massagen sind energetische Massagen und stimulieren Pressdruckpunkte des menschlichen Körpers, die sogenannten *Marma-Punkte*. Ursprünglich für Krieger und Tänzer konzipiert, sollten sie den starken Bewegungsapparat, Muskeln und Bindegewebe geschmeidig und locker halten. Verletzungen an diesen Stellen lähmten oder führten zum Tode. Die Marma-Punkte haben eine große Bedeutung, da sich an ihnen Knochen, Gelenke, Sehnen, Muskeln, Venen und Arterien treffen. Gleichzeitig sind sie bestimmten Organen zugeordnet. Die Aktivierung dieser Punkte lösen Verspannungen durch Lockerung der Muskeln und Gelenke. Gleichzeitig regen sie den Stoffwechsel des gesamten Köpers an, wirken schmerzlindernd und reduzieren Stress.

Die Marma-Punkte befinden sich an sehr empfindlichen Stellen und vertragen keinen starken Massagedruck. Der Druck auf diese Punkte sollte höchstens eine Wärmeempfindung an der massierten Stelle auslösen und darf nicht zu stark ausgeführt werden. Die Ayurvedischen Massagen sollen die Entspannung fördern. Darum werden die massierten Stellen nicht geknetet, sondern eher ausgestrichen. Die verwendeten Öle (z. B. Sesam- oder Sonnenblumenöl) sowie die zu massierenden Areale werden z. B. mit heißen Kompressen vor der Massage erwärmt. Bei allem Wohlbefinden und auch zur Verbesserung der Gesundheit sollte nicht vergessen werden, dass die Anwendung von Ayurvedischen Massagen keine medizinischen Therapien ersetzen. Allerdings gibt es auch **Kontraindikationen**, und zwar bei

- Thrombosen,
- Osteoporose-Patienten,
- Kindern unter 12 Jahren,
- Infektionen und Fieber,
- entzündlichen Prozessen im Venen- und Lymphsystem,

- Risikoschwangerschaften,
- Erkrankungen und Verletzungen am Fuß (z. B. Fußpilz),
- Krebserkrankungen.

3.8.1 Die Beschreibung der Marma-Punkte an Fuß und Bein

Die Marma-Punkte sind nach ihrer Lage im Körper und nach ihrer Funktion benannt.

Talahridaya
Muskel-Marma. Liegt in der Mitte der Fußsohle und ist die *Außenstelle* des Herz-Marmas und des Solarplexus. Seine Stimulierung stärkt das Herz und die Lunge.

Kurchashira
Sehnen-Marma. Liegt am Fersengelenk in Höhe der zweiten Zehe. Es stimuliert die Sehkraft, reguliert die Verdauung, beruhigt das Nervensystem, harmonisiert und reguliert die Muskeln in den Händen.

Kshipra
Sehnen-Marma. Liegt in den *Schwimmhäuten* zwischen der Großzehe und der zweiten Zehe. Es stärkt die Widerstandsfähigkeit des Körpers, weil besonders das Blut- und das Lymphsystem sowie die Atmungsorgane angeregt werden.

Kurcha
Sehnen-Marma. Ein Muskel- und Sehnenbündel unterhalb von Kshipra, proximal zwischen den Mittelfußknochen I und II. Es stimuliert die Sehkraft, schärft die Sinne (Hör-, Tast-, Geschmacks- und Geruchssinn) und stärkt die Nervenenergie.

Gulpa
Gelenk-Marma. Knöchelgelenk um das ganze Fußgelenk herum. Harmonisiert die Fortpflanzungsorgane und reguliert das Skelettsystem, den Kreislauf und die Zirkulation in den Extremitäten.

Indrabasti
Muskel-Marma. Liegt in der Mitte der Unterschenkel, reguliert die Verdauung und löst Stauungen im Lymphsystem.

Janu
Gelenk-Marma. Liegt um das ganze Kniegelenk herum, schmiert der Gelenke, reguliert die Blutbildung und die Blutzirkulation in den Beinen, der Leber und Gallenblase (rechtes Knie) und Milz, Bauchspeicheldrüse und Wasserstoffwechsel (linkes Knie).

Ani
Sehnen-Marma. Liegt an der Außenseite des Oberschenkels am Ansatzpunkt des geraden Oberschenkelmuskels. Reguliert Bauchspeicheldrüse, Niere und Blase und den Wasserstoffwechsel.

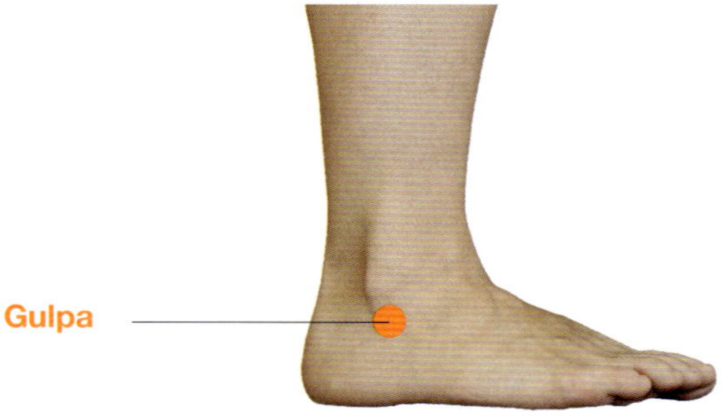

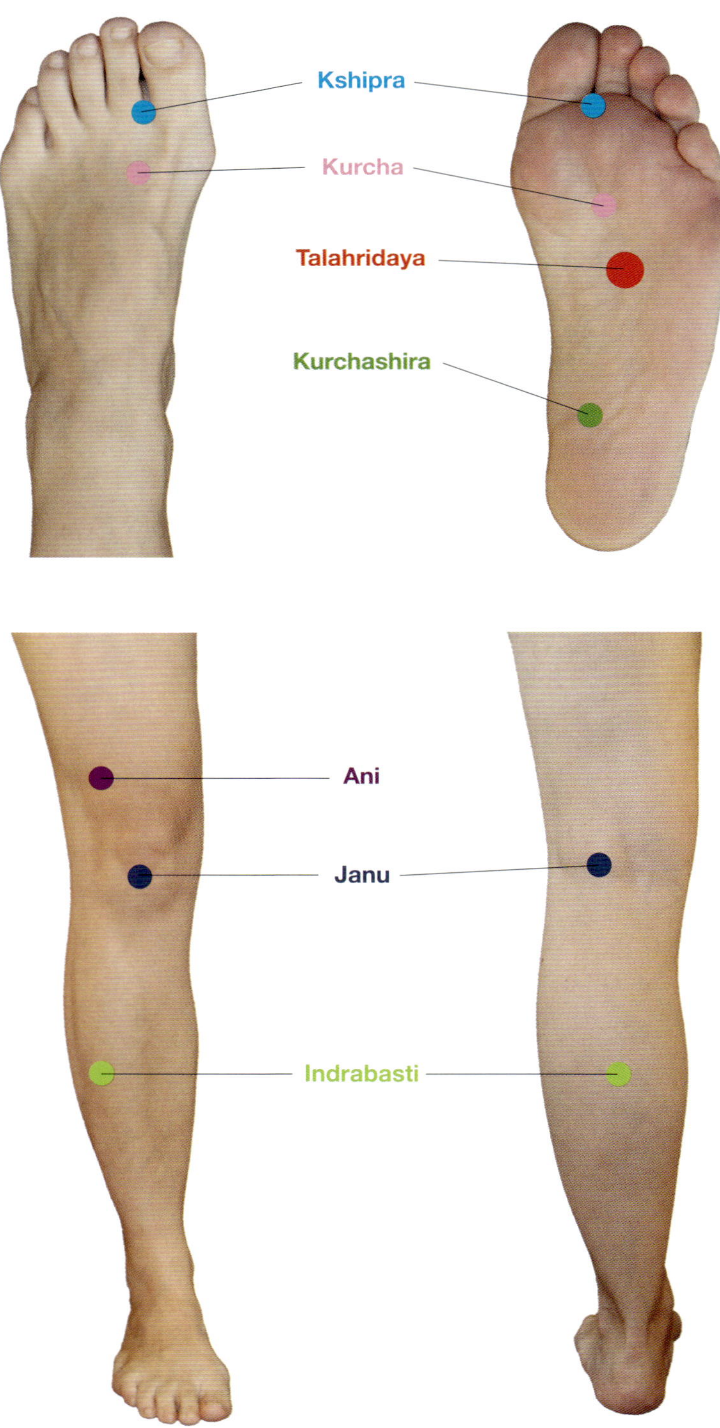
Kshipra
Kurcha
Talahridaya
Kurchashira
Ani
Janu
Indrabasti

3.8.2 Der Ablauf einer Ayurvedischen Fuß- und Beinmassage

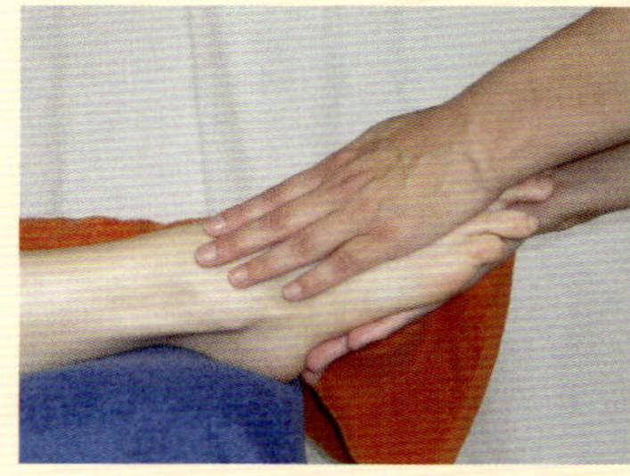

Bein und Fuß leicht einölen und dann mit dem rechten Fuß beginnen.
Mit beiden Händen den Fuß halten (ca. 30 Sekunden).

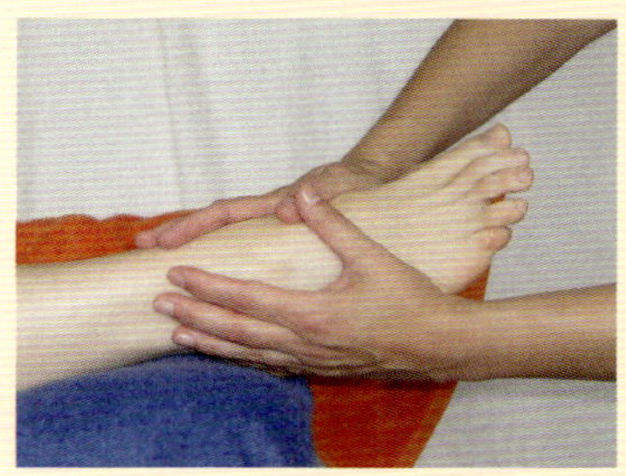

Mit beiden Händen über die Zehen und den Fußrücken zu den Knöcheln streichen.
Knöchel umstreichen.

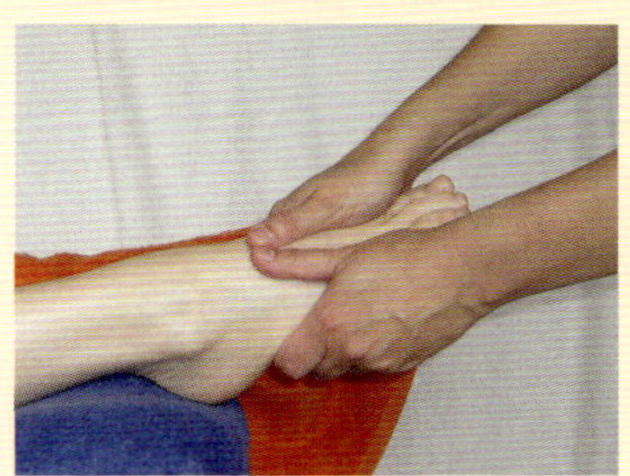

Hände zu den Zehen zurückgleiten lassen, dabei die Daumen auf dem Fußrücken und die Finger auf der Fußsohle belassen.

(Acht Wiederholungen)

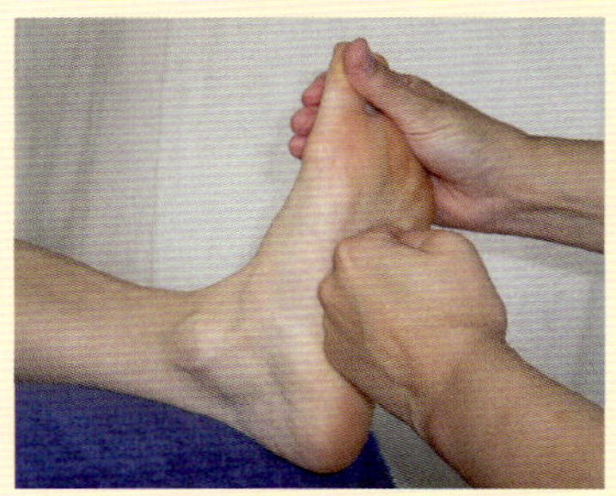

Fußsohle mit der Faust ausstreichen, dabei streicht die Faust vom Fußballen zur Ferse und wieder zurück. Die andere Hand hält den Fußrücken gegen den Massagedruck.

(Acht Wiederholungen)

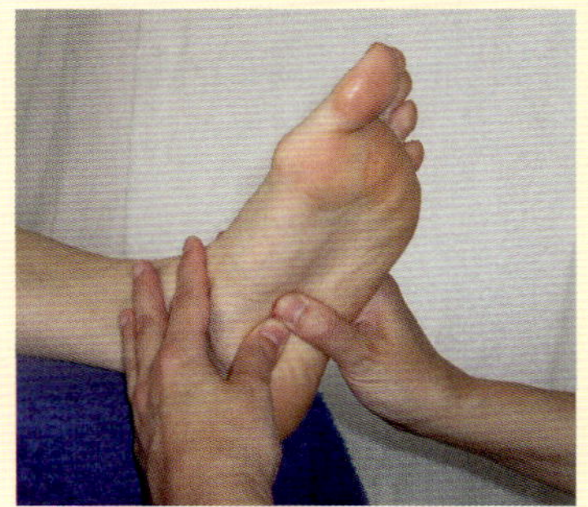

Beide Daumenkuppen massieren in kleinen Kreisen nebeneinander, von der Ferse (Ansatz am Marma-Punkt **Kurchashira**) zum Zehenballen.
Die Finger beider Hände halten auf den Fußrücken gegen den Massagedruck.
(Vier Wiederholungen)
Kurchashira: Sehnen-Marma. Liegt am Fersengelenk in Höhe der zweiten Zehe. Es stimuliert die Sehkraft, reguliert die Verdauung, beruhigt das Nervensystem, harmonisiert und reguliert die Muskeln in den Händen.

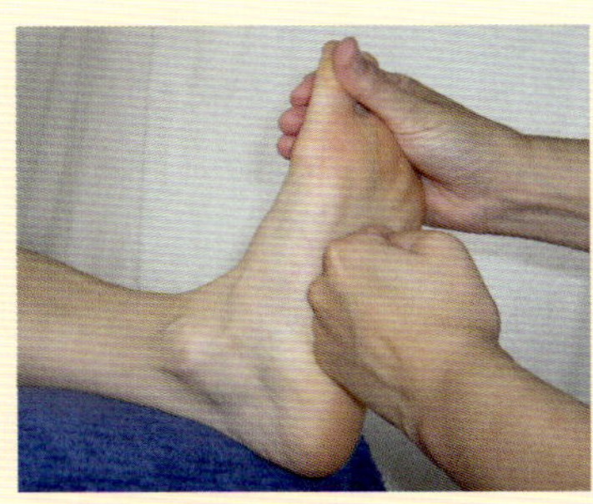

Ausstreichen der Fußsohle mit der Faust.

(Zwei Wiederholungen)

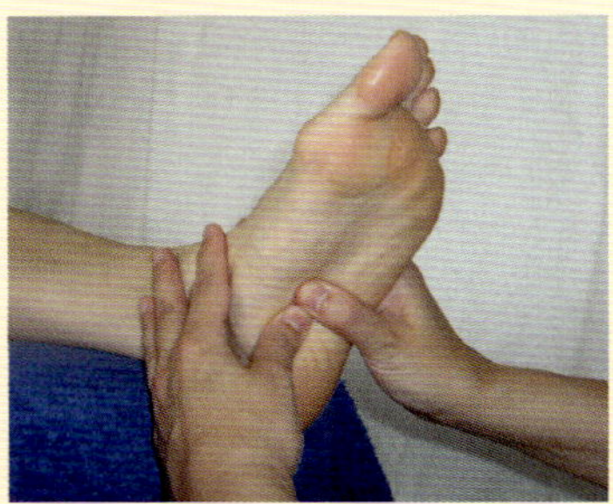

Beide Daumenkuppen massieren in großen Kreisen nebeneinander von der Ferse (Ansatz am Marma-Punkt **Kurchashira**) ...

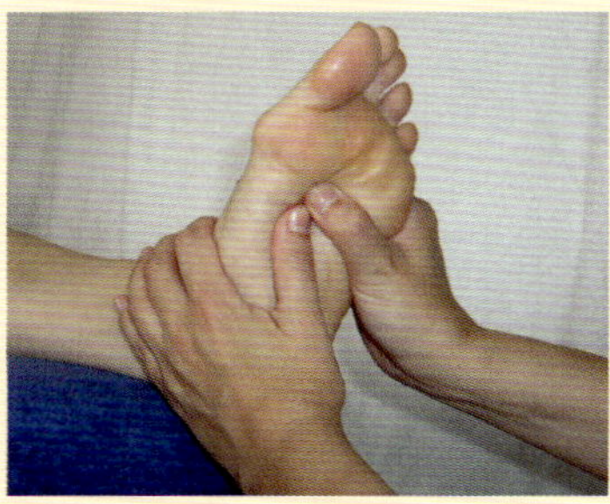

... über den Zehenballen ...

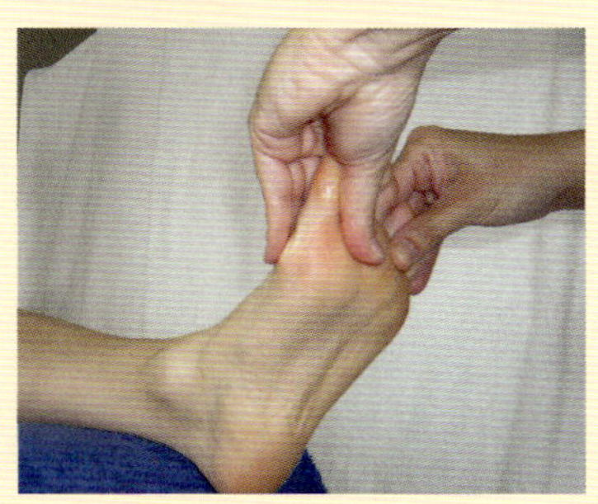

... bis zum Ansatz der Zehen. Die Finger beider Hände halten auf den Fußrücken gegen den Massagedruck.
Daumen und Finger ziehen über die Zehen hinaus, ...

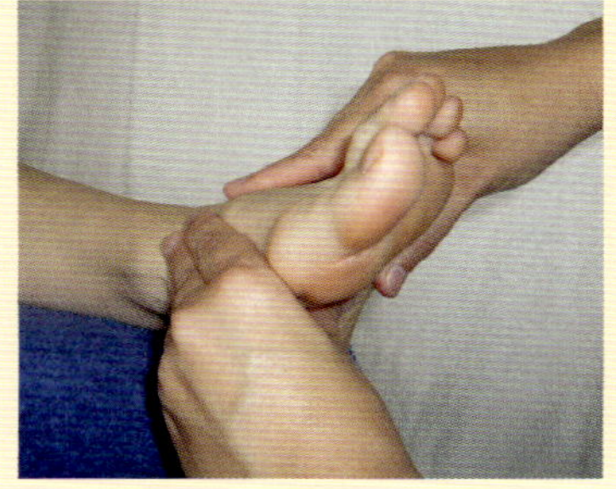

... die Fingerkuppen beider Hände streichen über den Fußrücken in Richtung Knöchel, ...

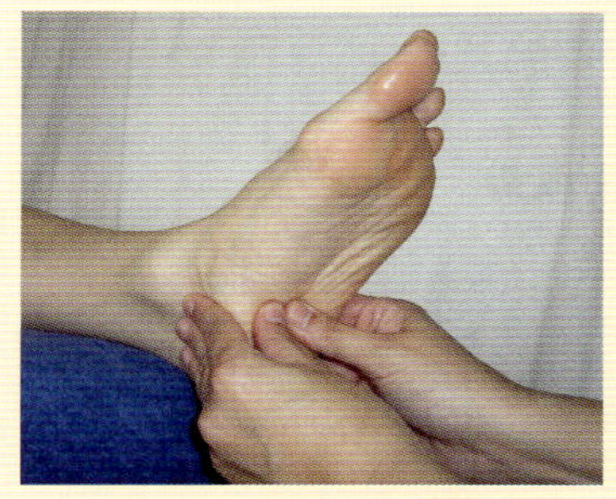

... die Daumen treffen sich wieder an der Ferse und die Wiederholung beginnt.

(Vier Wiederholungen)

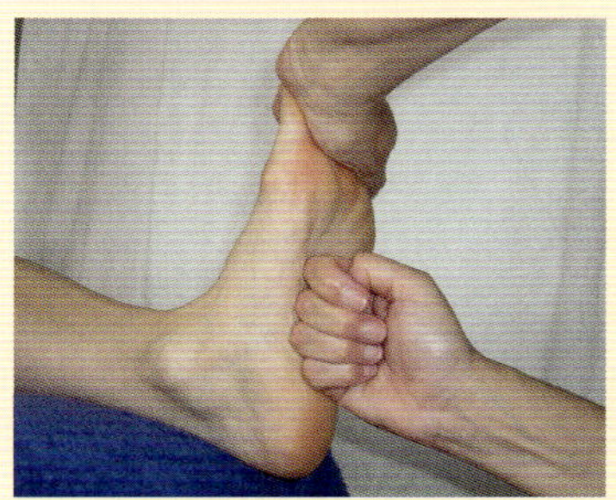

Ausstreichen der Fußsohle mit der Faust.

(Zwei Wiederholungen)

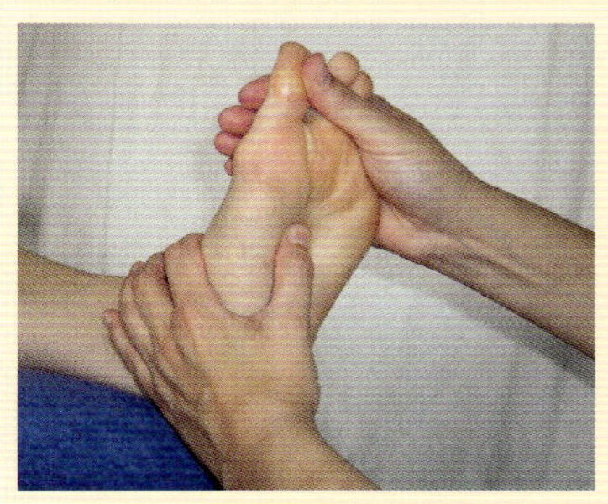

Mit dem Daumenknöchel wird auf der Fußsohle der Marma-Punkt **Talahridaya** massiert, die andere Hand hält den Fußrücken gegen den Massagedruck (ca. eine Minute).

Talahridaya:
Muskel-Marma. Liegt in der Mitte der Fußsohle und ist die *Außenstelle* des Herz-Marmas und des Solarplexus. Seine Stimulierung stärkt das Herz und die Lunge.

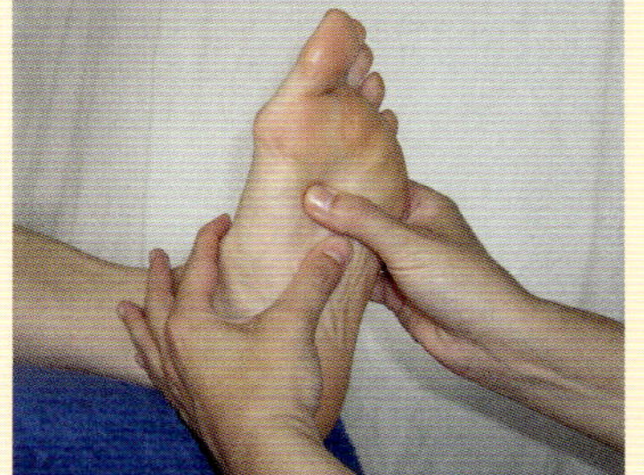

Beide Daumen streichen diesen Punkt über kreuz aus.

(Insgesamt vier Wiederholungen)

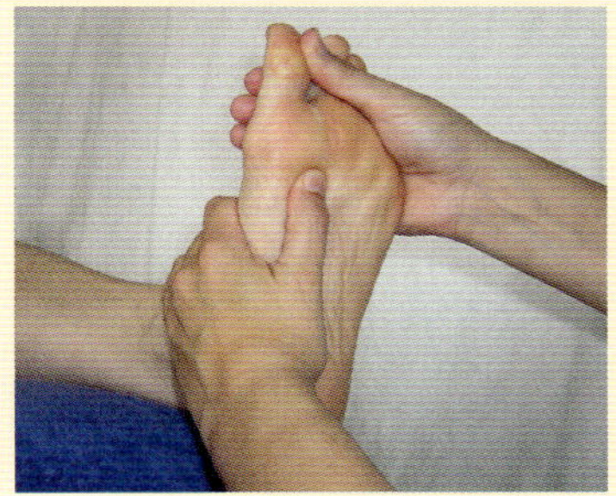

Mit der Daumenkuppe wird auf der Fußsohle der Marma-Punkt **Kurcha** in kleinen Kreisen massiert, die andere Hand hält den Vorderfuß umfasst (ca. eine Minute).
Kurcha:
Sehnen-Marma. Ein Muskel- und Sehnenbündel unterhalb von Kshipra. Es stimuliert die Sehkraft, schärft die Sinne (Hör-, Tast-, Geschmacks- und Geruchssinn) und stärkt die Nervenenergie.

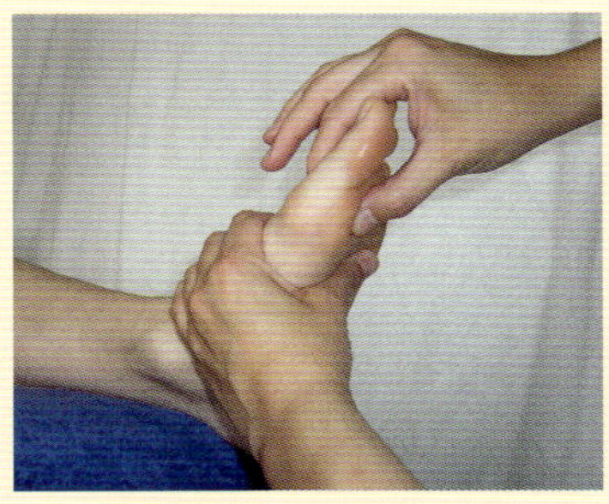

Mit der Daumenkuppe wird auf der Fußsohle der Marma-Punkt **Kshipra** in kleinen Kreisen massiert, während ein Finger derselben Hand mit denselben kreisenden Bewegungen auf dem Fußrücken mitmassiert. Die andere Hand hält den Vorderfuß gegen den Massagedruck (ca. eine Minute).

Kshipra: Sehnen-Marma. Liegt in den *Schwimmhäuten* zwischen der Großzehe und zweiter Zehe. Es stärkt die Widerstandsfähigkeit des Körpers, weil besonders das Blut- und das Lymphsystem sowie die Atmungsorgane angeregt werden.

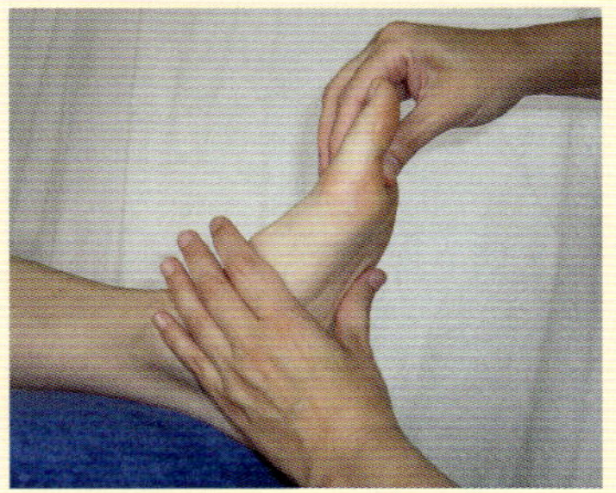

Ausstreichen mit der Daumenkuppe auf der Fußsohle und einer Fingerkuppe auf dem Fußrücken über den gesamten Zehenzwischenbereich Großzehe – 2. Zeh.

(Vier Wiederholungen)

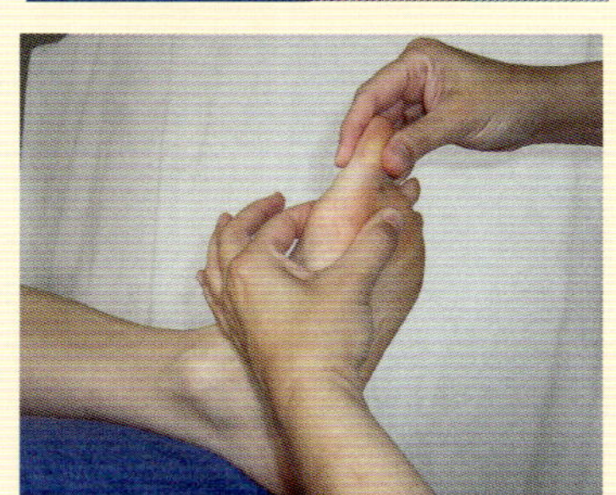

Anschließend über die Großzehe greifen, leicht nach oben wegziehen, zurückgleiten, um zur Wiederholung anzusetzen.

(Vier Wiederholungen)

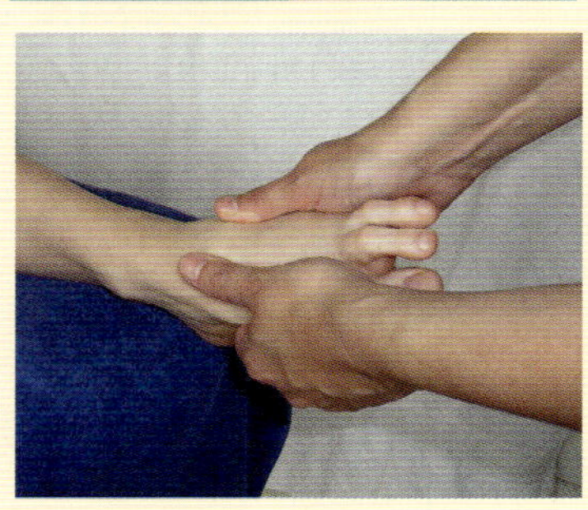

Beide Daumen streichen über den Fußrücken. Dabei liegen die Finger auf der Fußsohle. Daumen und Finger ziehen dabei den Fußrücken des Vorderfußes in Richtung Fußsohle.

(Vier Wiederholungen)

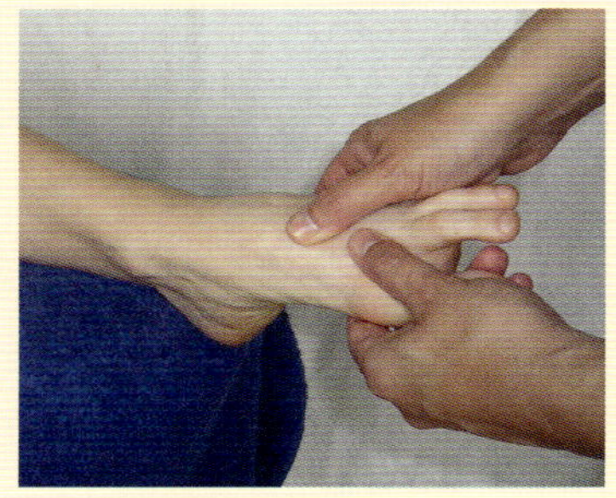

Beide Daumenkuppen streichen nacheinander auf dem Fußrücken im Zehenzwischenraum Großzehe – 2. Zehe.

(Vier Wiederholungen)

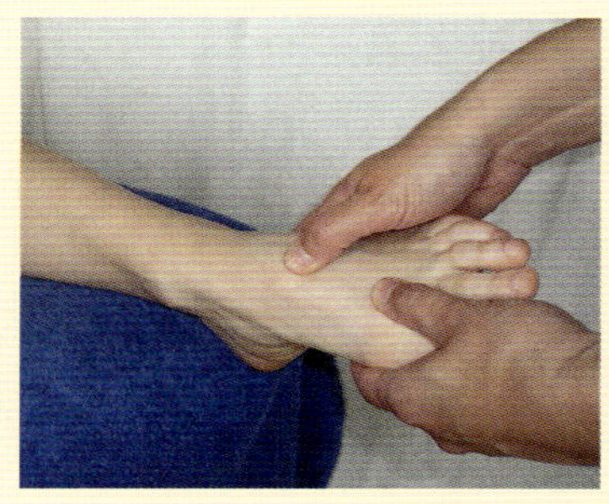

Eine Daumenkuppe bleibt auf dem Fußrücken kreisend auf dem Marma-Punkt **Kurcha** (ca. eine Minute).

Kurcha:
Sehnen-Marma. Ein Muskel- und Sehnenbündel unterhalb von Kshipra. Es stimuliert die Sehkraft, schärft die Sinne (Hör-, Tast-, Geschmacks- und Geruchssinn) und stärkt die Nervenenergie.

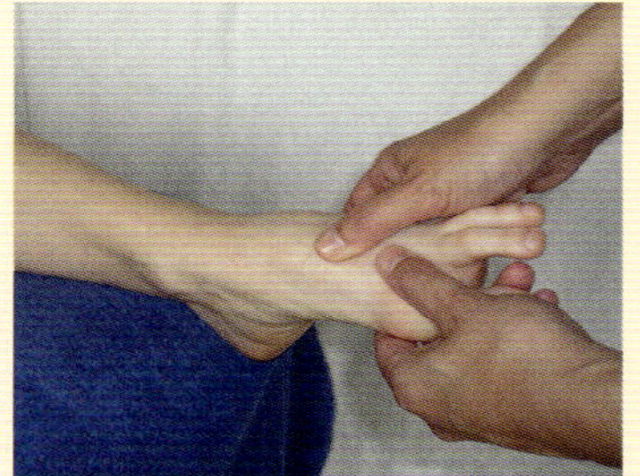

Beide Daumenkuppen streichen nacheinander auf dem Fußrücken im Zehenzwischenraum Großzehe – 2. Zehe.

(Vier Wiederholungen)

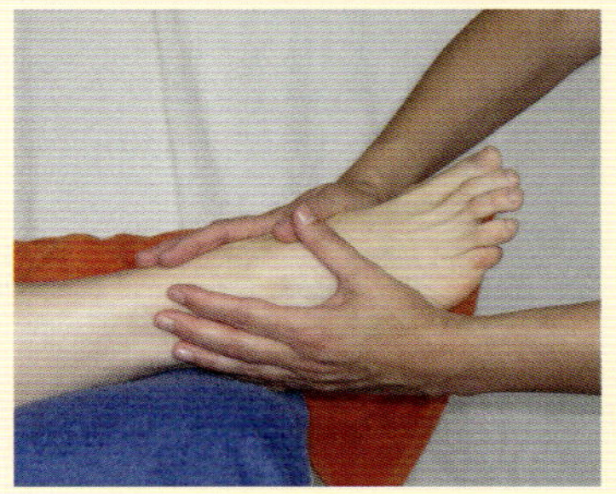

Beide Hände streichen über den Fußrücken bis zu den Knöcheln, umkreisen diese und wiederholen das Streichen über den Fußrücken.

(Acht Wiederholungen)

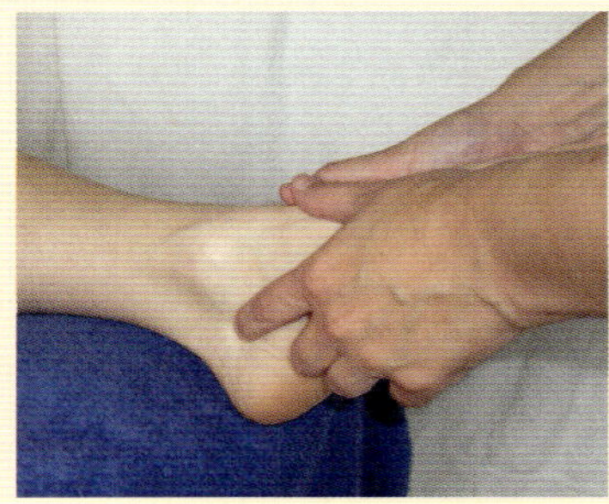

Eine Fingerkuppe verbleibt mit kleinen Kreisen auf dem Marma-Punkt **Gulpa** (ca. eine Minute).

Gulpa:
Gelenk-Marma – Knöchelgelenk. Um das ganze Fußgelenk herum. Harmonisiert die Fortpflanzungsorgane und reguliert das Skelettsystem, reguliert den Kreislauf und die Zirkulation in den Extremitäten.

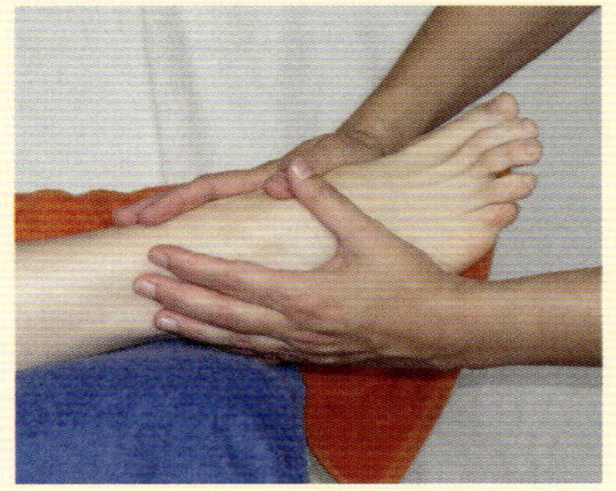

Beide Hände streichen über den Fußrücken bis zu den Knöcheln, umkreisen diese und wiederholen das Streichen über den Fußrücken.

(Acht Wiederholungen)

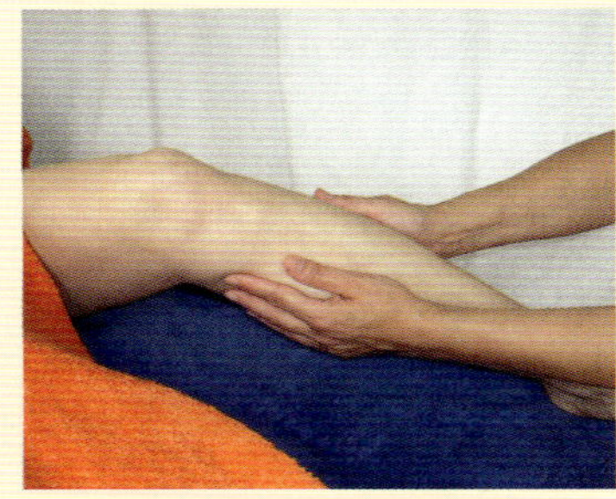

Seitliches Ausstreichen mit beiden Händen des Unterschenkels von den Knöcheln in Richtung Knie, ...

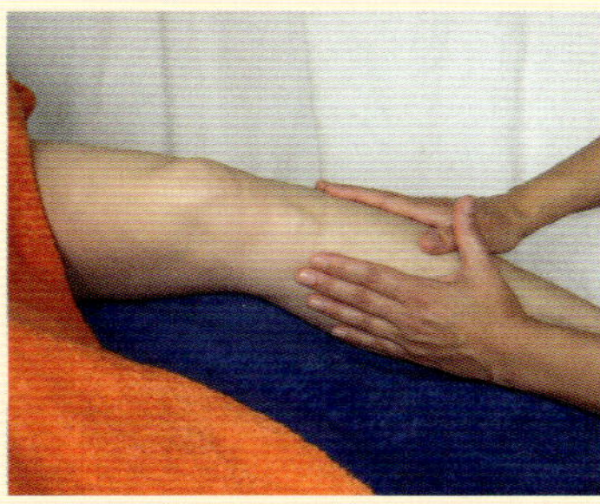

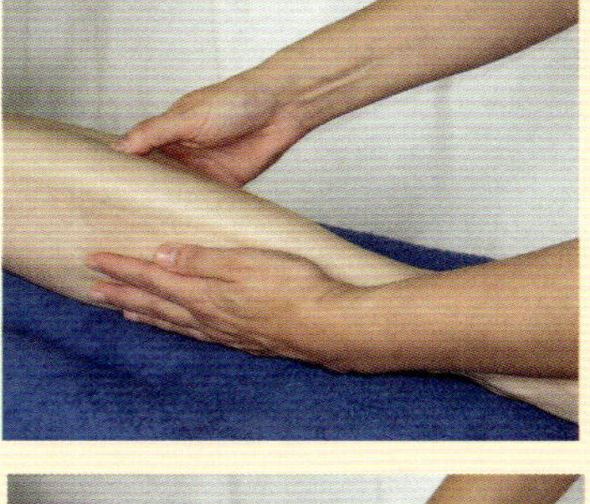

... neben der Schienbeinkante zurück zu den Knöcheln, dabei ca. 30 Sekunden kreisend mit Finger- oder Daumenkuppe auf den Marma-Punkt **Indrabasti**.
(Acht Wiederholungen)

Indrabasti:
Muskel-Marma. Liegt in der Mitte der Unterschenkel, reguliert die Verdauung und löst Stauungen im Lymphsystem.

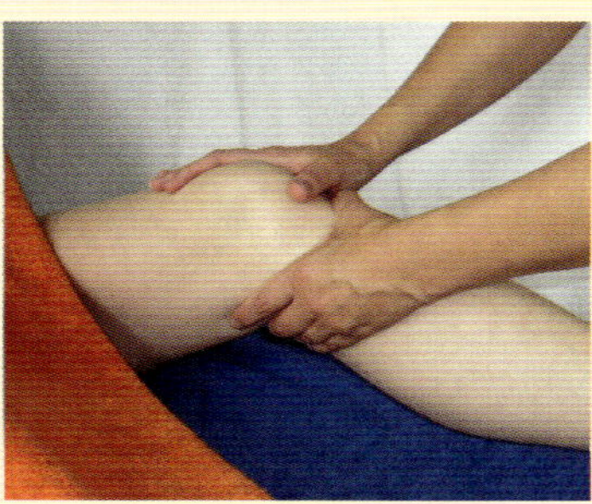

Mit einer Handfläche um das Knie streichen ...

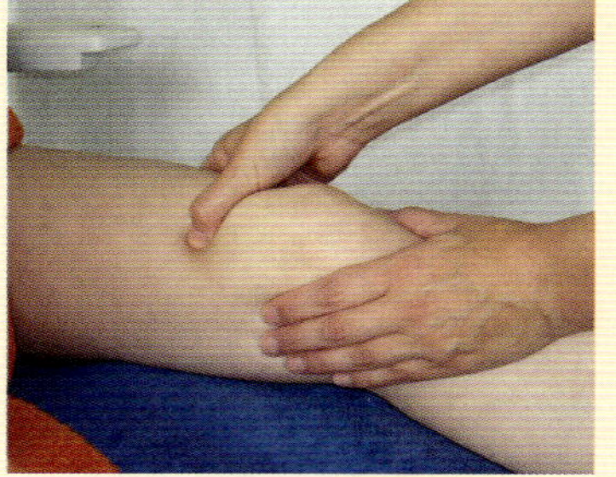

... und oberhalb vom Knie den Marma-Punkt **Ani** mit der Daumenkuppe ca. 30 Sekunden lang kreisend massieren.
(Vier Wiederholungen)

Ani:
Sehnen-Marma. Liegt an der Außenseite des Oberschenkels am Ansatzpunkt des geraden Oberschenkelmuskels. Reguliert Bauchspeicheldrüse, Niere und Blase und den Wasserstoffwechsel.

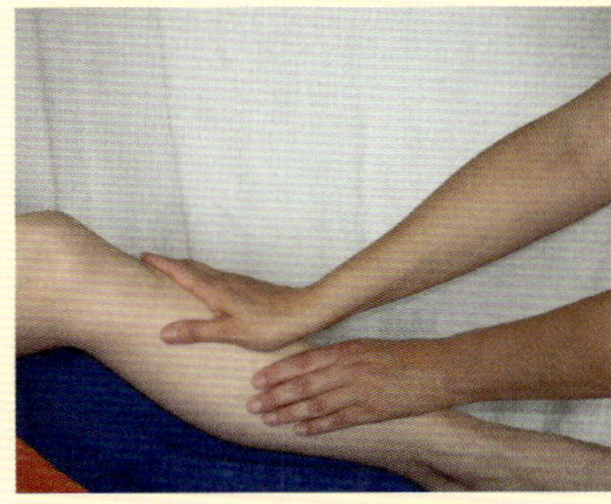

Mit der Handfläche über das Schienbein bis zu den Zehen streichen.

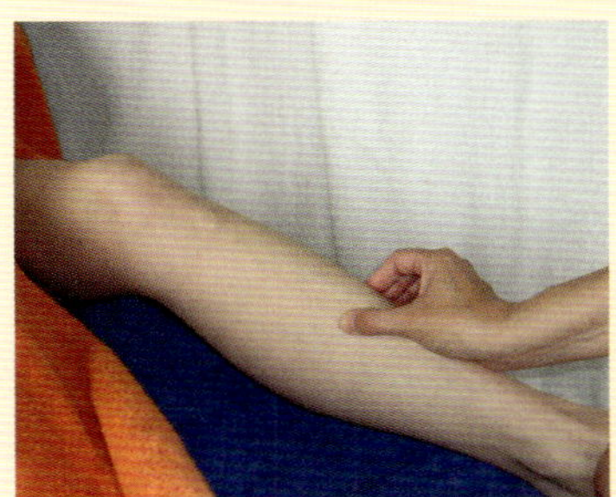

An den Knöcheln ansetzen und das Schienbein zwischen Daumenkuppe und Fingerkuppen mit leichtem Druck punktuell in Richtung Knie führen. Die andere Hand hält den Fuß.

(Vier Wiederholungen)

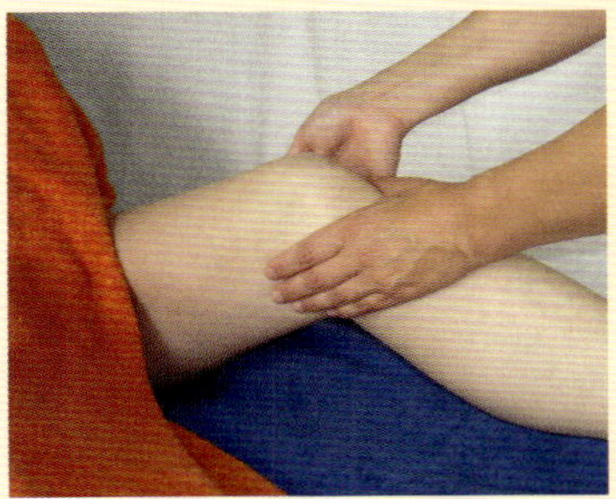

Mit beiden Händen Knie und Kniekehle umstreichen – Marma-Punkt **Janu**.
(Acht Wiederholungen)

Janu: Gelenk-Marma. Um das ganze Kniegelenk herum, Schmierung der Gelenke. Reguliert die Blutbildung und die Blutzirkulation in den Beinen, der Leber und Gallenblase (rechtes Knie) und Milz, Bauchspeicheldrüse und Wasserstoffwechsel (linkes Knie).

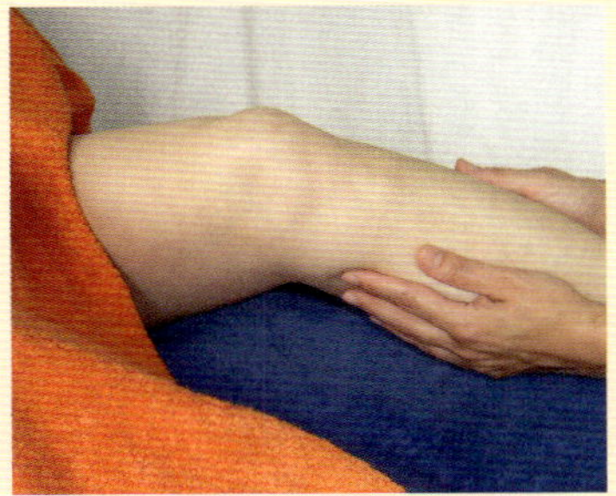

Seitliches Ausstreichen mit beiden Händen des Unterschenkels vom Knie über die Knöchel zu den Zehen. Zurück seitlich zum Knie gleiten und wiederholen.

(Acht Wiederholungen)

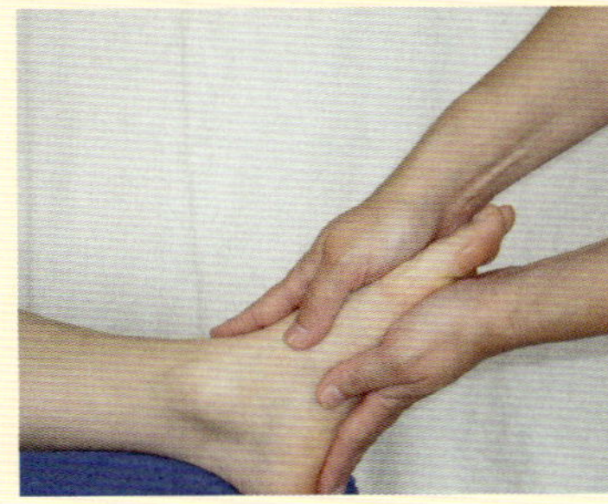

Mit beiden Händen den Fuß halten.

(Ca. 30 Sekunden)

Zudecken und mit dem linken Fuß beginnen.

4

Wellness für Problemfüße

Nach Definition der Weltgesundheitsorganisation (WHO) ist Gesundheit *nicht das Freisein von Krankheit und Gebrechlichkeit definiert, sondern als Zustand vollständigen körperlichen Wohlbefindens.*

Die folgenden Programme können Bestandteil innerhalb eines Wellnessprogramms sein oder als Einzelleistung angeboten werden. Als Einzelleistung eignen sie sich besonders für problematische Beine und Füße.

Eine **Seidenhandschuhmassage** mit ihren leichten Ausstreichungen bei Krampfadern oder Durchblutungsstörungen angewendet werden.

Ein **Quarkwickel** ist gerade bei Krampfadern, geschwollenen und ödembelasteten Beinen im Sommer eine Wohltat und kann bei einer gleichzeitigen Fußpflege einwirken.

Der **Ölguss** wirkt an sich schon wohltuend und entspannend, auch wenn die anschließende Massage bei problematischen Beinen und Füßen nur Ausstreichungen sind.

Die **Kräuterstempel** eignen sich besonders gut für den partiellen Einsatz bei erkrankten Beinen und Füßen. Der Kunde kann trotz seiner gesundheitlichen Einschränkungen die Düfte und wohltuenden Berührungen (der nicht zu heißen Kräuterstempel!) erfahren und genießen.

Für das Wohlbefinden des Kunden kann aus den vielfältigen Wellnessanwendungen das Passende ausgewählt werden. Besonders kranke Menschen bedürfen einer wohlwollenden Zuwendung und der Erkenntnis, dass sie auch mit ihren gesundheitlichen Schwierigkeiten durchaus Wohlfühl- und Entspannungsmomente erfahren können. Solche Momente führen oft zu einem leichteren Verlauf von Krankheiten oder lassen den Kunden ihre Erkrankung, soweit es zu keiner Besserung mehr kommen kann, leichter akzeptieren.

4.1 Seidenhandschuhmassage

Als Alternative zur Ölmassage bietet sich die Seidenhandschuhmassage an. Bei den Ayurvedischen Massagetechniken ist die Seidenhandschuhmassage unter den Namen *Garshan* bekannt, stellt selbst aber keine Ayurvedische Therapie im klassischen Sinne dar.

Im Handel werden im Wellnessbereich seit längerer Zeit Seidenhandschuhe als Massagezubehör angeboten. Durch das Material der Rohseiden- oder Wollhandschuhe entsteht eine elektrisierende Wärme auf der Haut, die auch eine Auswirkung auf den gesamten Organismus hat. Diese elektrisierende Reibungswärme führt zu einer Verbesserung der Blutzirkulation, des Lymphflusses und des gesamten Kreislaufs. Die Massage stimuliert die Durchblutung der Haut mit einem leichten Peelingeffekt, stärkt Muskeln, Bindegewebe und unterstützt somit die Stoffwechselfunktionen und damit den schnelleren Abtransport von Schlackenstoffen. Energie- und Nervenbahnen werden stimuliert und das sensorische Nervensystem angeregt.

Gleichzeitig wird das Gewebe gestrafft, das Hautbild verbessert und eine eventuelle Gewichtsreduktion unterstützt. Besonders bei Wassereinlagerungen, Müdigkeit, Kältegefühl und Antriebslosigkeit kann eine Seidenhandschuhmassage belebend wirken.

Die Seidenhandschuhmassage mit ihren Auswirkungen auf den Körper könnte als ergänzendes Massageangebot in der Fußpflege oder als sinnvolle Vorbereitungsmassage bei der Cellulitebehandlung (siehe **Kapitel 3.7**) eingesetzt werden. Dabei kann besonders auf problematische Beine und Füße eingegangen werden, wenn z. B. durch Allergieneigung keine Öl- oder Cremestoffe verwendet werden dürfen. Bei Kunden ohne Probleme wird nach der Massage die Haut leicht eingecremt.

Die Dauer einer Fuß- und Beinmassage beträgt ca. 20 Minuten. Dazu kommt die Vorbereitungszeit (An- und Ausziehen, bequeme Lagerung des Kunden, Reinigung der Füße und Beine z. B. durch warme Kompressen und die Ruhezeit für den Kunden nach der Massage). Der Preis kalkuliert sich aus der Abnutzung und Reinigung der Handschuhe und Frotteetücher zum Warmhalten der Beine plus eventueller Hautpflegemittel sowie Behandlungszeit und Gewinnanteil. Regional liegen die Preise sehr unterschiedlich. Es lohnt sich, auf den Mitbewerber zu schauen, doch sollte die eigene Kostenrechnung als Maßstab nicht unterboten werden.

4.1.1 Der Ablauf der Seidenhandschuhmassage

Die Massage wird mit leichten, rhythmischen Streichungen vom Fuß in Richtung Rumpf ausgeführt. Zur besseren Ansicht der Massagegriffe wurden Peelinghandschuhe verwendet.

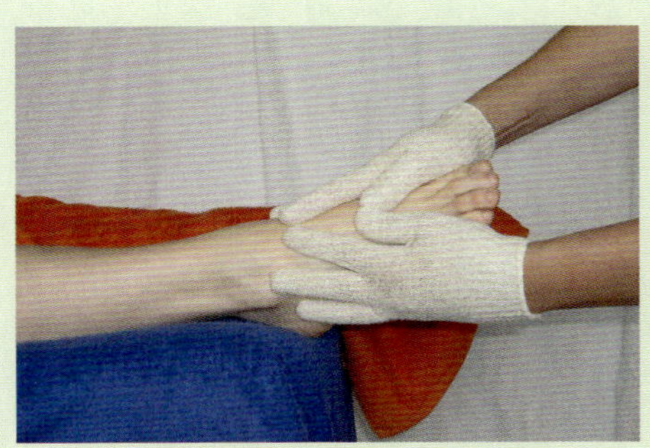

Umfassen des Fußes und Streichen mit beiden Händen über den Fußrücken zu den Knöcheln links und rechts. Gleichzeitiges Umstreichen der Knöchel. Beide Hände über die Fußsohle zu den Zehen führen und von dort wieder über den Fußrücken zu den Fußgelenken usw.

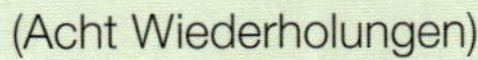

(Acht Wiederholungen)

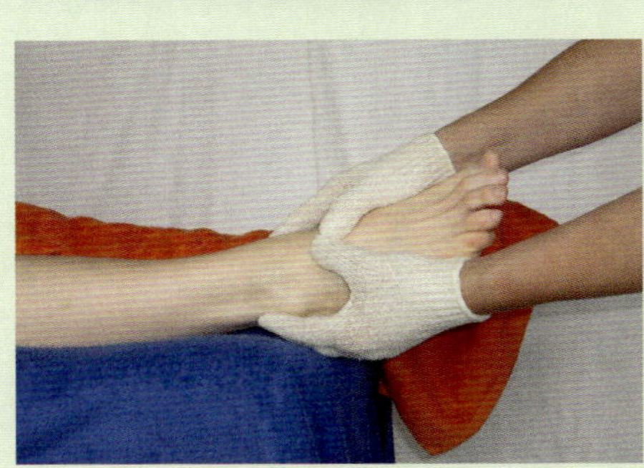

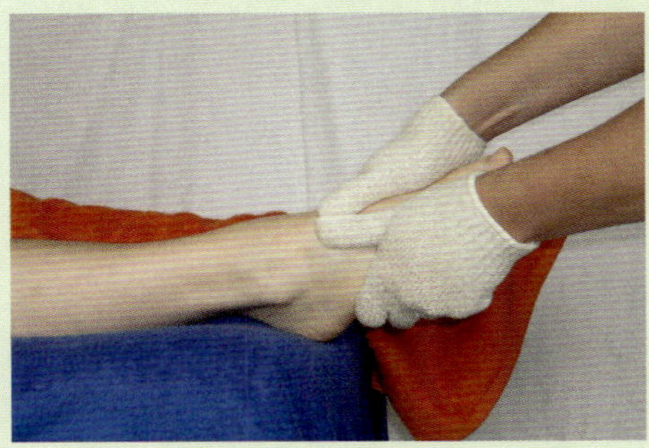

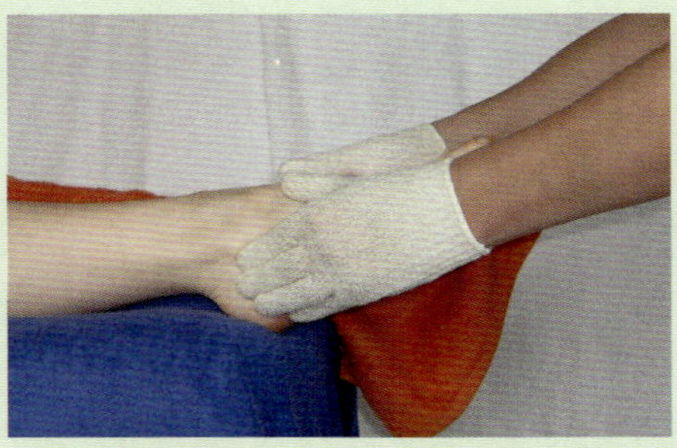

Umkreisen der Knöchel beidseitig, gleichzeitiges Hinuntergleiten am Fußinnen- und Fußaußenrand zu den Zehen.

(Acht Wiederholungen)

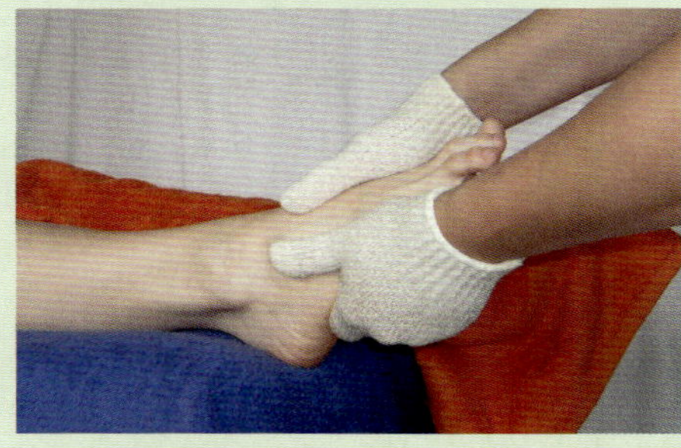

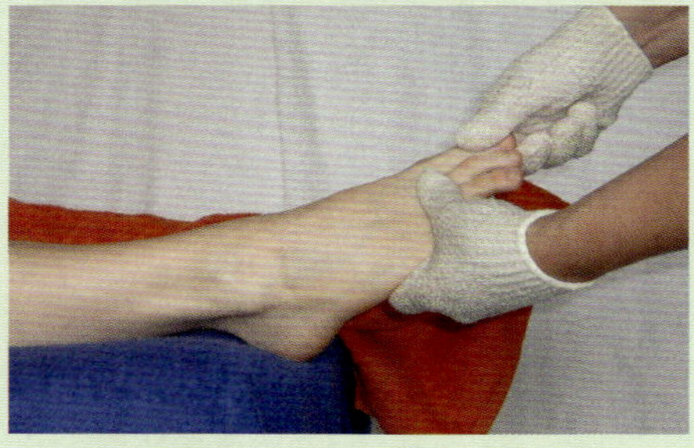

Leichtes Ziehen an den einzelnen Zehen.

(Acht Wiederholungen)

Das Bein leicht angewinkelt aufstellen, über den Fußinnen- und Fußaußenrand mit beiden Händen und langen Strichen etwas kräftiger über die hinteren Unterschenkel hinauf bis zum Knie streichen und beide Hände neben dem Schienbein mit leichterem Druck wieder bis zu den Zehen führen.

(Acht Wiederholungen)

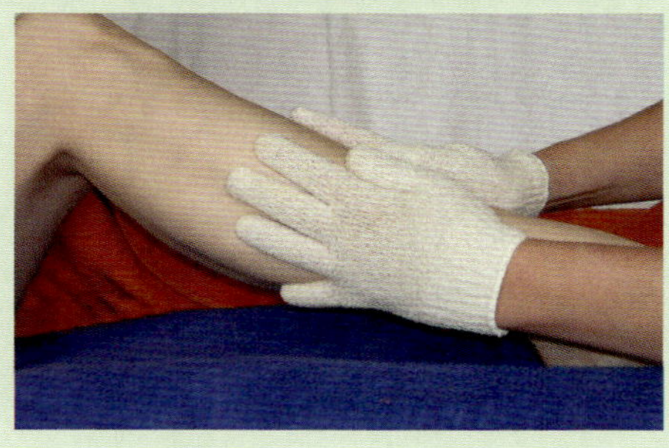

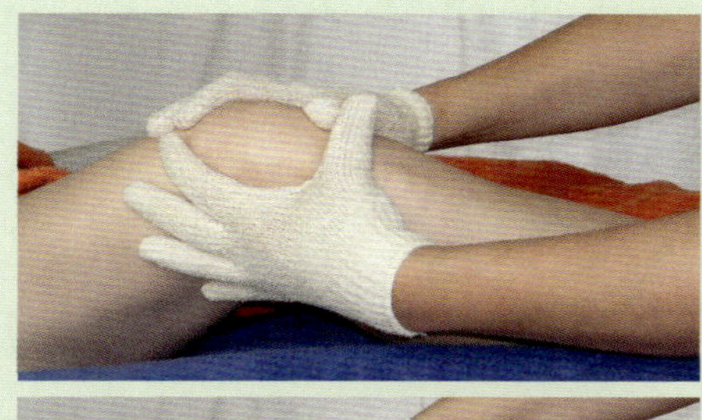

Beim letzten Hochstreichen das Kniegelenk beidhändig umkreisen.

(Acht Wiederholungen)

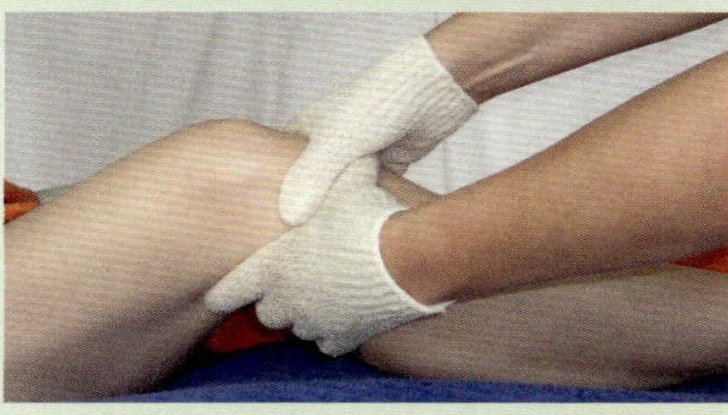

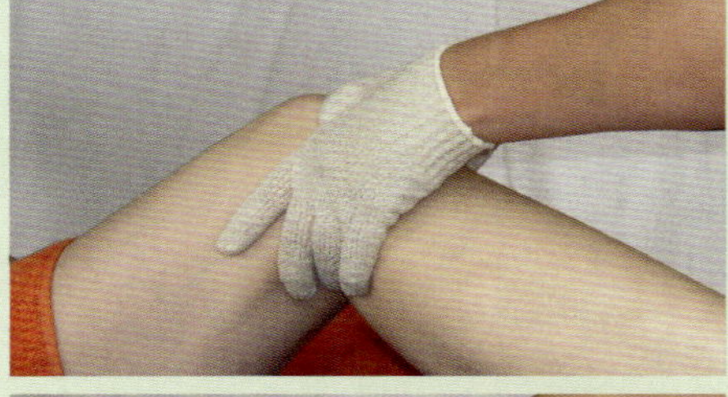

Mit beiden Händen knieaufwärts über die Oberschenkel seitlich kreisen und mit wenig Druck beidseitig zurück zum Knie streichen.

(Acht Wiederholungen)

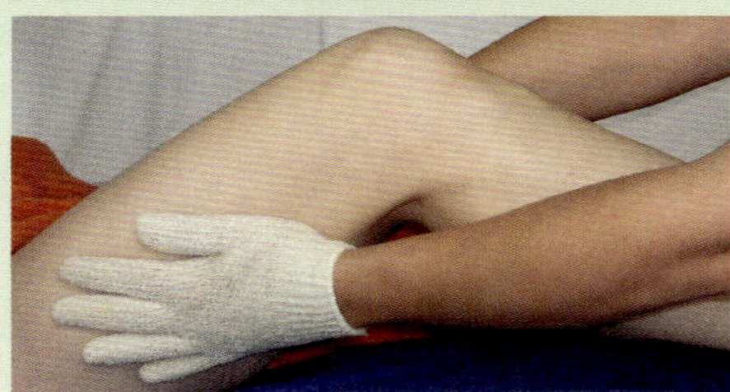

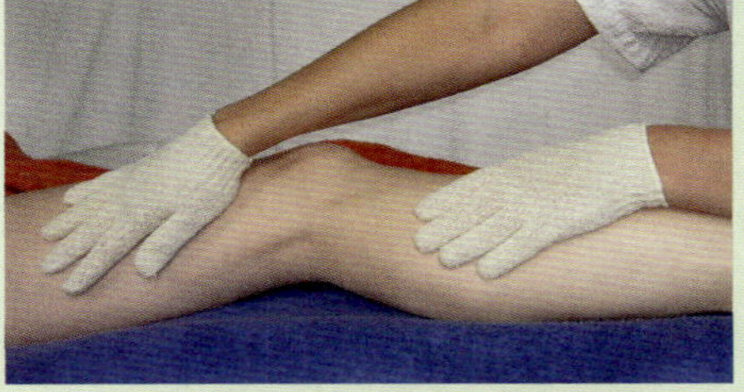

Das Bein wieder ausgestreckt hinlegen, den Fuß von beiden Seiten umfassen, mit langen Streichungen über das Knie bis zum Oberschenkel führen und mit leichterem Druck wieder zurück zum Fuß.

(Acht Wiederholungen)

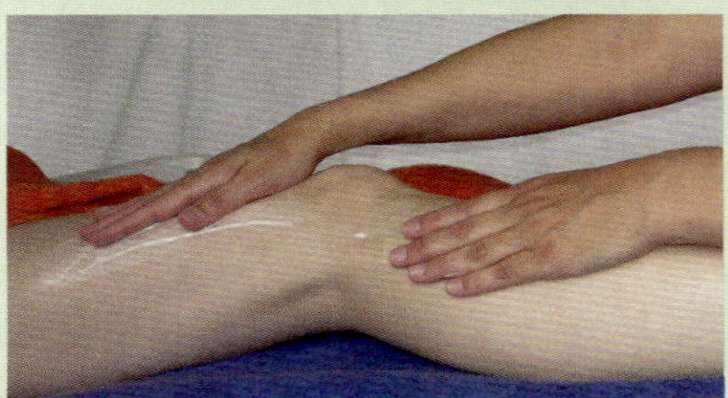

Fuß und Bein zudecken und den anderen Fuß und das Bein massieren. Zum Abschluss eventuell leichtes Eincremen der Haut.

4.2 Quarkwickel

Quarkwickel gehören zu den wichtigen und wirkungsvollen Wickeln, weil feuchte Wickel wirksamer sind als trockene. Das im Quark enthaltene Kasein (phosphorsäurehaltig) wirkt sich ausgleichend auf einen krankhaft veränderten Stoffwechsel aus. Quark bleibt durch seine Konsistenz lange kühl und wirkt deswegen abschwellend, entzündungshemmend und schmerzlindernd. Quarkwickel sind sehr gut verträglich und Nebenwirkungen treten praktisch nicht auf.

Quarkwickel bzw. -auflagen werden z. B. in Rehabilitations- und Kurkliniken für folgende Beschwerden an den Beinen angewendet:

- Blutergüsse,
- Verstauchungen und Zerrungen,
- Gelenk- und Sehnenscheidenentzündungen,
- oberflächliche Venenentzündungen,
- Insektenstiche, Sonnenbrand, Ekzeme und Juckreiz.

Dabei wird Magerquark bevorzugt, weil er fester ist, weniger nässt und preiswerter ist, als der Quark mit den höheren Fettstufen. Ein kühler Quarkwickel sollte nur auf einen gut durchwärmten Körper angelegt werden. Besonders in der warmen Jahreszeit, wenn die Beine anschwellen, ist ein Quarkwickel wohltuend, da er durch seine Kühlung die Venen zusammenzieht. Damit kann das Gewebewasser wieder besser abtransportiert werden.

Als Material für zwei Unterschenkel werden benötigt:

- 500 g Magerquark, eventuell Essig,
- Unterlage als Feuchtigkeitsschutz,
- Spatel zum Verteilen des Quarks,
- zwei dünne Leinen- oder Küchentücher als Quarkkompressen,
- zwei Frottee- oder Wolltücher zum Abdecken.

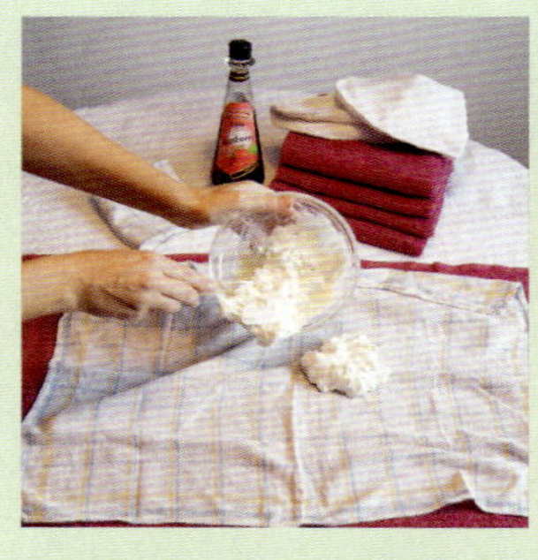

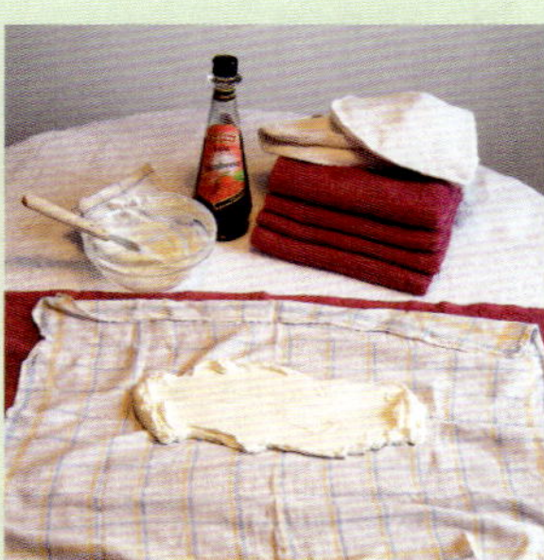

Quark mit Essig vermischen (2 Esslöffel) und auf ein Leinen- oder ein Geschirrtuch 0,5 cm dick ausstreichen.

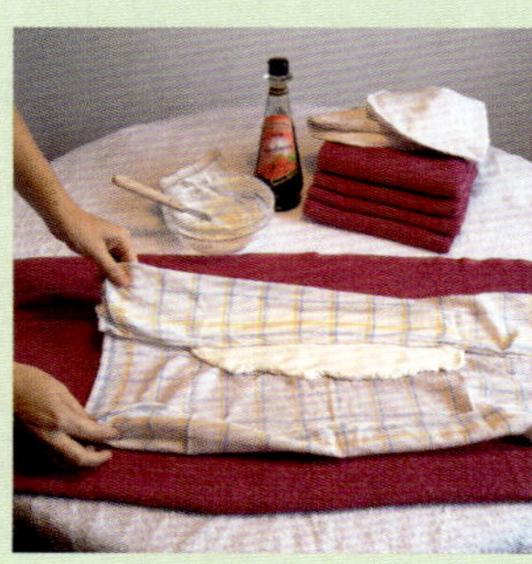

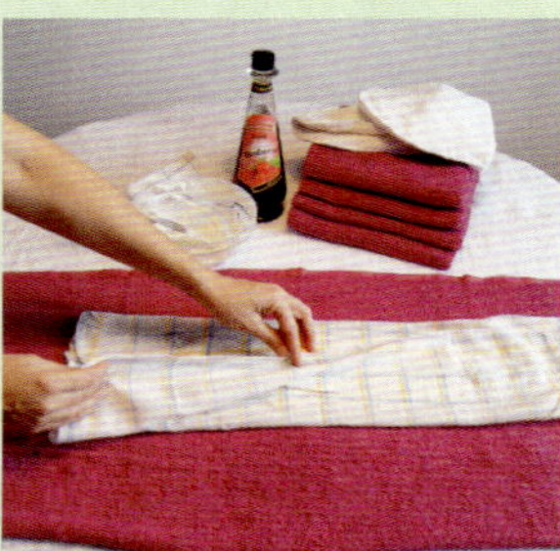

Dann werden die Seiten leicht eingeschlagen und die andere Hälfte des Tuchs über die Quarkhälfte geschlagen, damit nichts herausquellen kann.

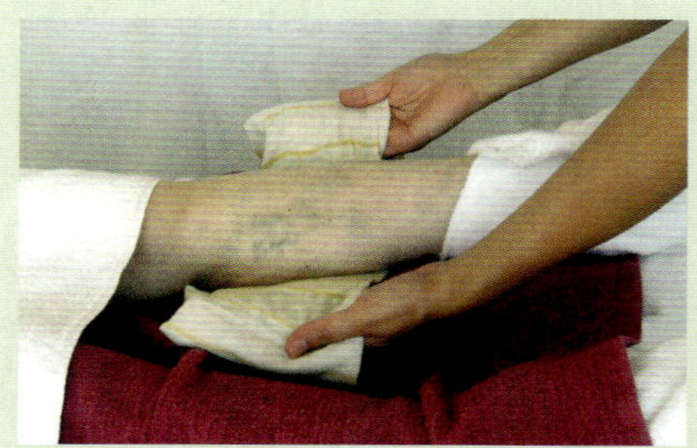

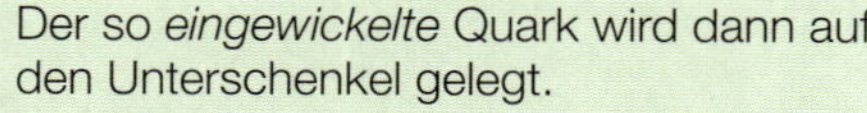

Der so *eingewickelte* Quark wird dann auf den Unterschenkel gelegt.

Quarkwickel nicht bei Schürfwunden oder offenen Wunden anwenden.

Die Beine sollten vor dem Anlegen des Quarkwickels gut durchwärmt sein.

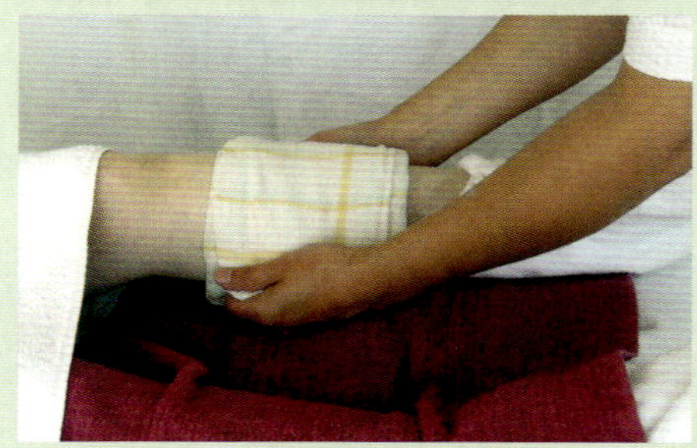

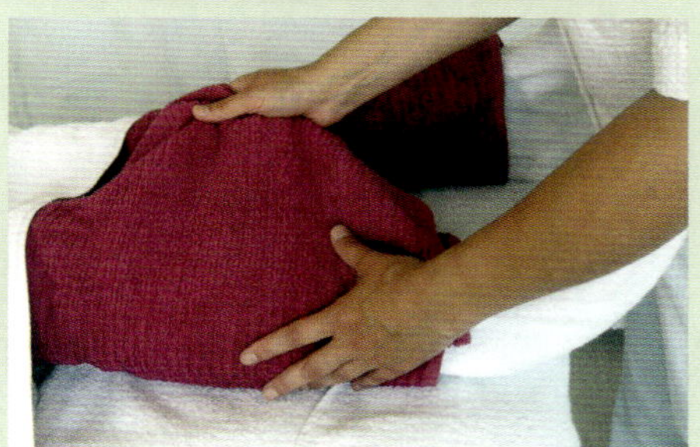

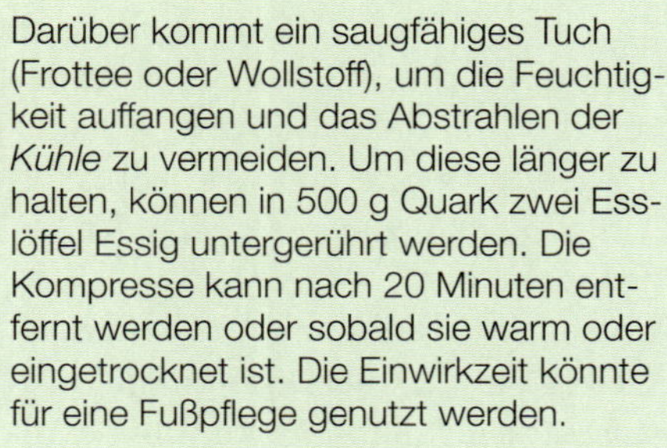

Darüber kommt ein saugfähiges Tuch (Frottee oder Wollstoff), um die Feuchtigkeit auffangen und das Abstrahlen der *Kühle* zu vermeiden. Um diese länger zu halten, können in 500 g Quark zwei Esslöffel Essig untergerührt werden. Die Kompresse kann nach 20 Minuten entfernt werden oder sobald sie warm oder eingetrocknet ist. Die Einwirkzeit könnte für eine Fußpflege genutzt werden.

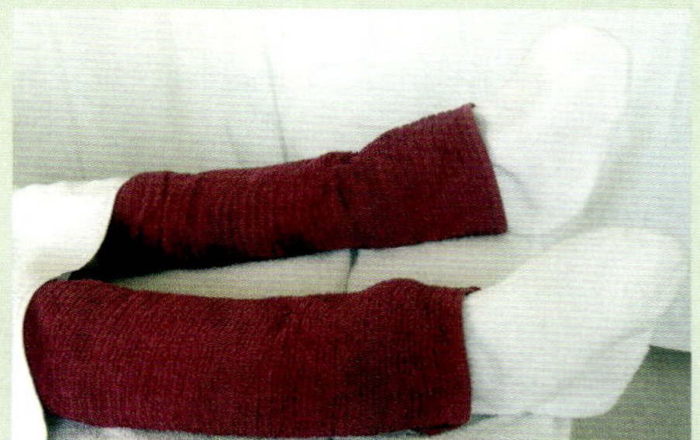

Quark enthält Milchsäure sowie hochwertige Milcheiweiße, Kalzium, Kalium, die Vitamine A, B_1, B_2 und Niacin. Die Milchsäure dringt beim Aufbringen auf die Haut in das Gewebe ein. Dadurch wird die Haut gereizt, wodurch eine lokale Durchblutung entsteht, die den Abtransport von Stoffwechselprodukten erhöht. Das saure Milieu hilft, Entzündungsstoffe zu binden und auszuscheiden.

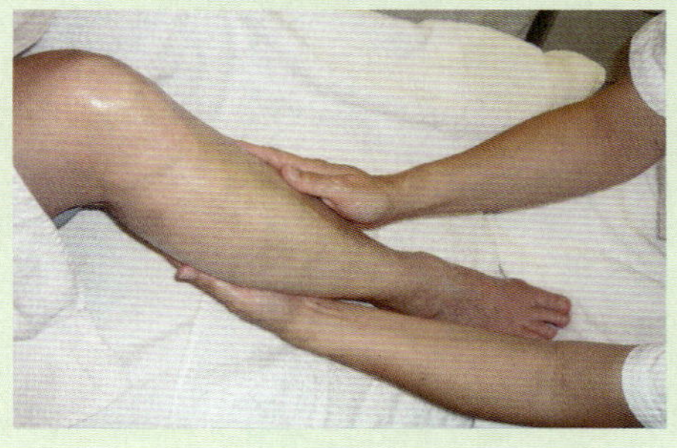

Sind die Beine nach der Behandlung trocken, kann noch eine leichte und kühlende Beinlotion aufgetragen werden.

4.3 Ölgussmassage

Wie bei jeder Wohlfühlmassage geht es um die Entspannung des Kunden und nicht um Heilung. Warum die Wohlfühlmassage trotzdem ein besseres Körperempfinden auslöst, liegt wohl an einem neuen Krankheitsbild, das Ärzte und Psychotherapeuten als *chronischen Berührungsmangel* oder *chronic skin hunger* bezeichnen.

Deutschland gehört zu den berührungsarmen Kulturen wie England, Skandinavien oder die USA. Die Menschen in den slawischen Ländern oder den Mittelmeerländern bekommen kulturell deutlich mehr Streicheleinheiten. Bekannt und erwiesen ist, dass Berührungen für die menschliche Existenz überlebensnotwendig sind. So haben Untersuchungen gezeigt, dass schon das einfache Auflegen einer Hand die Produktion schädlicher Stresshormone wie Cortisol senkt und die Ausschüttung von Glückshormonen stimuliert.

Von den Ayurvedischen Anwendungen abgeleitet kann in diesem Sinn eine Ölgussmassage für die Beine und Füße angeboten werden.

Bei problematischen Füßen und Beinen wird die Massage nur als leichtes Streichen angewendet, und beim Ölguss selbst können problematische Stellen ausgelassen werden.

Bei der Ölgussmassage werden zwei Liter Öl (im Winter warm, im Sommer Zimmertemperatur) immer wieder einmassiert. Das ablaufende Öl wird aufgefangen, neu erwärmt und wieder über die Beine und Füße verteilt. Nach der Ayurvedischen Lehre öffnet die Ölmassage alle Hautporen und die Wirkstoffe des Öls können so gut eindringen. Wie in der Schulmedizin wird auch im Ayurveda die menschliche Haut als *Hilfsniere* des Körpers gesehen. Über sie kann der Körper Zellgifte und Ablagerungen ausscheiden. Das Öl verbindet sich mit zellschädigenden Stoffen. Nach Ayurvedischer Vorstellung werden die so gebundenen Zellgifte mit dem Öl abtransportiert. Das geschieht einmal über das Blut in den Verdauungstrakt und durch die Haut, wo das Gemisch als Schweiß wieder abgesondert wird. In Indien wird so z. B. die Schuppenflechte bekämpft.

Am Ende der Ölgussmassage wird das mit Schweiß vermischte Öl entsorgt. Es ist nicht mehr goldfarben, sondern dunkel.

Vorsicht

Ölgüsse können Unverträglichkeiten und Allergien auslösen. Eine preiswerte Variante ist das Sonnenblumenöl, das auch in den Ayurvedischen Massagetherapien angewendet wird. Je nach Verträglichkeit oder Vorlieben können Kräuteröle beigemischt werden. Für die empfindliche Haut können z. B. mehrere Tropfen Mairosenöl und für eine erfrischende Massage Orangen- und Zitronenöl zugefügt werden.

Kalkulation

Der Preis richtet sich nach Aufwand an Pflegestoffen, Zeit und Gewinnanteil. Eine Stunde (inklusive Aus- und Anziehen, Reinigung der Beine und Füße und Vorbereitung zur Ölgussmassage) sollte eingeplant werden, da das Öl mehrfach verwendet und eventuell in der kalten Jahreszeit wieder erwärmt werden muss.

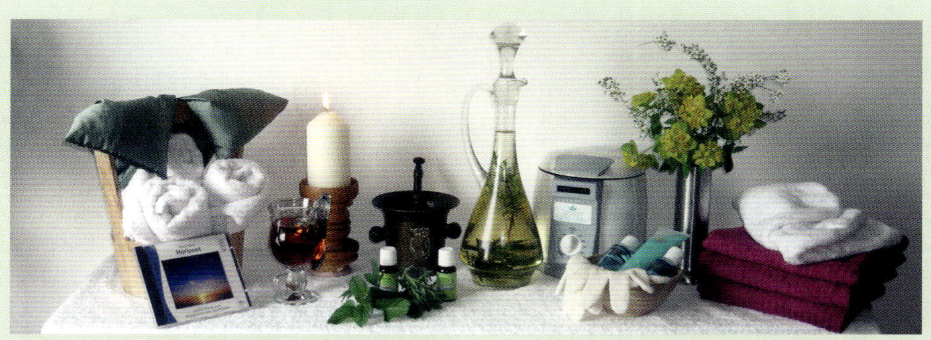

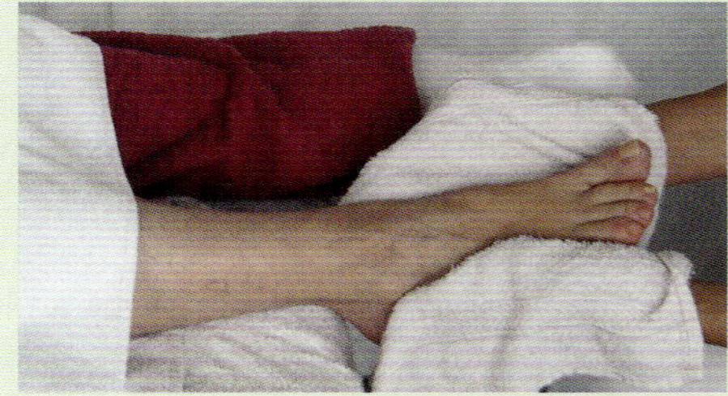

Mit warmen Kompressen den Fuß säubern.

Für das Peeling anfeuchten.

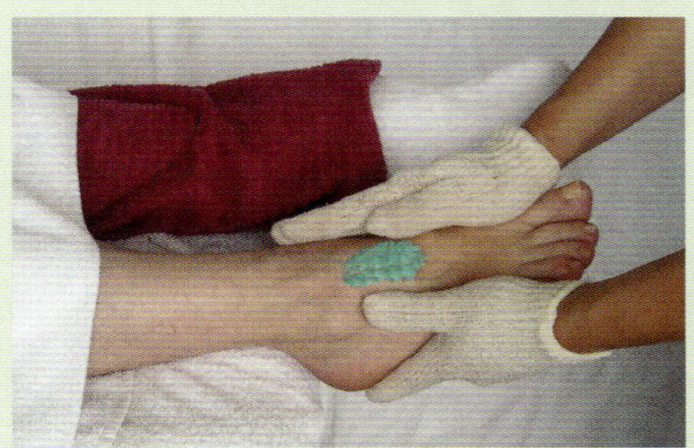

Peeling auftragen.

Mit oder ohne Peelinghandschuhe einmassieren.

Mit Kompressen reinigen.

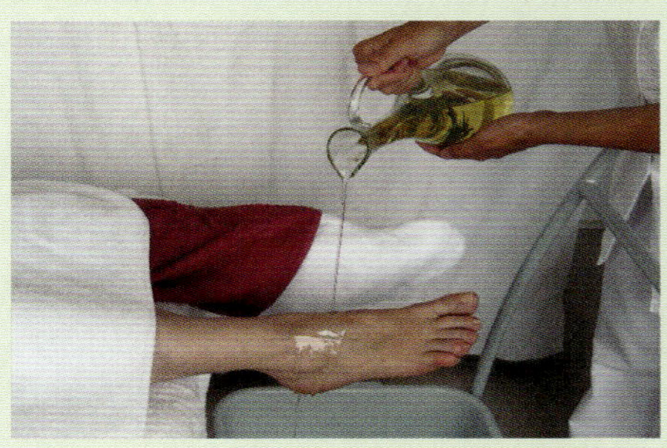

Warmes Öl mit langsamer Kreisbewegung über dem Fuß gießen.

Öl wieder auffangen (für Wiederholungen und den zweiten Fuß).

Armauflegen der Stützhand erleichtert das gleichmäßige Gießen.

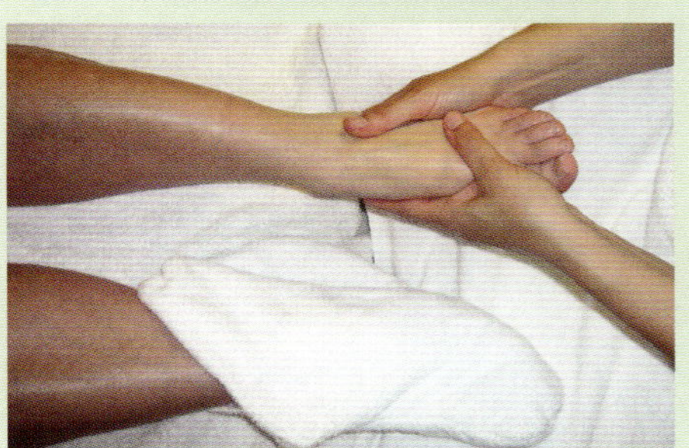

Bei gesunden Füßen und Beinen wird das Öl in die Haut einmassiert.
Bei Problemfüßen nur Streichungen.

Zweimalige Wiederholung des Ölgusses, massieren oder Streichungen.

Den nicht behandelnden Fuß abdecken (auch im Sommer).

4.4 Kräuterstempelmassage

In der europäischen Kultur werden Heilpflanzen hauptsächlich als Tee oder Tinktur verabreicht. Bekannt sind auch Kräuterkissen als heiße Dampfkompressen, die häufig zu therapeutischen Zwecken genutzt werden. Sie sind in ihrer Wirkung den Kräuterstempeln sehr ähnlich. Die gebundenen Kräuter in Form eines Stempels gehören zu den traditionellen thermischen Behandlungsformen in den asiatischen Ländern. Dort hat die Anwendung von Kräuterstempelmassagen zur Erhaltung der Gesundheit einen höheren Stellenwert als die Akupunktur.

Für eine wohltuende Stempelmassage werden die Kräuter nach ihrem größtmöglichen Nutzen zusammengestellt. Je nach Zusammenstellung der Kräuter kann sie sowohl beruhigend und entspannend, als auch erfrischend und anregend auf das vegetative Nervensystem wirken. Zum Beispiel kann eine entspannende Wirkung mit den Zutaten von Rosen-, Lavendel- und Jasminblüten sowie Melisse entstehen. Angereichert mit Kokosraspeln und Limetten wird diese Mischung in ein Leinen- oder Seidentuch gegeben und in eine Stempelform gebracht.

Die Kräuterstempelmassage kann auch eingesetzt werden, wenn die Problematik der Füße und Beine eine allgemeine Massage nicht zulassen. Mit kleinen Fußkräuterstempeln lassen sich besonders gut problematische Gebiete an den Füßen und Beinen umgehen. Dadurch brauchen betroffene Kunden nicht auf eine Wellnessbehandlung zu verzichten.

Schwerpunkt von Wellnessanwendungen sind solche Massagetechniken, die im Körper eine innere und äußere Harmonie erreichen. Dieser Effekt kann auch mit einer Kräuterstempelmassage erreicht werden.

Die zu massierende Fläche wird mit vorgewärmtem Öl eingesalbt und anschließend mit einem Stempelsäckchen massiert. Dazu können Kräuter, Gewürze und Pflegewirkstoffe individuell zusammengestellt werden. Das Basisöl, in der die Kräuterstempel erwärmt werden, wird auf eine Temperatur zwischen 55 und 60 °C erhitzt. Bei Beginn der Massage werden die Stempel immer wieder nur kurz auf die Haut gesetzt, um einen kurzen thermischen Reiz hervorzurufen. Wenn die Stempel eine hautfreundlich warme Temperatur erreicht haben, kann mit ihnen in tupfender, kreisender und/oder streichender Form über die gesunden Bereiche des Fußes und der Beine massiert werden. Durch die Wärme werden die Hautporen geöffnet und das Öl und die Essenzen der Kräuter können somit gut aufgenommen werden und ihre Wirkung entfalten. Dabei werden in den kleinen Muskelsträngen der Füße und Zehen verspannte Stellen gelöst und die Durchblutung angeregt. Gleichzeitig wird in der Haut ein Entschlackungsprozess angekurbelt und der Feuchtigkeitsbedarf der Haut ausgeglichen. Die Kräuterstempel wirken wie ein feines Peeling auf der Haut, die zusammen mit dem Öl optimal gepflegt wird. Gleichzeitig stimulieren die Düfte der Kräuterstempel positiv das Immunsystem des Körpers.

Mit leiser Musik und Kerzenlicht kann auch bei einem Kunden mit problematischen Füßen und Beinen das wohltuende und entspannende Gefühl bei einer Kräuterstempelmassage als Wellnessbehandlung vermittelt werden.

Die Kräuterstempel werden fertig gewickelt im Großhandel angeboten oder von den Behandlern selbst hergestellt. Als Standardinhalt von Kräuterstempeln haben sich Malvenblüten, Melisse, Hopfen, Thymian und Kamille bewährt. Aus hygienischen Gründen sollte pro Kunde nur jeweils ein frischer Kräuterstempelsatz verwendet werden.

Nach den Vorlieben und Bedürfnissen der Kunden und mit der größtmöglichen Wirkung von Kräuterstempeln können einheimische oder asiatische Kräuter kurz vor der Behandlung angemischt werden. Mit einem frisch aufgebrühten Kräutertee wird diese Wohlfühlbehandlung komplett.

Der Preis kalkuliert sich aus dem Anschaffungswert der Stempel, den Zutaten wie Öl, Strom- und Anschaffungskosten des Aufheizgeräts für die Stempel usw. sowie den zu erwirtschaftenden Stundenpreis. Im Allgemeinen wird für Füße und Beine eine halbe Stunde Stempelmassage ausreichend sein. Ein Blick auf die Mitbewerber im Internet oder in den lokalen Anzeigen kann bei der Preisgestaltung hilfreich sein.

4.4.1 Selbst gewickelte Kräuterstempel

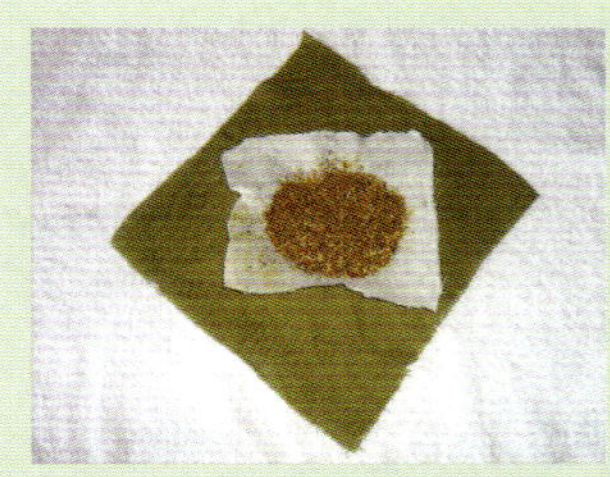

Kräuter auf ein Innentuch legen, das diagonal auf dem Stempeltuch liegt.

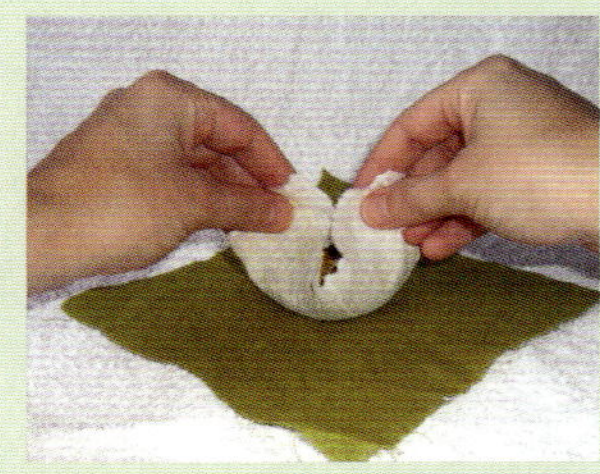

Innentuch zusammenfalten.

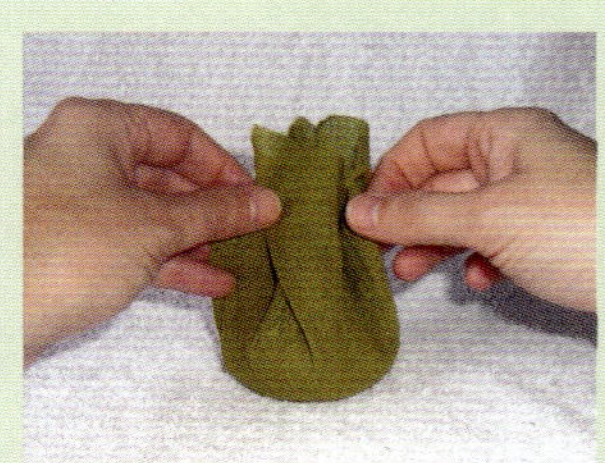

Stempeltuch darüber zusammenhalten.

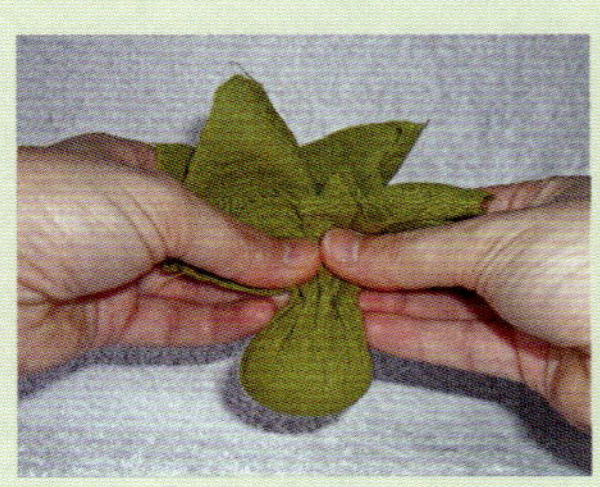

Stempeltuch über den Inhalt fest zusammendrücken.

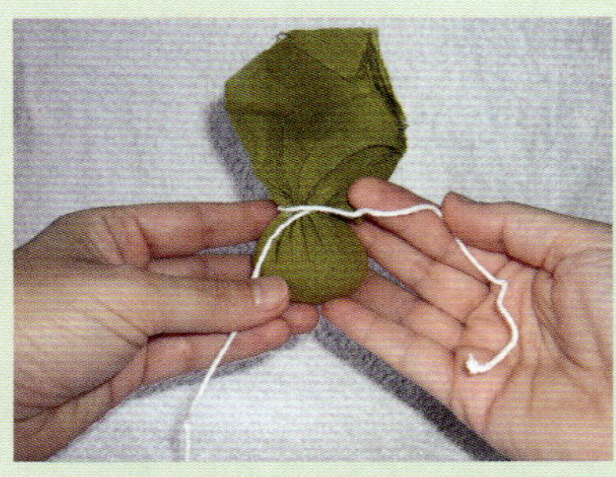

Baumwollschnur mit einem kurzen und langen Ende über den Inhalt verknoten.

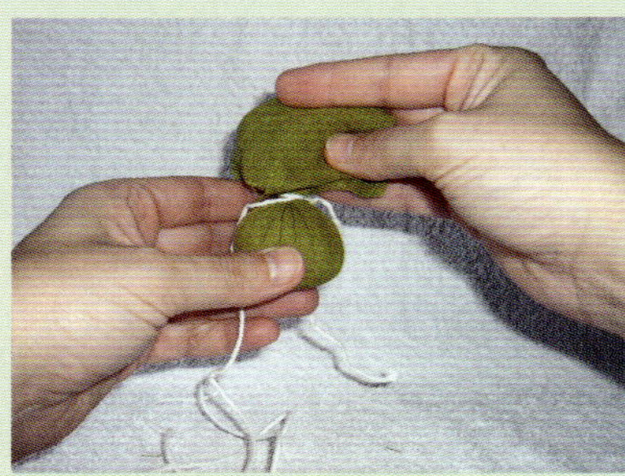

Oberes Ende des Stempeltuchs einschlagen.

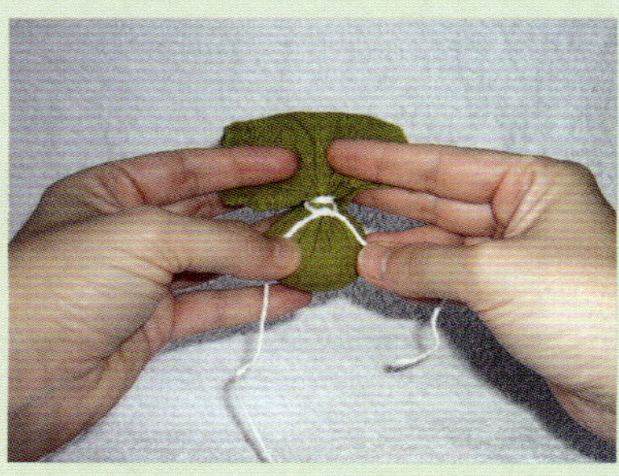

Eingeschlagenes Stempeltuch nochmals verknoten.

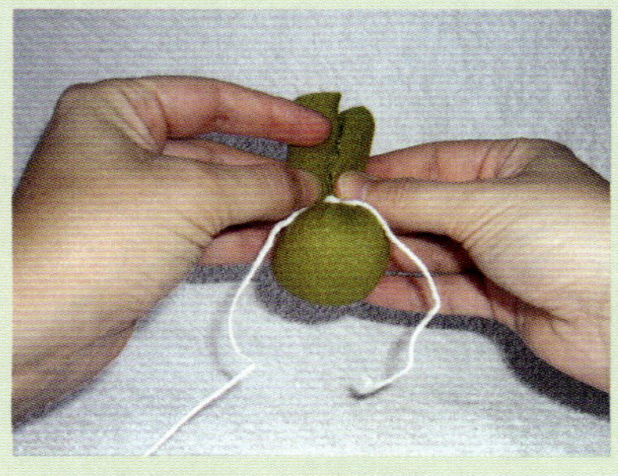

Eingeschlagenes Stempeltuch von beiden Seiten einrollen.

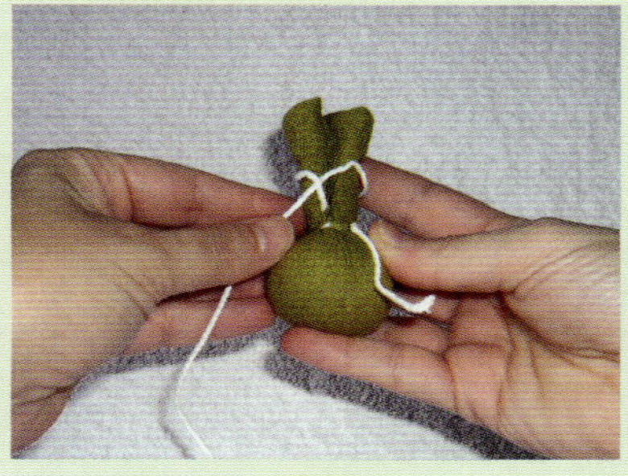

Das längere Ende der Baumwollschnur zum oberen Ende des Stempeltuchs legen.

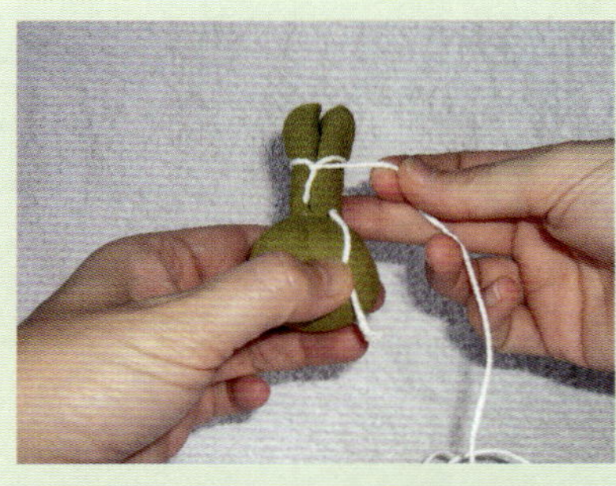

Am oberen Ende des Stempeltuchs mit der längeren Baumwollschnur eine Schlaufe ziehen.

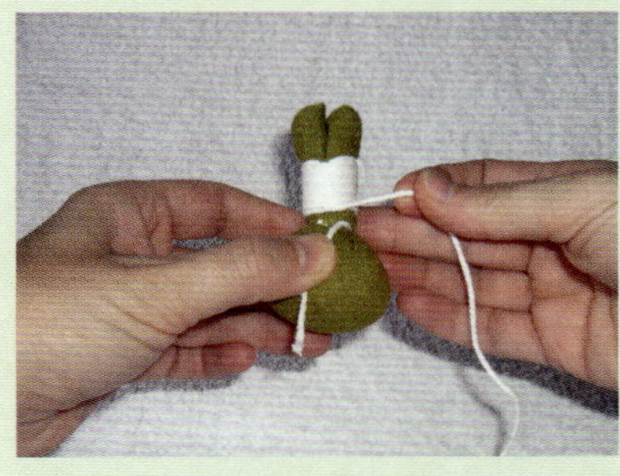

Vom oberen Ende des Stempeltuchs den längeren Teil der Baumwollschnur bis zum Inhalt herunterwickeln.

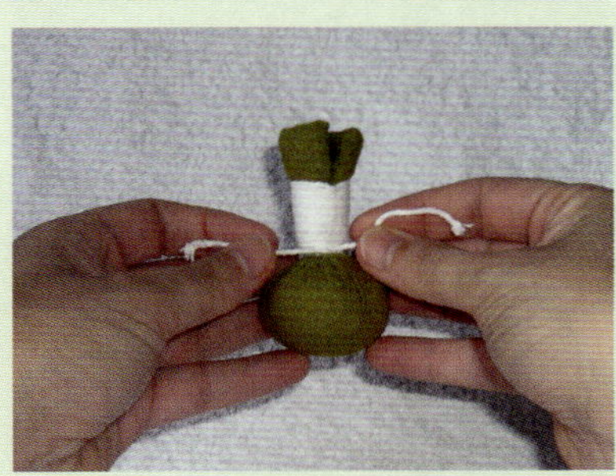

Beide Enden der Baumwollschnur verknoten.

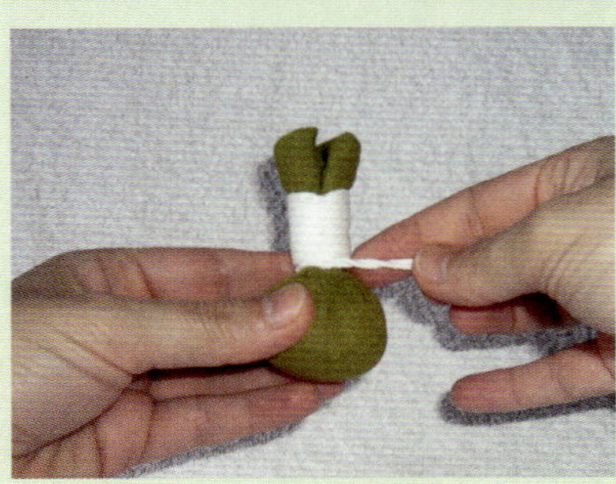

Beide Enden der Baumwollschnur verzwirbeln.

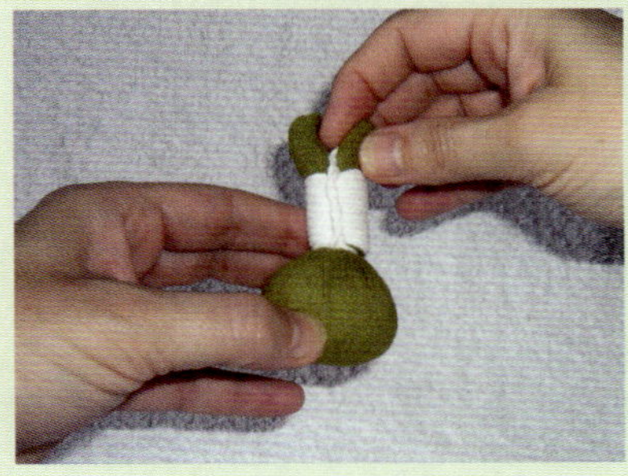

Verzwirbelte Schnur oben in die Tuchfalte stecken.

4.4.2 Der Ablauf einer Kräuterstempelmassage

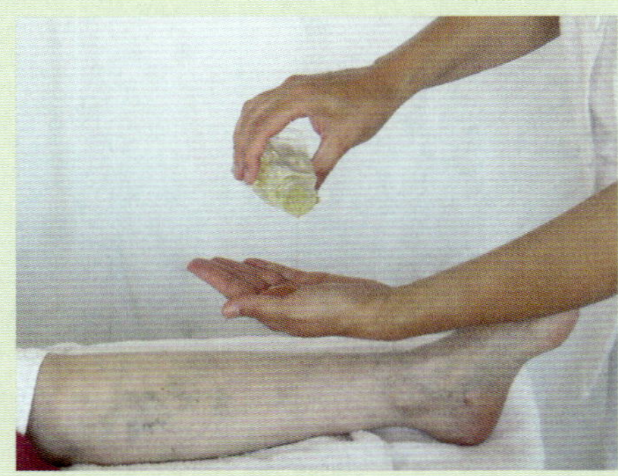

Vor der Massage werden Füße und Beine gereinigt.

Zu Beginn der Kräuterstempelmassage wird das vorgewärmte Basisöl auf den zu behandelnden Fuß und das Bein sanft aufgetragen.

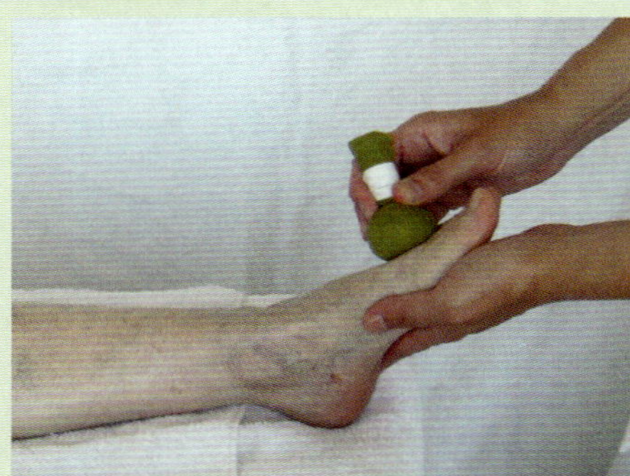

Mit den heißen Kräuterstempeln werden kurze thermische Reize gesetzt, gefolgt von kurzen, schnellen Streichbewegungen.

Die Stempel werden während der Behandlung mehrmals in dem warmen Öl auf die richtige Temperatur gebracht.

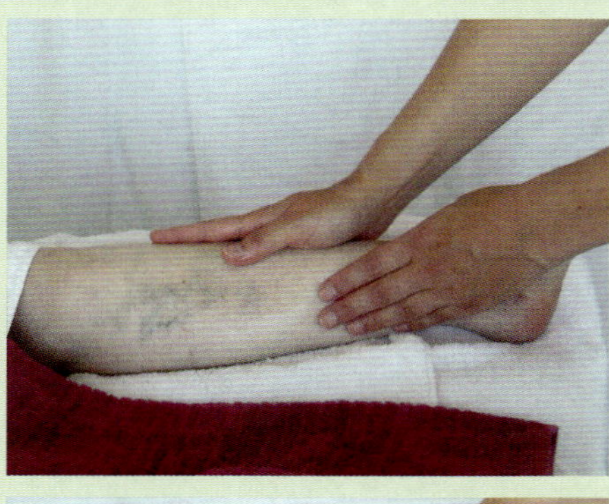

Währenddessen führt der Behandelnde sanfte Massagegriffe mit den Händen am Fuß und am Bein aus, damit die Inhaltsstoffe des Kräuterstempels noch tiefer in das Gewebe eindringen können.

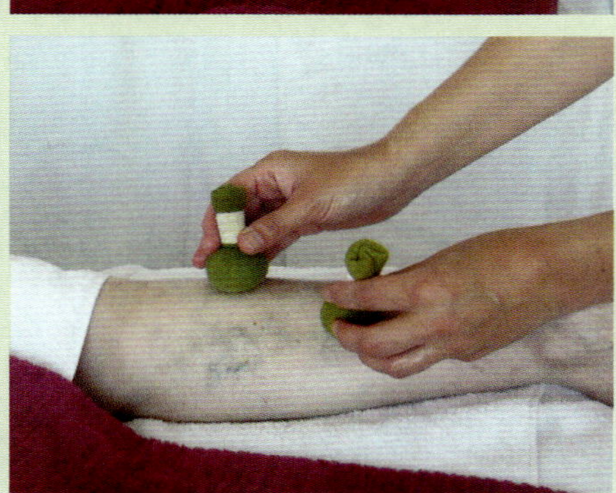

Hat der Stempel eine hautfreundliche Temperatur erreicht, wird mit leichten, ziehenden und streichenden Phasen, die sich mit sanft kreisenden Bewegungen abwechseln, massiert.
Der Kräuterstempel ist nur für den einmaligen Gebrauch bestimmt, kann aber dem Kunden mitgegeben werden, damit er ihn am nächsten Tag noch einmal für ein Aromabad benutzen kann. Einfach ins warme Badewasser legen.

5

Fußreflexzonen und Fußreflexzonenmassage

5.1 Fußreflexzonen

Ein Reflex, den jeder bei sich beobachten kann, ist die spontane Handauflegung auf eine schmerzende Stelle am eigenen Körper. Die Hände drücken, reiben, kneten und streichen, je nachdem, was der Körper instinktiv verlangt. Die Behandlung von schmerzenden Stellen durch Massage ist eines der ältesten Heilverfahren in der Geschichte der Menschheit. Dabei wurde auch die indirekte Beeinflussung auf weit entfernt liegende Körpergebiete und Organe erkannt. Aus diesen Erfahrungen entwickelten sich die unterschiedlichen Massagetechniken, wie z. B. die klassische Massage, die Lymphdrainage und die Bindegewebsmassage (reflektorische Massage), die heute alle zu den physiotherapeutischen Anwendungen gehören.

Die Besonderheit der Reflexzonenmassage besteht darin, dass nicht der schmerzende Teil des Körpers massiert wird, sondern – wie der Name schon sagt – die Reflexzonen des schmerzenden oder beeinträchtigten Körperareals aktiviert werden.

Zu Beginn des 20. Jahrhunderts entdeckte der amerikanische HNO-Arzt William Fitzgerald (1872 – 1942), dass die Ausübung von Druck auf bestimmte Körperregionen schmerzlindernd und betäubend wirkt. Er studierte und systematisierte das alte Heilwissen der Ägypter, der Inka, die überlieferte Druckpunktbehandlung der nordamerikanischen Indianer, Massagepunkte der Europäer aus dem 16. Jahrhundert und dem nach der Lebensenergie benannte *Qi* aus uralten Behandlungsritualen in China. (Dort wurde der Arzt nur bezahlt, wenn sein Patient gesund war. Bei Krankheit erhielt er nichts. Das erklärt die Akupunkturlehre mit ihrem großen Wert auf die Harmonisierung der Energien des menschlichen Körpers als Gesundheitsgrundlage). Aber auch die Lebensenergie der Inder, das *Prana* und das *Ki* der Japaner, waren ein Teil seiner Studien, und er entwickelte aus dem gesamten Wissen seine eigene Zonentherapie. Fitzgerald war überzeugt, dass der Körper von Lebensenergie durchflossen wird und dass der Fluss dieser Energie sowohl durch körperliche als auch durch psychische Blockaden gestört werden kann.

1917 veröffentlichte er sein Buch *Zone Therapy*, in dem er die überlieferten Fußpunkte und deren Wirkung sowie seine entwickelte vertikale Zehn-Zonen-Einteilung des menschlichen Körpers beschrieb.

Die amerikanische Physiotherapeutin Eunice Ingham (1888 – 1974) übernahm in den Vierzigerjahren Fitzgeralds Zonentherapie und ergänzte sie durch ihre eigenen praktischen Erfahrungen. Sie erkundete die genaue Lage der Reflexpunkte durch ihre Arbeit im Krankenhaus und dem Vergleich mit den genauen Diagnosen der Patienten. Sie stellte fest, dass eine Konzentration auf die Reflexzonen der Füße am wirksamsten ist. Sie entwickelte ein Bild von der Lage der einzelnen Reflexzonen am Fuß und veröffentlichte 1938 in der Zusammenfassung *Stories the feet can tell* und später in der Ergänzung *Stories the feet have told* ihre Behandlungstechnik, die sie *The Ingham Method of Compression Massage* nannte. Demnach entsprechen der rechte Fuß der rechten Körperhälfte und der linke Fuß der linken. Paarig angelegte Organe wie Nieren, Lunge und Eierstöcke haben ihre Reflexzone auf beiden Füßen. Die Wirbelsäule entspricht den beiden Fußinnenseiten, und an den beiden Fußaußenseiten befinden sich die außen gelegenen Körperteile wie Hüften und Schultern.

Die deutsche Krankenschwester, Masseurin und Heilpraktikerin Hanne Marquart (*1933) beschäftigte sich 1958 erstmals mit der Fußreflextherapie über das Buch von Eunice Ingham. Ab 1967 arbeitete sie mit Eunice Ingham mehrere Jahre zusammen, entwickelten gemeinsam die Methode weiter und veröffentlichten ihr Fachwissen. In ihren gleichnamigen Schulen werden medizinisch-therapeutische Fachkräfte ausgebildet und befähigt, durch Massage der einzelnen Reflexzonen am Fuß den Fluss der Körperenergie so anzuregen, dass Blockaden aufgelöst werden. Auf diese Weise wird ausgleichend und sogar heilend auf den Organismus eingewirkt. Der Name Hanne Marquart ist inzwischen das Markenzeichen für die weitverbreitete Therapieform der Fußreflexmassagen.

Allgemein sind Fußmassagen ein wichtiger Bestandteil jeder Fußpflege und werden auch zum Abschluss einer podologischen Behandlung angewendet. Dabei kommen hauptsächlich Griffe aus der klassischen Fußmassage zum Einsatz. Sie lockern das Gewebe, die gelenkigen Verbindungen und tragen zur besseren Durchblutung des Gewebes bei. Zusätzlich zur Abschlussmassage kann neben dem Angebot einer klassischen großen Fuß- und Beinmassage als weitere Leistung auch die Fußreflexzonenmassage angeboten werden. Hierbei handelt es sich **nicht** um den Heilansatz der Fußreflexzonen*therapie*, die nur von Heilpraktikern, Physiotherapeuten und Ärzten mit naturheilkundlichem Schwerpunkt angeboten werden dürfen (siehe § 1 Abs. 1 Heilpraktikergesetz).

Die hier vorgestellte Fußreflexzonenmassage ist eine Wohlfühlmassage, weil sie unterhalb der Schmerzgrenze arbeitet und dabei dennoch nicht ihre Wirkung verfehlt. Tast- und Sichtbefunde zur Diagnose werden nicht erstellt. Diese sind fachkundigen Therapeuten vorbehalten und werden auch anders honoriert! Mit der reinen Fußreflexzonenmassage beschränkt man sich auf die reflektorischen Zonen am Fuß im Sinne der Aktivierung der vorhandenen Lebens- und Regenerationskräfte eines jeden Menschen. Es werden dabei keine *Krankheiten* geheilt, sondern es wird ein Anstoß zur Aktivierung der Selbstheilungskräfte gegeben. Zahlreiche *Unpässlichkeiten* ohne chronischen Krankheitsgrund können so positiv beeinflusst werden. Dabei werden die physiologischen Abläufe des Körpers angeregt und harmonisiert. So wird der Blut- und Lymphstrom erhöht, die Ausscheidungen von Schlacken und Giftstoffen aus dem Körper verstärkt und die Abwehrkräfte mobilisiert. Die Fußreflexzonenmassage wirkt ganzheitlich und kommt damit auch der nervlichen und seelischen Verfassung der Klienten zugute.

Weil mit der Fußreflexzonenmassage eine ganzheitliche Anwendung angestrebt wird, werden immer alle Reflexzonen durchgearbeitet. Dabei gibt es keine *falschen* Zonen. Lediglich im Ablauf sollten physiologische Aspekte berücksichtigt werden, um eine optimale Anwendung der Massage zu erreichen. Die Geschwindigkeit und die Stärke der Griffe können neutral, aktivierend (tonisierend), sedierend oder sanft kreisend sein. Je nach Bedarf können Problemzonen besonders ausführlich behandelt werden. Das heißt, wenn z. B. eine Anfälligkeit zu Infekten besteht, ist eine Anregung des Immunsystems besonders erwünscht. Eine in diesem Fall anregende Fußreflexmassage der Zonen des Nasen-Rachen-Raums, der Lymphbahnen und -knoten sowie der Milz und dem Blinddarm als Lymphdrüse wirkt unterstützend für die Abwehrkräfte des Körpers.

Zusammengefasst kann eine Fußreflexzonenmassage:

- das vegetative Nervensystem entspannen,
- energetische Blockaden auflösen,
- entschlacken und entgiften,
- die Durchblutung verbessern,
- die Organtätigkeit harmonisieren,
- das Immunsystem stärken.

Daraus ergeben sich viele konkrete Anwendungsbereiche, die mit der Fußreflexzonenmassage positiv beeinflusst werden können:

- Bewegungseinschränkungen, Rücken- und Gelenkschmerzen,
- muskuläre Verspannungen und Belastungen,
- Verdauungsbeschwerden,
- Blasenschwäche, Blasenentzündungen,
- Zyklusstörungen oder andere hormonelle Dysfunktionen,
- Kreislaufprobleme,
- Kopfschmerzen, Migräne, Tinnitus,
- Schlafstörungen, Spannungs- und Erschöpfungszustände,
- Anfälligkeit auf Infektionen, Erkältungen,
- lymphatische Belastungen,
- Allergien (Heuschnupfen, Asthma, Neurodermitis),
- Stoffwechselstörungen und -schwächen,
- Kiefer- oder Kiefergelenkprobleme,
- chronische oder akute Belastungen der Stimmbänder.

Weil die Fußreflexzonenmassage als Wohlfühlmassage auf den gesamten Kör - per wirkt, müssen auch hierbei unbedingt die Kontraindikationen beachtet werden. Diese sind

- akute Entzündungen im Venen- und Lymphsystem,
- Fieber und infektiöse Erkrankungen,
- rheumatische Erkrankungen, die die Fußgelenke akut belasten,
- entzündliche und/oder eiternde Hautpartien am Fuß,
- Krampfadern oder Geschwüre (Gangrän) am Fuß,
- schwere Durchblutungsstörungen an den Füßen,
- Krebspatienten, wegen der Gefahr von Tochtergeschwülsten,
- operativ zu erfassende Krankheiten,
- Psychosen (außer, wenn die Kranken gezielt ärztlich betreut werden),
- Risikoschwangerschaften.

5.1.1 Erläuterungen zu den Fußreflexzonen

Bei der ersten Orientierung, wo sich die Reflexzonen am Fuß befinden, hilft die Vorstellung, dass der Fuß einen sitzenden Menschen darstellt (**Abb 5.1**).

Der linke Fuß stellt demnach die linke Körperseite dar und der rechte Fuß die rechte Körperseite. Damit sind die Schultern jeweils den linken und den rechten oberen Mittelfußknochen der kleinen Zehen zugeordnet (**Abb. 5.2**).

Vorbereitung einer Fußreflexzonenmassage

Zur Vorbereitung einer Fußreflexzonenmassage bietet sich eine Fußpflege an. Dabei können schon statische Fehlformen im Längs- und Quergewölbe, Tonusveränderungen im Fußgewebe (z. B. venöse oder lymphatische Stauungen, Schwellungszustände) und abnorme Zeichen in der Haut (Mykosen, Rhagaden, Verhornungen, Schwielen, Nagelfehlformen, Verfärbungen) festgestellt und behandelt werden. Auf einer Verhornung eine punktuelle Druckpunktmassage auszuführen, kann für den Kunden schmerzhaft sein und trägt nicht zu seinem Wohlbefinden bei. Mykosen der Haut sollten

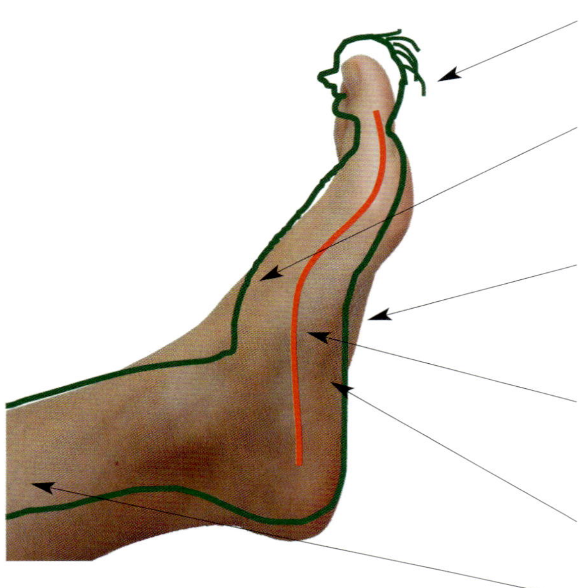

Alle Zonen, die den Kopf betreffen, sind an den Zehen angeordnet.

Die Zonen des Brustkorbs und des Oberbauchs befinden sich an den Mittelfußräumen auf dem Fußspann.

Alle Zonen der Körpermitte befinden sich in der Fußmitte, d. h. rechts und links hälftig, hauptsächlich auf der Fußsohle.

Die Zonen der Wirbelsäule sind am inneren (medialen) Rand des Fußes des linken und rechten Längsgewölbes.

Die Zonen des Bauch-Beckengebiets liegen an den Fußwurzelknochen, einschließlich der Fersen.

Kniebezugszone.

Abb. 5.1 Sitzender Mensch

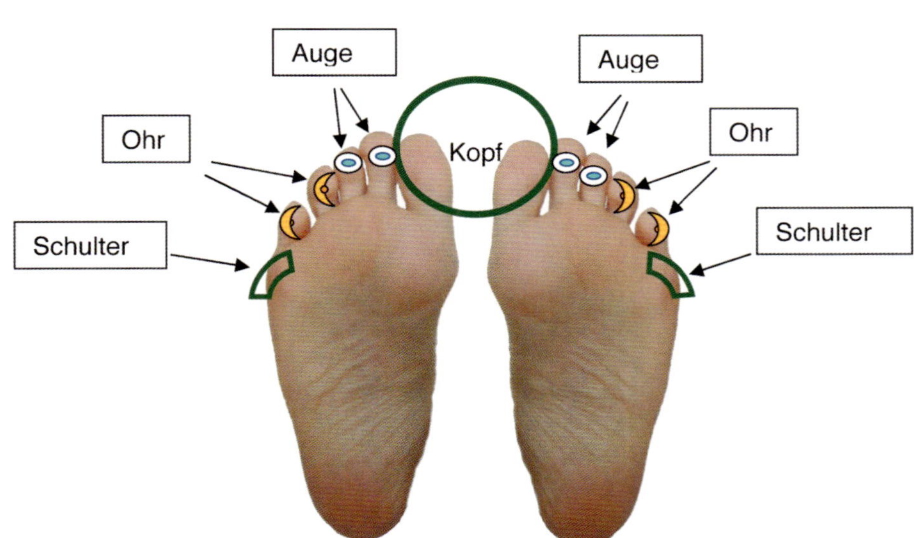

Abb. 5.2 Zuordnung rechte und linke Seite

erst abgeheilt sein, bevor eine Fußreflexmassage stattfindet, um eine Ausbreitung der Infektion zu verhindern.

Grifftechniken

Grundsätzlich findet die Fußreflexzonenmassage mit den Händen statt. Dabei hält eine Hand den zu behandelnden Fuß locker und abstützend immer an der entgegengesetzten Seite. So wird z. B. bei der Behandlung der Fußsohle der Fußrücken gegen den Druck gestützt. Bei der Fußinnenseite erfolgt die Stützung an der Fußaußenseite und umgekehrt. Der Stützdruck hat die besondere Bedeutung, den Fuß gegen den Druck der behandelnden Hand zu halten. Dadurch kann die Druckintensität ausreichend tief in das Gewebe wirken. Die meisten Massagedrücke werden mit dem Daumen als kräftigstes Glied der Hände ausgeführt. An bestimmten Stellen bietet sich aber auch die Druckintensität von Fingerkuppen an, die gemeinsam aufgestellt sind oder auch einzeln (punktuell) arbeiten.

Zur ersten Übung kann die eigene Daumenkuppe gegen die Handfläche der anderen Hand gedrückt werden.

Die vier Finger der behandelnden Hand stützen hier und wirken als Gegendruck zum Daumen. Dabei können die speziellen Grifftechniken geübt werden:

Es kann das 1. Glied des Daumens oder die Daumenkuppe zur Massage verwendet werden. Bei der Daumenkuppe wie auch bei den einzusetzenden Fingerkuppen sollten die Fingernägel kurz sein, damit sie nicht in die Hautoberfläche drü - cken. Der Druck des Daumens geht nicht vom Daumengrundgelenk aus, da dieses dann schnell überanstrengt wird, sondern von der gesamten Hand bzw. von der Schulter. Dabei schiebt die Schulter über den Arm die Hand mit dem Daumen in das Gewebe.

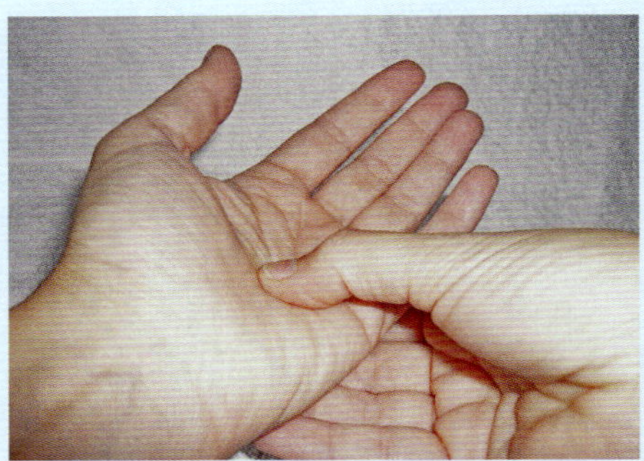

Abb. 5.3 Daumengriff

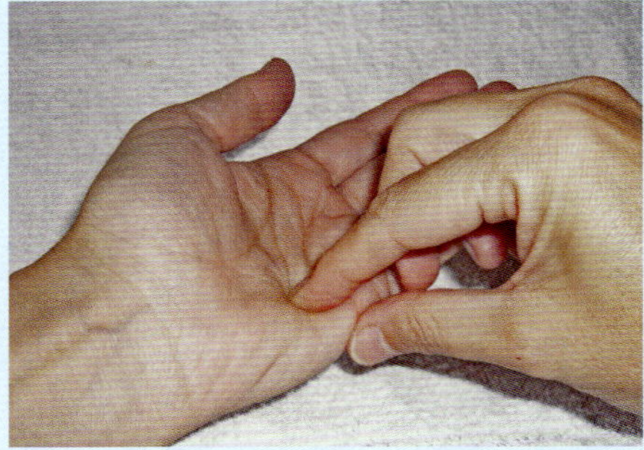

Abb. 5.4 Fingergriff

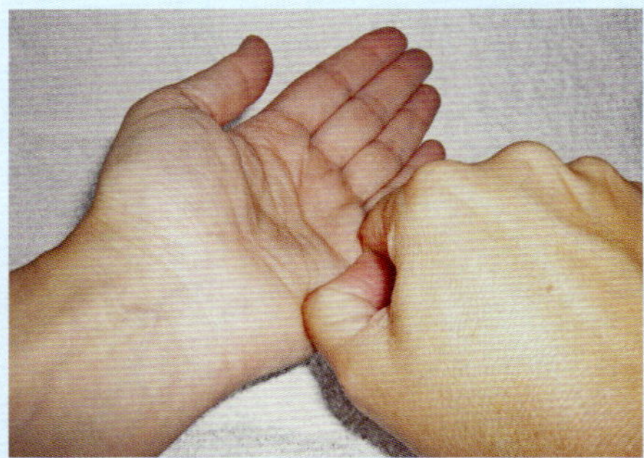

Abb. 5.5 Daumengrundglied

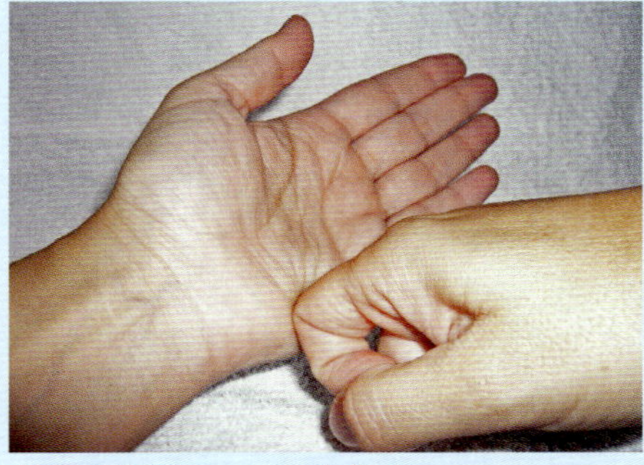

Abb. 5.6 Fingergrundglied

Die verschiedenen Druck- und Bewegungstechniken haben das Ziel, durch eine dynamische Auf- und Abbewegung des Daumens oder der Fingerkuppen das Gewebe der Fußreflexzonen in seiner Spannung (Tonus) und in der Temperatur (Durchblutung) zu normalisieren. Durch die Variationen von Griffintensität und Massagerhythmus kann auf die konstitutionelle Grundlage und momentane Disposition der Klienten eingegangen werden. Bei der Durchführung der Behandlung liegt immer das Arndt-Schultz-Gesetz als biologische Lebensregel zugrunde: Ein schwacher Reiz regt an, starke Reize hemmen und stärkste Reize lähmen (bei der Fußreflexzonenmassage z. B. den Schmerz).

Belastete Zonen zeigen sich während der Fußreflexmassage u. a.

- durch einen lokal begrenzten Schmerz an den betroffenen Stellen am Fuß,
- durch Zeichen von vegetativen Fehlreaktionen, z. B. rasche und starke Schweißbildung an den Händen oder am Körper,
- durch deutliche Veränderung in Gesichtsfarbe, Körpertemperatur, Atem- und Pulsfrequenz und des Speichelflusses oder
- durch unterschiedliche Spannung im Gewebe.

Bei starker Irritation sollten die Ausgleichsgriffe *sanft sedierend* oder *sanft kreisend*, bzw. *Ausstreichungen* angewendet werden, die das Vegetativum stabilisieren.

Beschreibung der einzelnen Griffe

Neutralgriff

Die Daumen-/Fingerkuppe liegt locker auf der Reflexzone und wird aus der Handmitte heraus mit langsam zunehmendem Druck in die Tiefe des Gewebes geschoben. Hat der maximale, individuell unterschiedliche Druck die Tiefe des Gewebes erreicht, kehrt die Daumen-/Fingerkuppe ebenso langsam wieder in die Ausgangsposition zurück und wiederholt im Allgemeinen dreimal die rhythmisch wellenförmige, an- und abschwellende Druckmassage auf der Reflexzone. Ohne den Kontakt zur Hautoberfläche abreißen zu lassen, schiebt sich die Daumen-/Fingerkuppe in der lockeren Arbeitshaltung zum nächsten Reflexpunkt. Der Druck bleibt unterhalb der Schmerzgrenze.

Raupengriff

Findet Anwendung an Krümmungen (z. B. Zehen) und Zonen mit Bewegungseinschränkungen. Dabei wird die Daumen-/Fingerkuppe mit gleichbleibendem Druck unterhalb der Schmerzgrenze über den Reflexpunkt abgerollt. Ohne den Hautkontakt zu unterbrechen, wird die Daumen/Fingerkuppe um ihre Breite weitergeschoben, um über das nächstliegende Hautareal abzurollen.

Sedierungsgriff (Beruhigungsgriff)

Ähnlich wie bei der chinesischen Medizin die Akupressurpunkte zur raschen Linderung bei Schmerzen eingesetzt werden, wird die Reflexzone am Fuß in der individuellen Drucktiefe mehrere Sekunden bis Minuten konstant gehalten. Der Druck wird beendet, wenn eine deutliche Schmerzlinderung oder Abschwächung des akuten Krankheitszeichens auftritt. Der Griff kann wiederholt angewendet werden, wobei das Nachlassen der Symptome nicht als Heilung missverstanden werden darf. Der Sedierungsgriff unterdrückt die akuten Zeichen, ähnlich wie eine Schmerztablette. Er kann die Selbstheilungskräfte aktivieren, dient aber grundsätzlich nur der Soforthilfe, bis ein Fachmann konsultiert werden kann. Sedierungsgriffe finden ihre Anwendung hauptsächlich bei akuten Zahn-, Ohren-,

Nerven-, Rheuma- und Rückenschmerzen, wie z. B. Hexenschuss und Ischias sowie bei Koliken, Verdauungsschmerzen oder akuten Schmerzen nach Verletzungen.

Anregend/tonisierend kreisender Griff

Wie beim neutralen Griff wird die Daumen-/Fingerkuppe erst locker auf der Reflexzone aufgelegt. Aus der Handmitte heraus schiebt sich der **maximale**, individuell unterschiedliche Druck in die Tiefe des Gewebes. Dort findet dann mit der Daumen-/Fingerkuppe bei gleichbleibendem Druck eine kleine Zirkulation/Friktion in Form von drei kleinen Kreisbewegungen statt. Danach kehrt die Daumen-/Fingerkuppe wieder in die Ausgangsposition zurück und schiebt sich über die Haut zum nächsten Reflexpunkt. Der Druck bleibt auch hier unterhalb der Schmerzgrenze.

Sanft kreisender Griff

Wie beim anregend kreisenden Griff wird die Daumen-/Fingerkuppe erst locker auf der Reflexzone aufgelegt. Aus der Handmitte heraus schiebt sich nur ein **leichter**, individuell unterschiedlicher sanfter Druck in das Gewebe. Dort findet dann mit der Daumen-/Fingerkuppe bei gleichbleibend sanftem Druck eine kleine Zirkulation/Friktion in Form von drei kleinen Kreisbewegungen statt. Danach kehrt die Daumen-/Fingerkuppe wieder in die Ausgangsposition zurück und schiebt sich sanft über die Haut zum nächsten Reflexpunkt.

Ausstreichender Griff

Hierbei wird mit sanftem Druck nicht punktuell, sondern über die gesamte Reflexzone mit der Daumen-/Fingerkuppe gestrichen. Nach dem *Strich* wird die Daumen-/Fingerkuppe angehoben und an die Ausgangsposition gesetzt, um insgesamt dreimal über die Haut zu streichen. Selbstverständlich bleibt der Druck der Ausstreichung weit unterhalb der Schmerzgrenze.

Fußreflexzonenmassage als vollständige Fußmassage

Bei der hier beschriebenen *sanften* Fußreflexzonenmassage wird immer der ganze Fuß bearbeitet. Das heißt die Fußsohle, der Fußrücken und der untere Unterschenkel bis zur Kniebezugszone. Viele Störungen im Körper zeigen sich in der entsprechenden Symptomzone, z. B. Rückenschmerzen an den Reflexzonen der Wirbelsäule. Oft gibt es aber noch Hintergrundzonen, auf den die im Beispiel genannten Rückenschmerzen entstanden sein können. Auslöser von Rückenschmerzen sind oft auch Störungen im Darmbereich, bei den harnableitenden Wegen, Zahnprobleme oder Stress im Vegetativum. Durch das gleichwertige Behandeln der Symptom- und der Hintergrundzonen werden die physiologischen Abläufe des Körpers angeregt und tief greifend in allen funktionell und organisch zusammenwirkenden Bereichen des Menschen eine Harmonie erreicht.

Körperliche Reaktionen auf die Fußreflexzonenmassage

Während der Fußreflexzonenmassage erfährt der Kunde meist eine tiefe Entspannungsphase. Die Beruhigung seines somatischen (willkürlichen) und vegetativen (unwillkürlichen) Nervensystems kann zu unterschiedlichen Reaktionen führen. Die Atmung wird tiefer und oft schlafen die Kunden kurz ein. Die Entspannung der Organe kann z. B. auch zu Darmgeräuschen führen, was den Kunden peinlich sein könnte. Eine vorherige Aufklärung darüber, dass es gerade solche Zeichen sind, die die Entspannung anzeigen, kann die Hemmungen, sich *gehen zu lassen*, schnell abbauen. Kunden mit großen emotionalen Belastungen könnten in Tränen ausbrechen, was als positive *Er-Lösung* gewertet werden kann. Der liebevolle Hinweis, dass es in Ordnung ist, wenn die Seele sich auch entspannen kann und die Tränen fließen dürfen, beruhigen oft, und die Fußreflexzonenmassage kann zu Ende geführt werden. Anschließende Reaktionen des Körpers, ausgelöst durch die Fußreflexzonenmassage, sind erwünscht und erwartet.

Die häufigsten Reaktionen nach einer Fußreflexzonenmassage sind:

- Entspannende Müdigkeit, besseres Lebensgefühl und Ausgleich der emotionalen Schwankungen,
- gerötete Wangen (sichtbares Zeichen für die Mehrdurchblutung im Körper),
- Schweißabsonderungen und Hautveränderungen am ganzen Körper oder an bestimmten Hautbezirken (z. B. Nachlassen des Juckreizes),
- Nachlassen der Schleimhautabsonderungen bzw. erhöhte Reinigung der Schleimhäute in den Atemwegen und Unterleibsorganen in Form von Schnupfen (ohne virale Beteiligung), Auswurf oder Ausfluss,
- kurzfristiges Aufflackern früherer Beschwerden, die unterdrückt bzw. nicht ganz ausgeheilt waren,
- vermehrte Harnausscheidung, Veränderung in Geruch und Farbe,
- vermehrte bzw. verminderte Blähungen, Veränderung des Stuhls in Quantität, Konsistenz, Farbe und Geruch,
- kurzer Fieberschub oder erhöhte Temperatur als natürliche Verarbeitung von Fremd- oder Schadstoffen.

5.1.2 Anatomie des Fußes

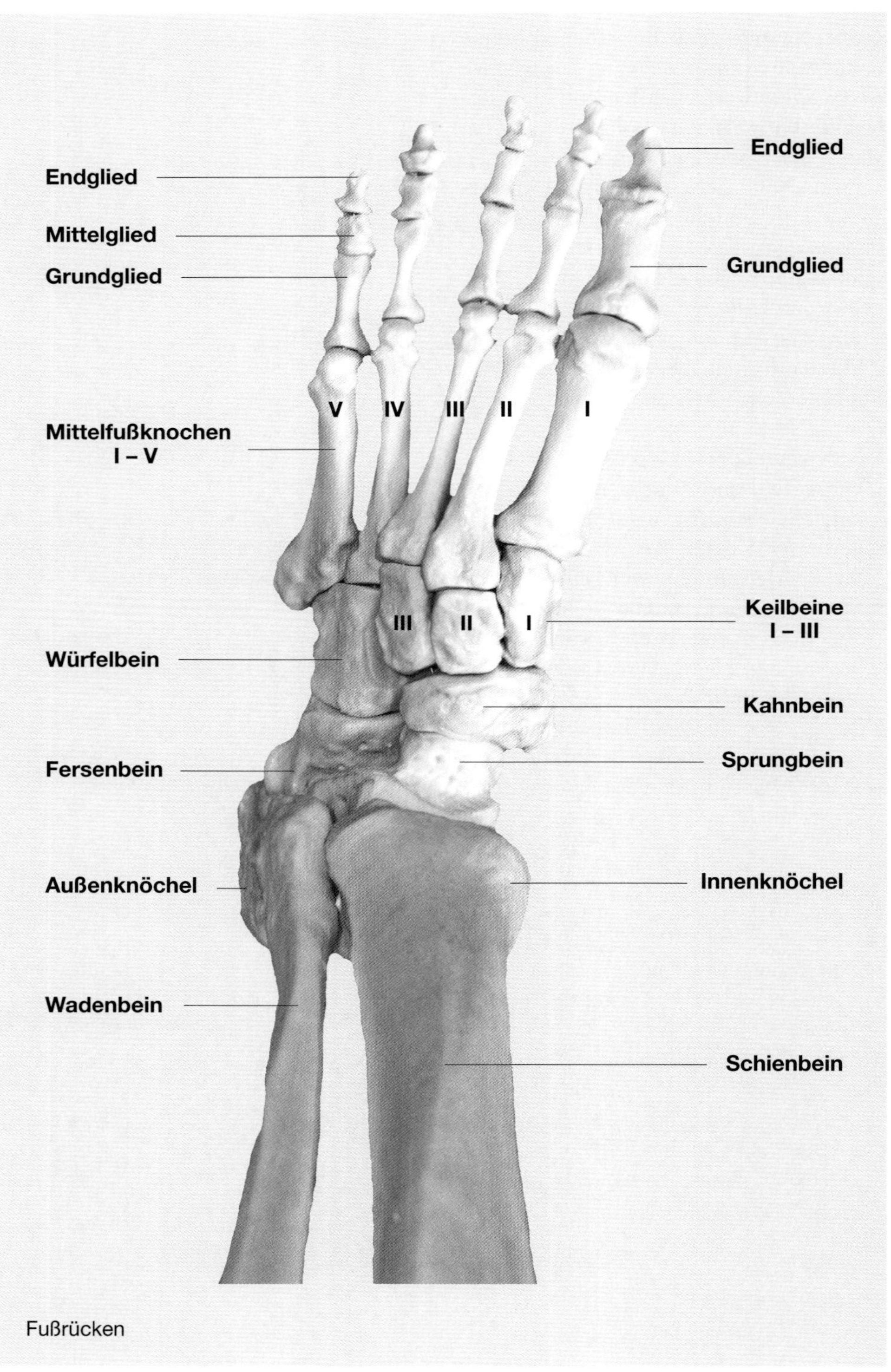

Fußrücken

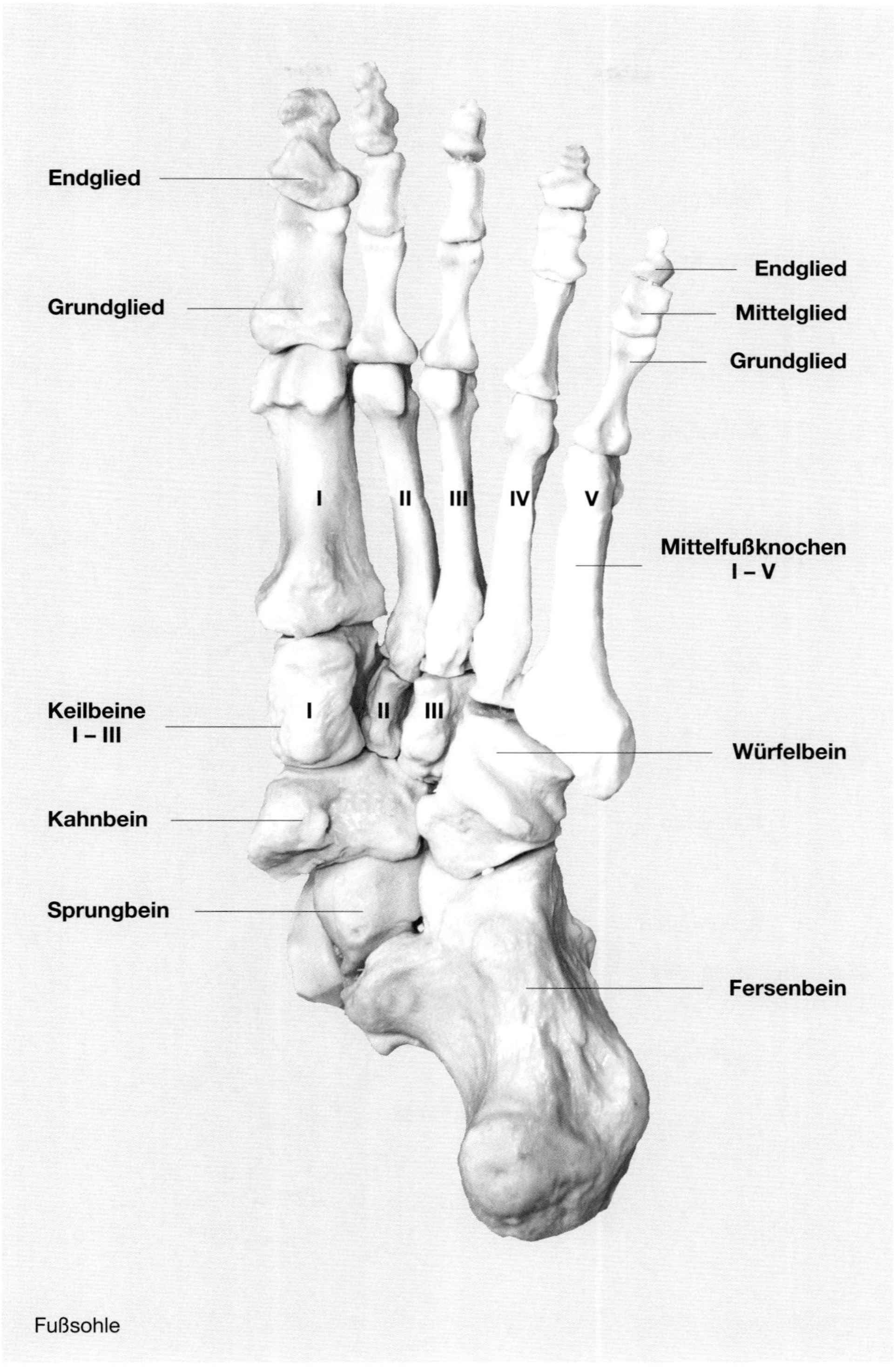
Endglied
Grundglied
Endglied
Mittelglied
Grundglied
I
II
III
IV
V
Mittelfußknochen
I – V
Keilbeine
I – III
I
II
III
Würfelbein
Kahnbein
Sprungbein
Fersenbein

Fußsohle

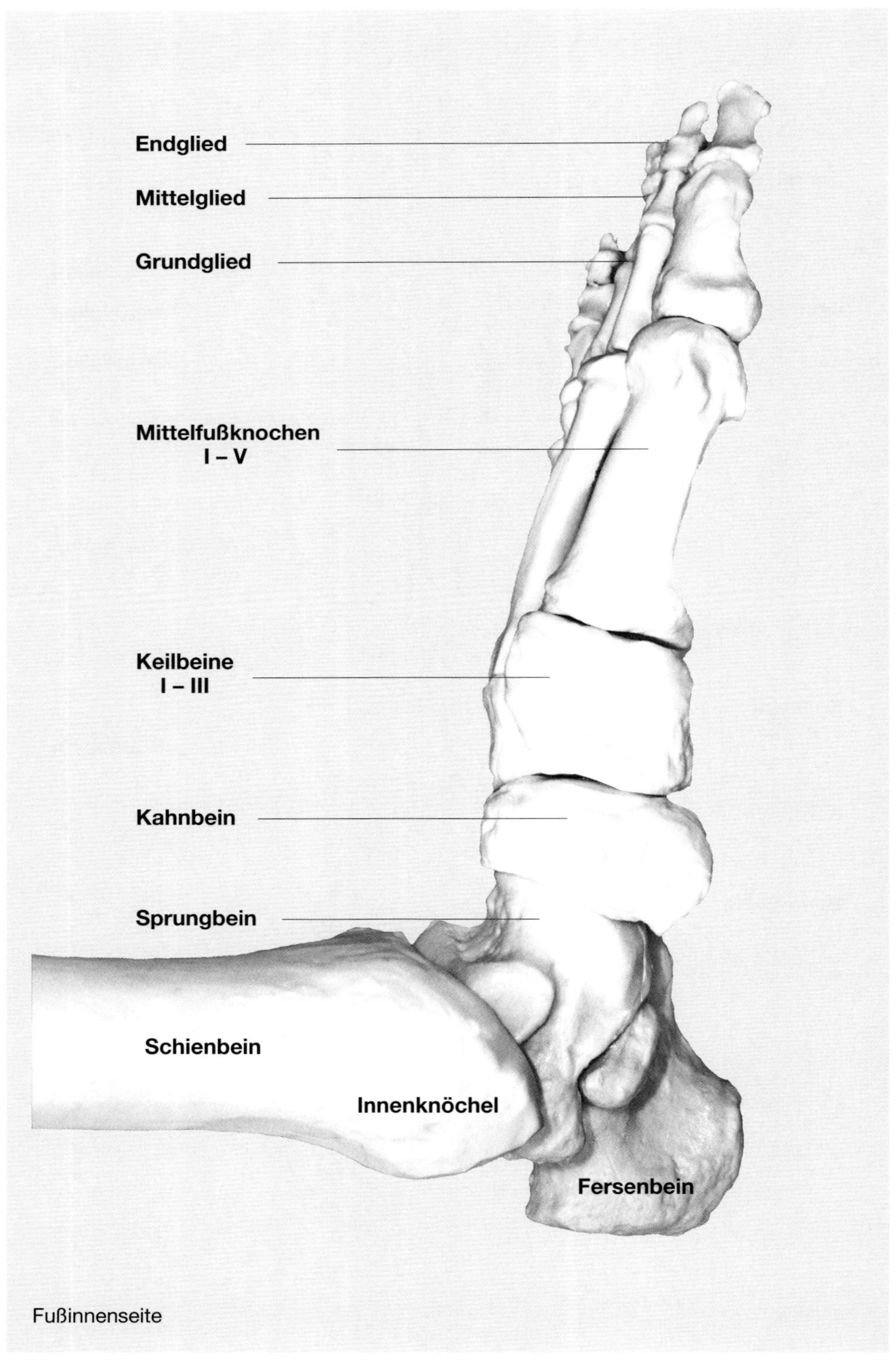

Fußinnenseite

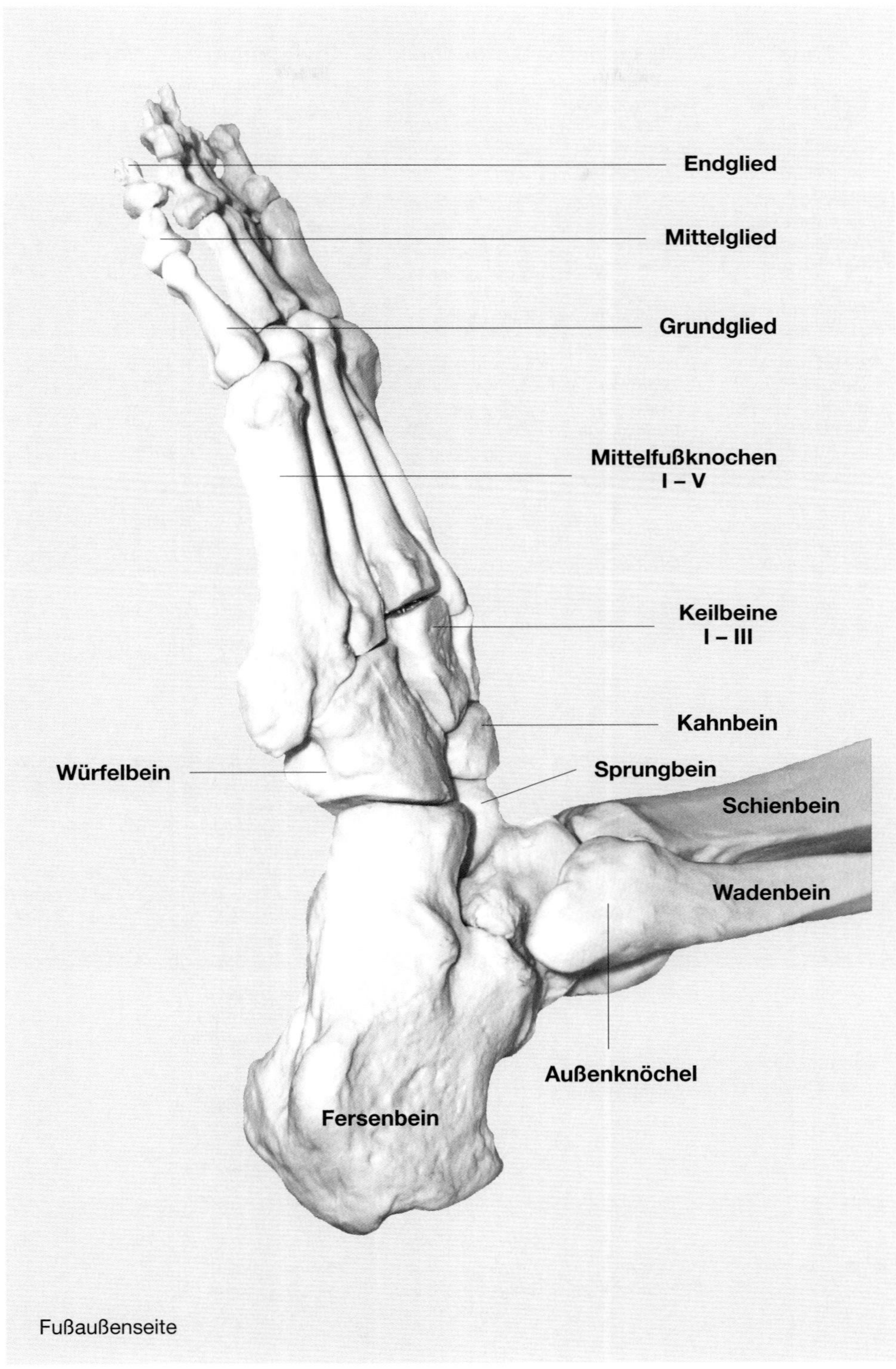

Fußaußenseite

5.2 Die Lage der Reflexzonen

5.2.1 Kopfzonen – Fußsohle

Zone	Reflexzonen	Grifftechnik	Anwendung	Vorsicht
Endglied der Großzehe (Großzehenbeere)	Gehirn, Schädel, Schädelbasis und Hinterkopf	Sedierend, mit sanftem Druck und kreisenden Bewegungen	Durchblutungs- und Muskelversorgung	
Endglied der Großzehe etwas seitlich im Mittelpunkt der Zehenabdruckschleife	Hirnanhangdrüse	Druck punktuell an- und abschwellend, gründliche Aktivierung	Nerven- und Hormonsystem ausgleichend bei stressreichen Lebenssituationen	
Großzehengrundglied (unterhalb der Großzehenbeere)	Hintere Nackenmuskulatur	Raupengriff, von innen nach außen, verträgt eine intensivere Anregung	Muskelverspannung und übersäuerungsbedingte Sehnenschmerzen	
Innenseite des Grundglieds der Großzehe zur 2. Zehe	Schläfe und Kiefergelenke	Sedierende kleine Kreisbewegungen, besonders gründlich	Kopfschmerzen, nächtliches Zähneknirschen	
2. und 3. Zehe	Augen	Raupengriff von der Zehenkuppe nach unten zum Grundgelenk	Sedierender Griff bei Übermüdung oder anregend zur positiven Beeinflussung der Sehschärfe	Übermäßige Aktivierung kann eine Kammerwasser-Abflussstörung (Grüner Star) verschlimmern
4. und 5. Zehe	Ohren, Mandeln und seitliche Speichel- und Lymphbahnen	Raupengriff oder sedierend von Zehenkuppe nach unten zum Grundgelenk	Schmerzhafter oder unangenehmer Druckwechsel im Ohr, nach übermäßigem Lärm, kindliche Halsentzündungen, Schluckbeschwerden	
Grundgelenke 4. und 5. Zehe	Eustachische Röhre	Kräftige ausstreichende Bewegungen in beide Richtungen	Druckausgleich (Flugzeugkabine) zwischen Mittelohr und Mundhöhle. Bei Erkältungen, Kopfschmerzen und entstauend, z. B. bei geschwollenen Augen	
Zwischenzehenräume	Obere Lymphbahnen	Leichte Zupfmassage von Zeigefinger und Daumen	Anregung des Immunsystems	Druck und Zwicken können schmerzhaft, schweißtreibend und dabei krampfauslösend wirken

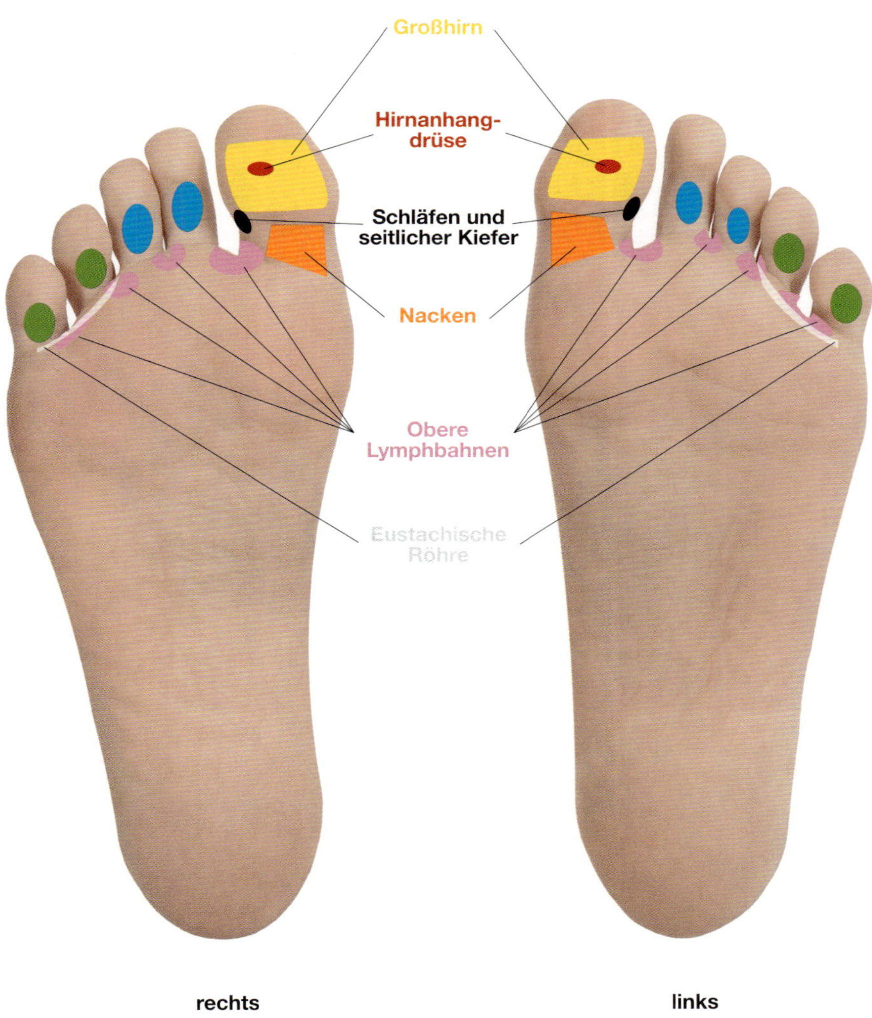
Großhirn
Hirnanhang-
drüse
Schläfen und
seitlicher Kiefer
Nacken
Obere
Lymphbahnen
Eustachische
Röhre
rechts
links

5.2.2 Kopfzonen 1 – Fußrücken

Zone	Reflexzonen	Grifftechnik	Anwendung	Vorsicht
Großzehen, oberhalb des 1. Zehengelenks 2. und 3. Zehe, oberhalb des Grundzehenglieds 4. Zehe, oberhalb des Mittelzehenglieds 5. Zehe, oberhalb des Endglieds	Stirn-, Kieferhöhlen	Sedierend oder aktivierend	Sedierend bei allergischen Reizungen Aktivierend zur Förderung des Riechvermögens oder Sekretentleerung	
Großzehe zwischen 1. und 2. Zehengelenk	Nasen-Rachen-Raum	Sedierend	Aktiviert körpereigene Abwehrkräfte, z. B. bei Schnupfen	Darunterliegende Schilddrüsenzone darf nicht so stark aktiviert werden
Gelenkspalte zwischen 2. Großzehenglied und Mittelfußknochen	Schilddrüse	Sanft kreisend	Unterstützend zur Normalisierung der Drüsen	Hitzewallungen, Herzjagen, Nervosität

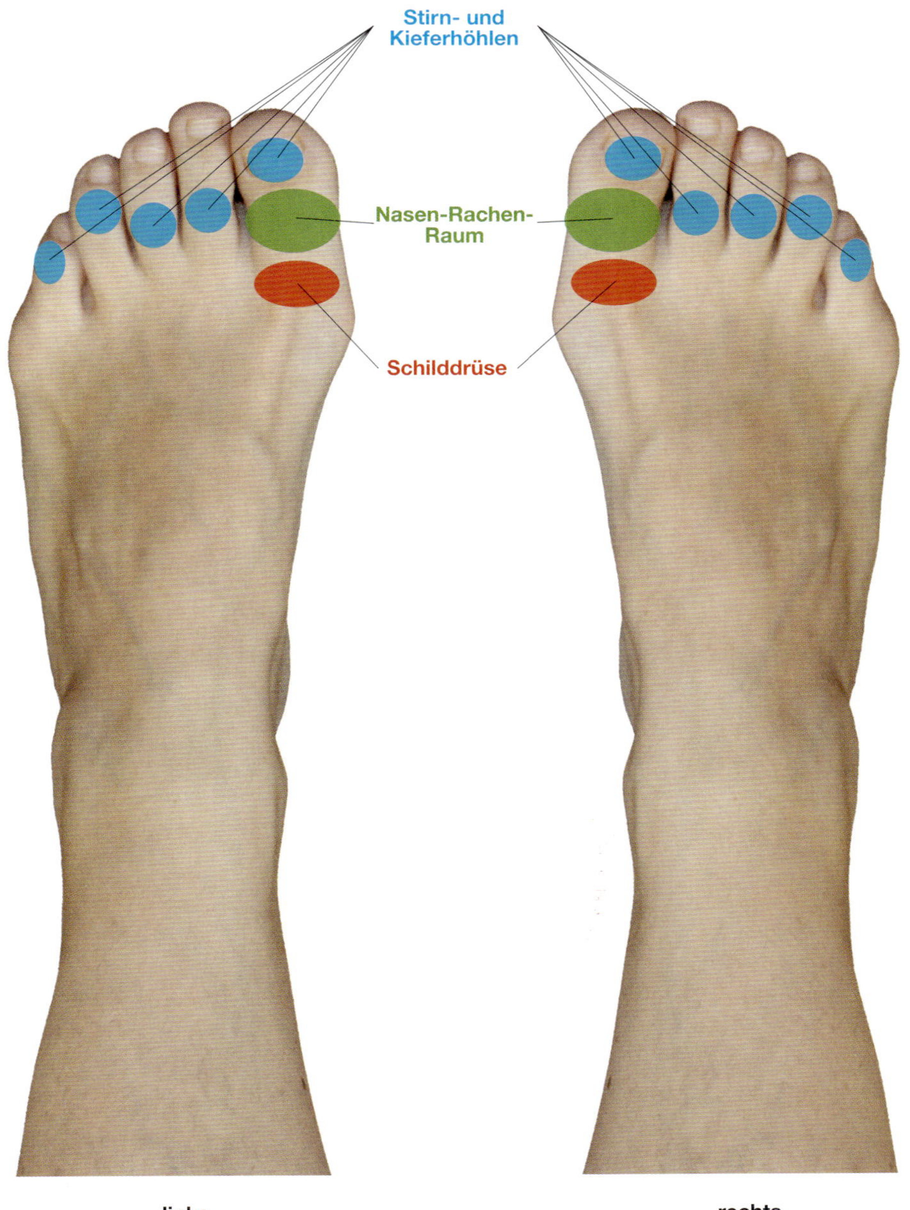
Stirn- und Kieferhöhlen
Nasen-Rachen-Raum
Schilddrüse
links
rechts

5.2.3 Kopfzonen 2 – Fußrücken

Zone	Reflexzonen	Grifftechnik	Anwendung	Vorsicht
Innenseite der Großzehe zur 2. Zehe	Schläfe und Kiefergelenke	besonders gründliche sedierende kleine Kreisbewegungen	Kopfschmerzen, nächtliches Zähneknirschen	
1. Zehe = oberhalb des 1. Zehengelenks medial	1. Schneidezähne	Sanft kreisend	Unterstützend beim Wachstum der Zähne, durchblutungsanregend für das Zahnfleisch	Irritationen (ähnlich einem entzündlichen Schmerz)
2. Zehe Oberkiefer = 1. Zehengelenk Unterkiefer = 2. Zehengelenk	2. Schneidezähne und Eckzahn	Sanft kreisend	Unterstützend beim Wachstum der Zähne, durchblutungsanregend für das Zahnfleisch	Irritationen (ähnlich einem entzündlichen Schmerz)
3. und 4. Zehe Oberkiefer = 1. Zehengelenk Unterkiefer = 2. Zehengelenk	Vordere Backenzähne und hintere Backenzähne	Sanft kreisend	Unterstützend beim Wachstum der Zähne, durchblutungsanregend für das Zahnfleisch	Irritationen (ähnlich einem entzündlichen Schmerz)
5. Zehe Oberkiefer = 1. Zehengelenk Unterkiefer = 2. Zehengelenk	Weisheitszahn	Sanft kreisend	Unterstützend beim Wachstum der Zähne, durchblutungsanregend für das Zahnfleisch	Irritationen (ähnlich einem entzündlichen Schmerz)
Zwischenzehenräume	Obere Lymphbahnen	Leichte Zupfmassage von Zeigefinger und Daumen	Harmonisieren den Lymphfluss	Druck und Zwicken können schmerzhaft, schweißtreibend und dabei krampfauslösend wirken

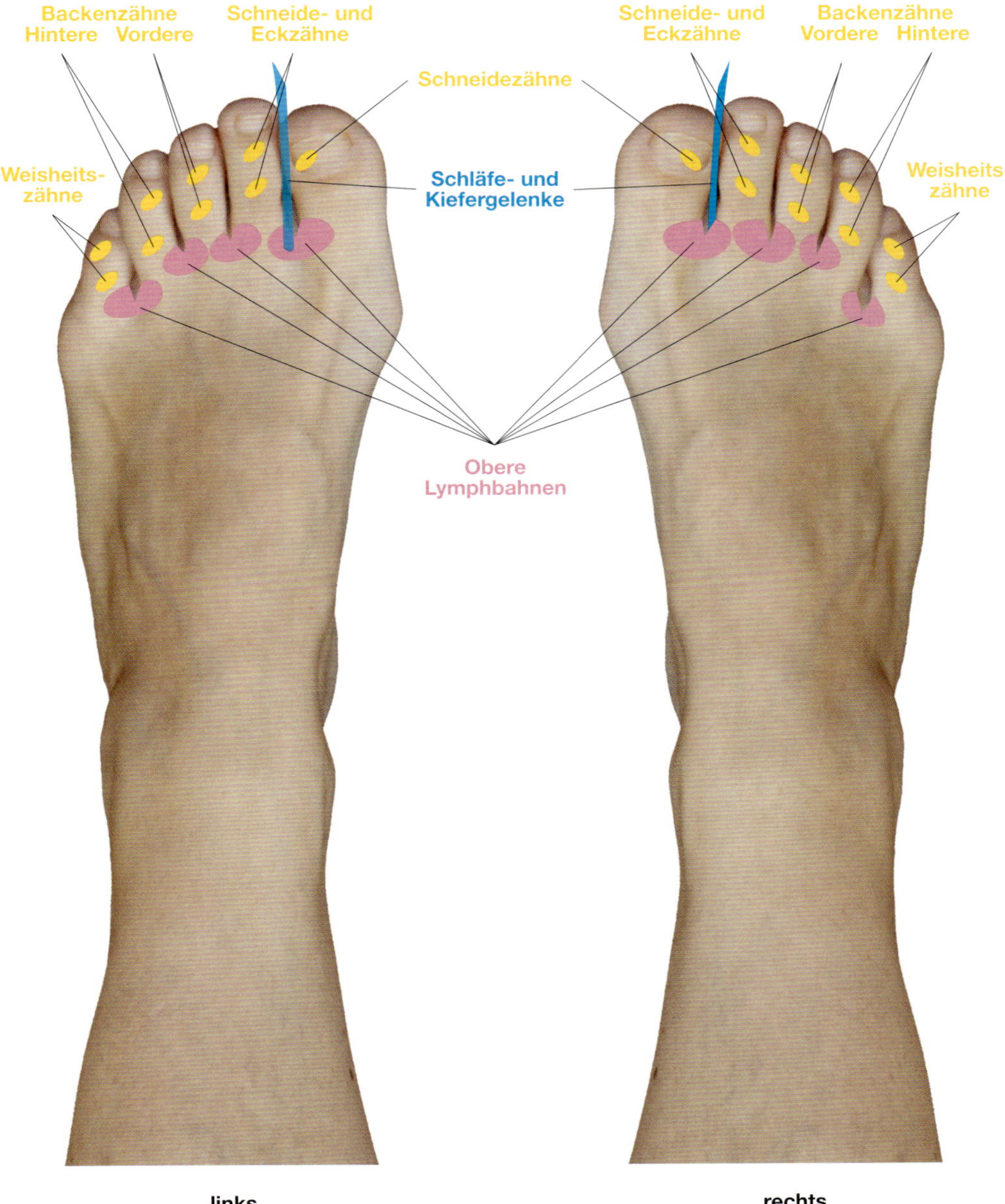
Backenzähne
Hintere Vordere
Schneide- und
Eckzähne
Schneidezähne
Schneide- und
Eckzähne
Backenzähne
Vordere Hintere
Weisheits-
zähne
Schläfe- und
Kiefergelenke
Weisheits-
zähne
Obere
Lymphbahnen
links
rechts

5.2.4 Bewegungsapparat – Fußsohle

Zone	Reflexzonen	Grifftechnik	Anwendung	Vorsicht
2. Groß-zehenglied	Nacken-muskulatur	Fingerkuppe, sanft sedierend langsam und kreisend	Verspannung, Schmerzen	
Fußinnenkante 2. Groß-zehenglied	Halswirbel-säule	Fingerkuppe, sanft sedierend langsam und kreisend	Verspannung, Schmerzen	Auswirkung auf Schilddrüsen- und Herzzone: Nicht so stark aktiviert!
Fußinnenrand des 1. Mittel-fußknochens	Brustwirbel-säule	Fingerkuppe, neutral bis sedierend kreisend	Verspannung, Schmerzen	
Fußinnenrand vom Keilbein und bis zur Mitte des Kahnbeins	Lendenwirbel-säule	Daumen, neutral bis sedierend kreisend	Verspannung, Schmerzen	
Fußinnenrand, ab untere Mitte des Kahnbeins bis obere Mitte des Sprung-beins	Kreuzbein	Daumen, neutral bis sedierend kreisend	Verspannung, Schmerzen	
Fußinnenrand, ab untere Mitte des Sprung-beins bis unter-halb des Innen-knöchels	Steißbein	Daumen, neutral bis sedierend kreisend	Verspannung, Schmerzen	
obere Hälfte der 1. bis 5. Mittel-fußknochen	Schultergürtel	Daumen, krei-send und/oder Raupengriff	Blockaden	
Gelenkspalt zwischen 5. Ze-hengrundgelenk und Mittel-fußknochen	Schultergelenk	Zupfmassage von Zeigefinger und Daumen	Verspannung, Schmerzen	
5. Mittelfußkno-chen bis Ansatz des Würfelbeins	Oberarm bis Ellenbogen	Ausstreichen oder kleine sanft sedieren-de Kreise	Schulter-Armsyndrom und Schmerzzustände	
Fersenbein	Gesäß- und Becken-muskulatur	Neutraler bis kräftiger Rau-pengriff	Zur besseren Durchblutung und Kräftigung der Haltemuskulatur	Nicht bei Ischias-schmerzen

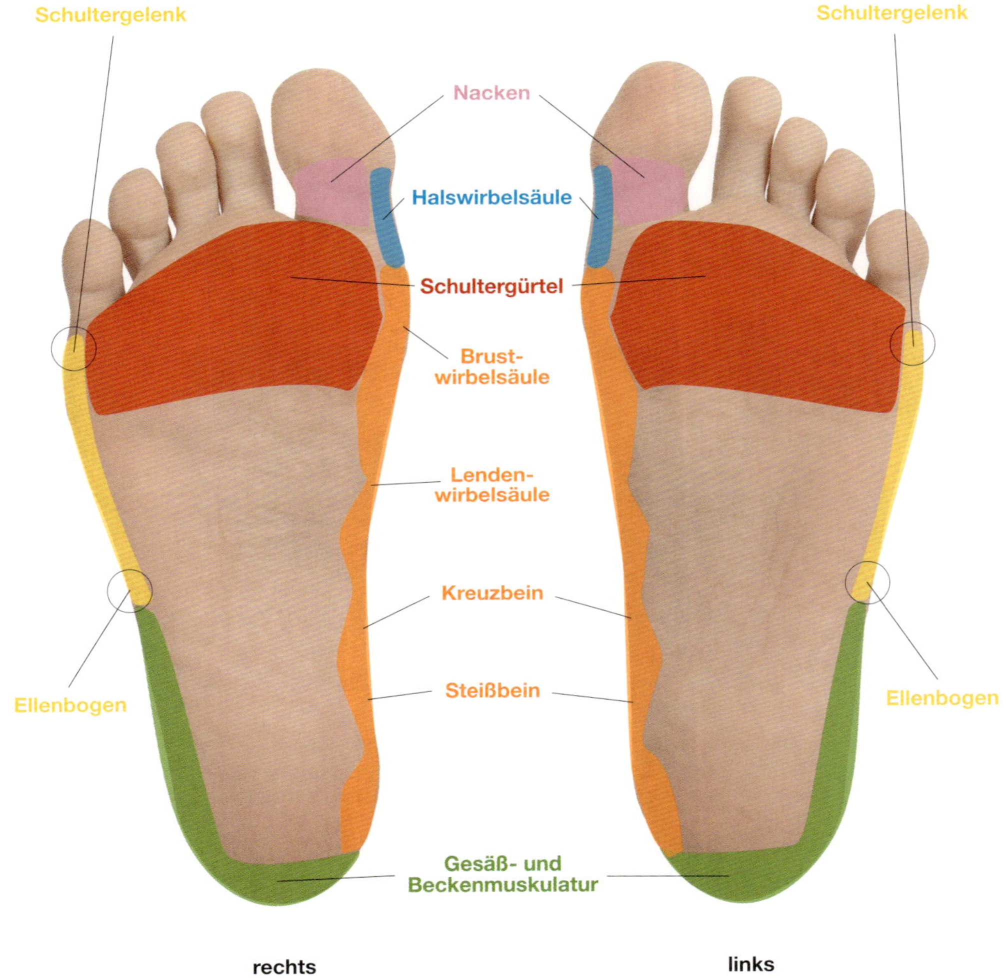
Schultergelenk
Schultergelenk
Nacken
Halswirbelsäule
Schultergürtel
Brust-
wirbelsäule
Lenden-
wirbelsäule
Kreuzbein
Steißbein
Ellenbogen
Ellenbogen
Gesäß- und
Beckenmuskulatur
rechts
links

5.2.5 Bewegungsapparat – Fußrücken

Zone	Reflexzonen	Grifftechnik	Anwendung	Vorsicht
Neben dem 1. Fußmittelknochen	Brustbein	Fingerkuppe, sanft sedierend langsam und kreisend	Verspannung, Schmerzen	
Obere Hälfte der fünf Mittelfußknochen	Schultergürtel	Kreisend und/oder Raupengriff	Blockaden	Auswirkung auf Schilddrüsen- und Herzzone: Nicht so stark aktiviert!
Untere Hälfte der fünf Mittelfußknochen	Brustkorb und Rippen	Anregend bis sedierend kreisend	Anregend bei flacher Atmung und Förderung der Sekretausscheidung, sedierend bei Schmerzen, Schluckauf und Reizhusten	
Über dem Keil-, Kahn- und Sprungbein	Bauchmuskulatur	Anregend bis sedierend kreisend	Anregend bei Darmträgheit, sedierend bei Koliken	
Um den Außenknöchel im Halbkreis	Hüftgelenk	neutral bis sedierend kreisend	Verspannung, Schmerzen	
Außenseite zwischen Achillessehne und Oberschenkelknochen ca. Handlänge des Patienten	Knie (Bezugspunkt)	Sedierend, punktueller Druck	Zur besseren Durchblutung und Kräftigung der Haltemuskulatur	

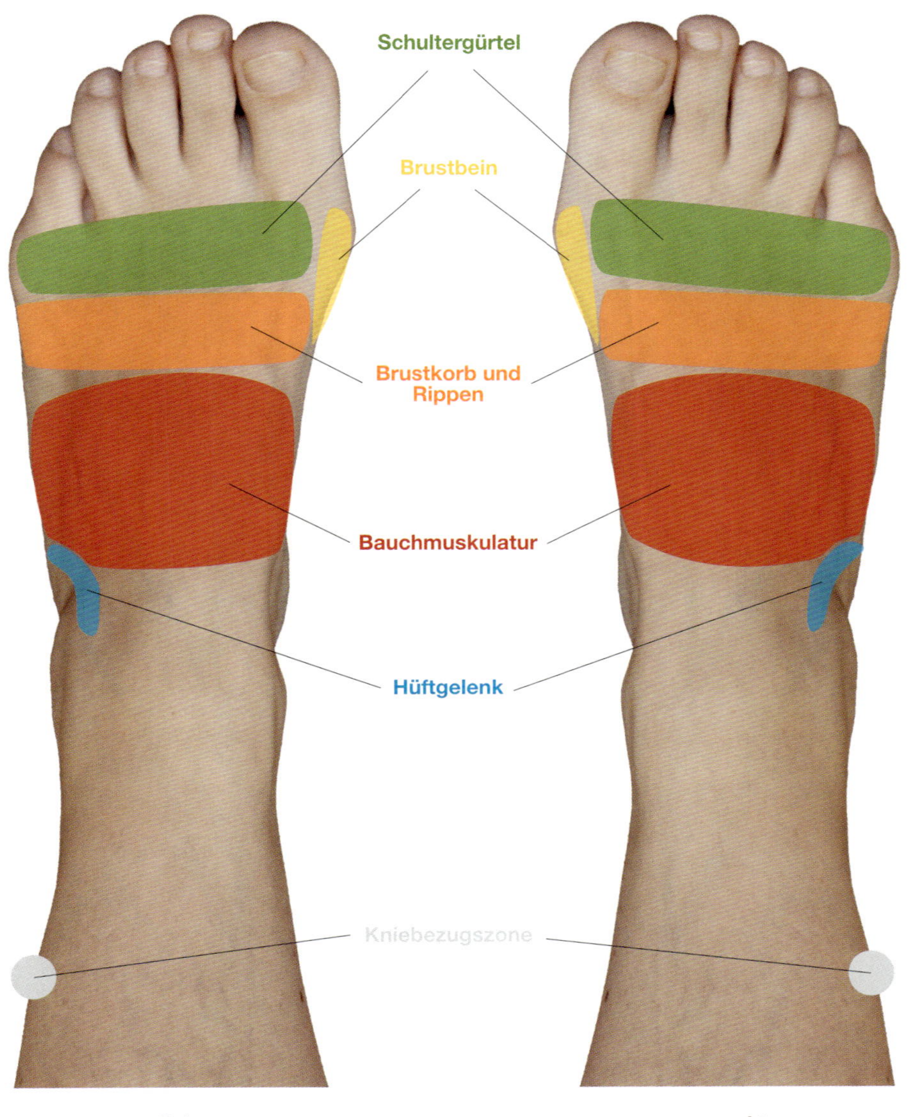
Schultergürtel
Brustbein
Brustkorb und Rippen
Bauchmuskulatur
Hüftgelenk
Kniebezugszone
links
rechts

5.2.6 Atemwege – Fußsohle

Zone	Reflexzonen	Grifftechnik	Anwendung	Vorsicht
Zwischenzehenraum der Mittelknochen Großzehe und 2. Zehe	Luftröhre und Bronchien	Sanft sedierend und kreisend beginnend vom Zwischenraum zu den Mittelknochen	Sanft bei Bronchitis, Husten, Bronchialasthma Tonisierend zum Sekretabhusten	
1. bis 5. Mittelfußknochen	Lungen	Anregend	Anregend bei flacher Atmung Sanft bei Allergikern	
2. bis 3. Mittelfußknochen mittig und ellipsenförmig	Zwerchfellmuskel und Solarplexus – Nervenschaltstelle im Bauchraum	Anregend oder sanft sedierend kreisend. Zum Abschluss haltend	Anregend zur tiefen und gesunden Atmung Sanft bei Krämpfen, z. B. Schluckauf Solarplexus – sedierend bei Unruhe, Stress und starker Nervosität Zum Abschluss der Massage zur Harmonisierung	

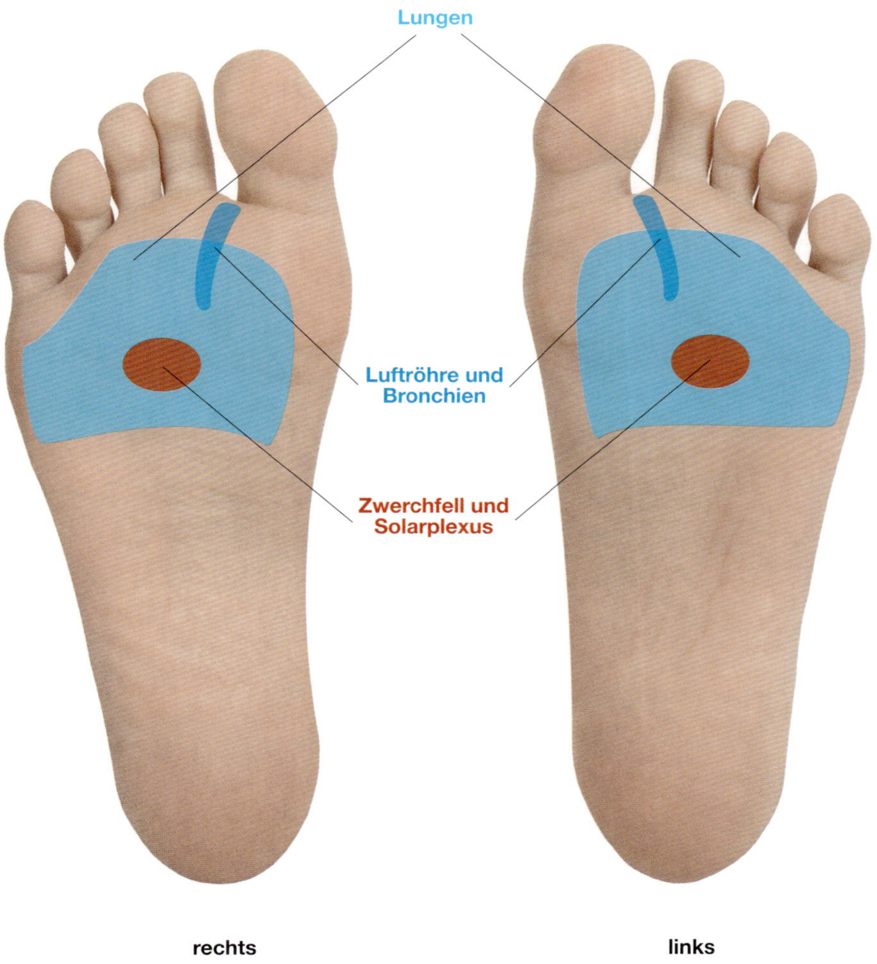
Lungen
Luftröhre und Bronchien
Zwerchfell und Solarplexus
rechts
links

5.2.7 Atemwege – Fußrücken

Zone	Reflexzonen	Grifftechnik	Anwendung	Vorsicht
Großzehen	Nase, Nasen-neben-, Stirn-, Kieferhöhlen	Sedierend oder aktivierend	Sedierend bei allergischen Reizungen. Aktivierend zur Förderung des Riechvermögens oder Sekret-entleerung. Aktiviert körperei-gene Abwehr-kräfte, z. B. bei Schnupfen.	
Zwischenzehen-raum der Mittel-knochen. Großzehe und 2. Zehe.	Luftröhre und Bronchien	Sanft sedierend und kreisend beginnend vom Zwischenraum zu den Mittel-knochen	Sanft bei Bronchi-tis, Husten, Bron-chialasthma. Tonisierend zum Sekretabhusten.	
1. bis 5. Mittel-fußknochen	Lungen	Anregend	Anregend bei flacher Atmung. Sanft bei Allergikern.	

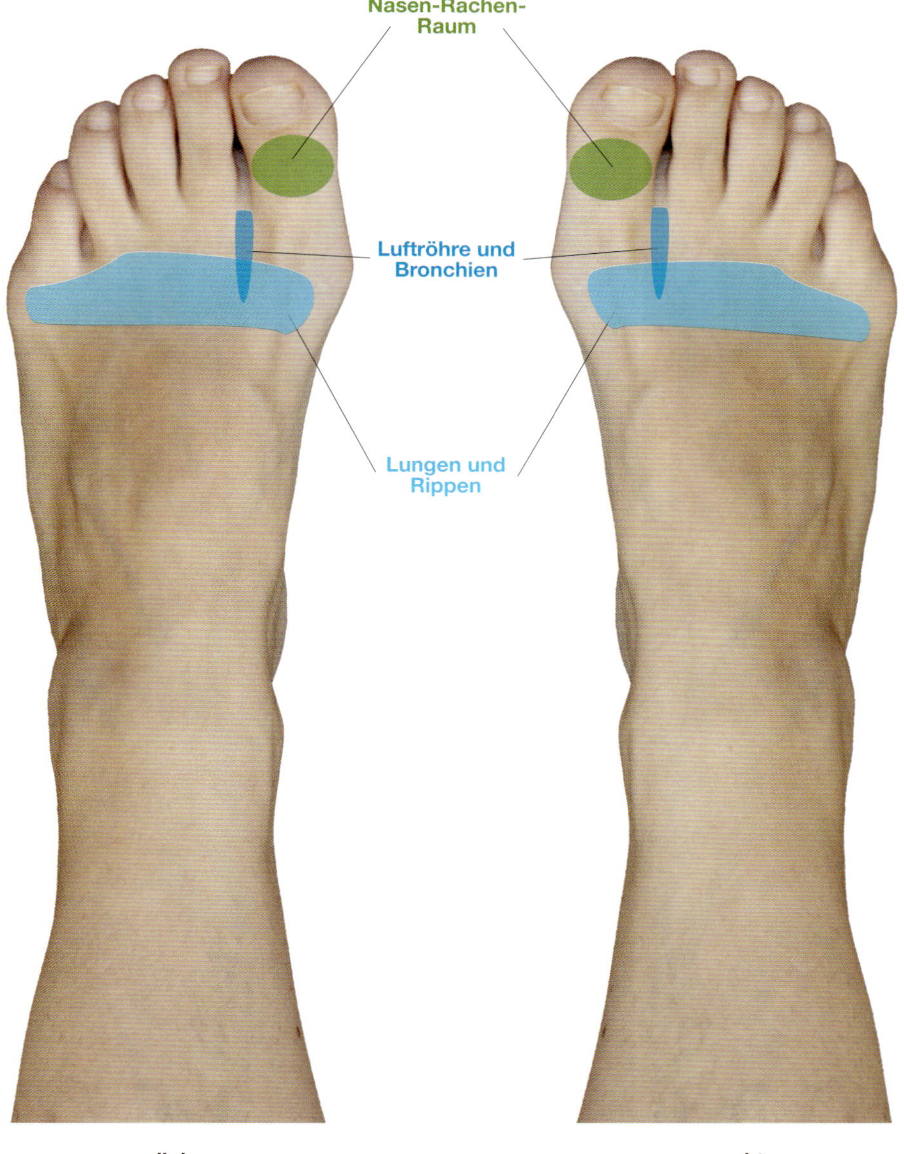
Nasen-Rachen-Raum
Luftröhre und Bronchien
Lungen und Rippen
links
rechts

5.2.8 Herzzone – Fußsohle

Zone	Reflexzonen	Grifftechnik	Anwendung	Vorsicht
Rechter Fuß: Oberer Teil des 1. Mittelfußknochens Linker Fuß: Oberer Teil des 1. und 2. Mittelfußknochens	**Herz**	**Sanft sedierend und kreisend**	**Gesundheitsvorsorge**	
Linker Fuß: Obere Hälfte des 2. bis 5. Mittelfußknochens	**Bezugszone Herz**	**Sanft sedierend und kreisend**	**Gesundheitsvorsorge Herzrhythmusstörungen**	**Bei Herzbeschwerden nur die Bezugszone sanft bearbeiten**

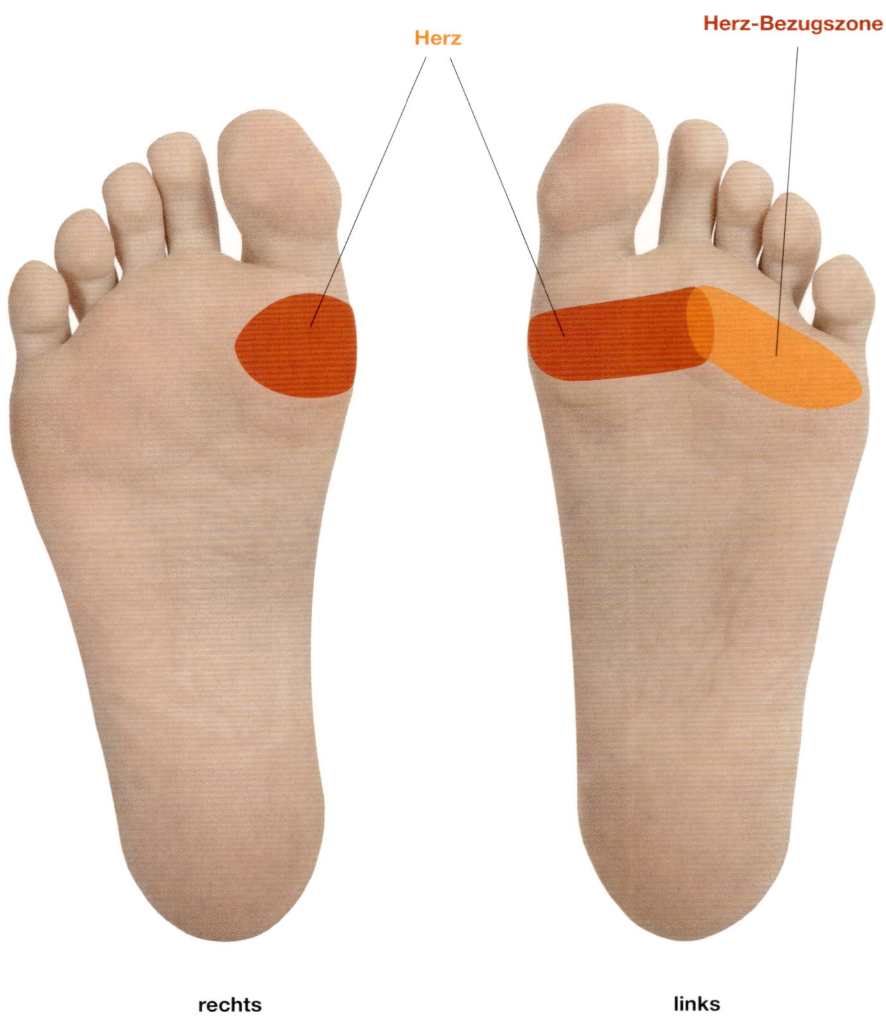
Herz
Herz-Bezugszone
rechts
links

5.2.9 Herzzone – Fußrücken

Zone	Reflexzonen	Grifftechnik	Anwendung	Vorsicht
Rechter Fuß: Oberer Teil des 1. Mittelfußknochens Linker Fuß: Oberer Teil des 1. und 2. Mittelfußknochens	Herz	Sanft sedierend und kreisend	Gesundheitsvorsorge	
Linker Fuß: obere Hälfte der 2. bis 5. Mittelfußknochen	Bezugszone Herz	Sanft sedierend und kreisend	Gesundheitsvorsorge Herzrhythmusstörungen	Bei Herzbeschwerden nur die Bezugszone sanft bearbeiten

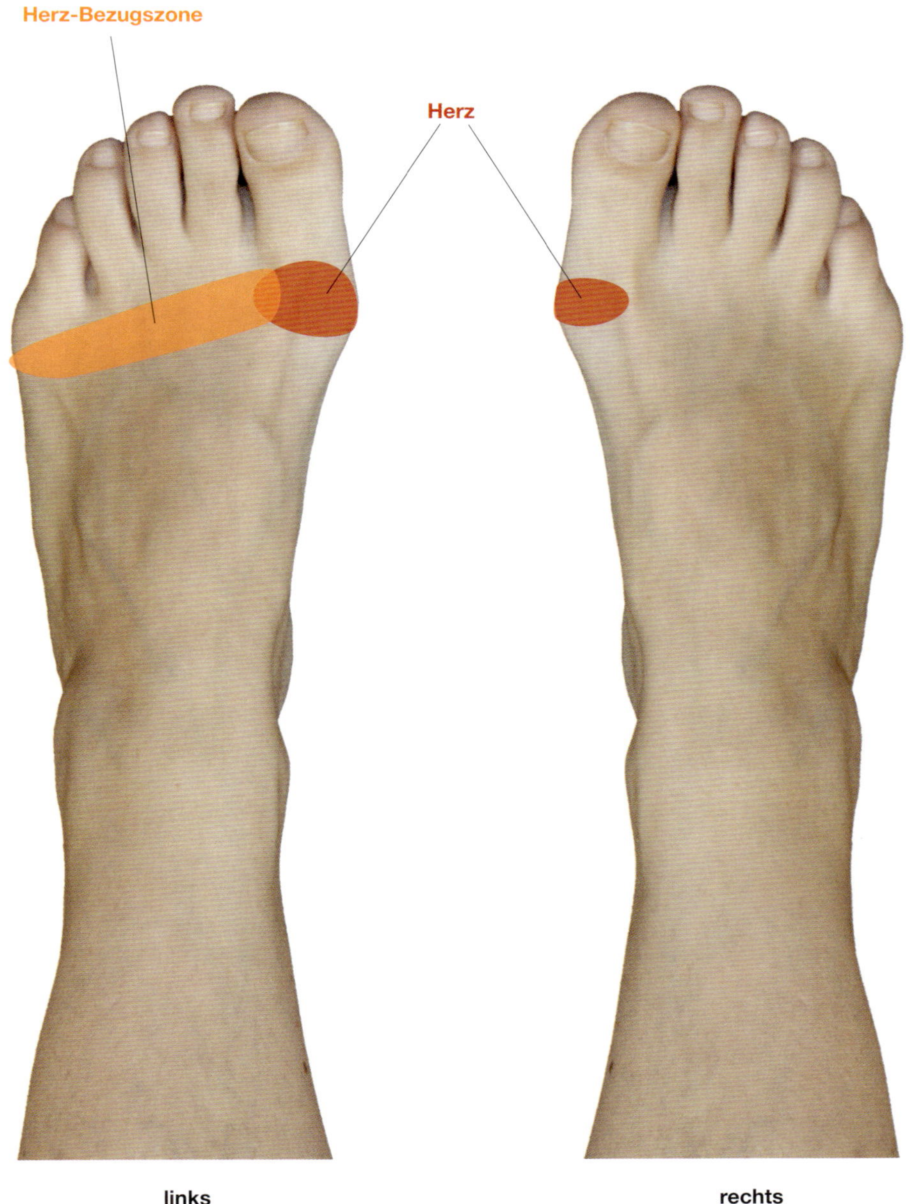
Herz-Bezugszone
Herz
links
rechts

5.2.10 Verdauung – Fußsohle

Zone	Reflexzonen	Grifftechnik	Anwendung	Vorsicht
Zwischenraum von Großzehe und 2. Zehe bis zum mittleren Teil des Mittelfußknochens	Speiseröhre	Von distal nach proximal. Raupengriff, sanft sedierend langsam oder anregend kreisend.	Sanft bei nervösem Sodbrennen, nach Brechreiz. Anregend bei Appetitlosigkeit und Schluckstörungen.	
Rechter Fuß: Mittlerer Teil des 1. bis 2. Mittelfußknochens. Linker Fuß: Mittlerer Teil des 1. Mittelfußknochens über den 2. Mittelfußknochen hinaus.	Magen	Neutral bis sedierend kreisend	Nervöser Reizmagen. Völlegefühl, Magenschmerzen.	
Rechter Fuß: Proximaler Teil des 1. Mittelfußknochens bis zum oberen Abschnitt des 1. Keilbeins. Linker Fuß: Proximaler Teil des 1. bis 2. Mittelfußknochens bis zum distalen Abschnitt der Keilbeine 1 bis 3.	Bauchspeicheldrüse	Neutral bis sedierend kreisend	Funktionsunterstützung	
Rechter Fuß: Mitte der 2. bis 5. Mittelfußknochen	Leber	Neutral bis sedierend kreisend	Funktionsunterstützung und bei Leberleiden	
Rechter Fuß: Proximaler Teil des 3. bis 4. Mittelfußknochens	Gallenblase	Neutral bis sanft sedierend kreisend	Unterstützung der Fettverdauung, gegen Blähungen. Nur stark sedierender Druck bei akuten Gallenkoliken, bis der Arzt eintrifft!	Zu starke Anregung kann zum Auslösen von Koliken führen
Zwischen Würfel- und Fersenbein	Blinddarm	Anregend oder kleine sanft sedierende Kreise	Anregung der immunologischen Regelung der Darmtätigkeit. Sanft bei Reizungen.	
Linker Fuß: Proximaler Teil der Mittelfußknochen 3 bis 5	Milz	Anregend oder kleine sanft sedierende Kreise	Anregung des Immunsystems, Erneuerung des Bluts	
Rechter Fuß: Distaler Abschnitt des 1. Keilbeins. Linker Fuß: Distaler Abschnitt der Keilbeine 1 bis 3.	Zwölffingerdarm	Sanft sedierend langsam oder anregend kreisend	Sanft bei Blähungen und Krämpfen. Anregend zur Unterstützung der Nahrungsaufnahme und Peristaltik.	
Bereich vom Kahnbein über Sprungbein über proximale Mitte Würfelbein und distaler Mitte Fersenbein	Dünndarm	Sanft sedierend langsam oder anregend kreisend	Sanft bei Blähungen und Krämpfen. Anregend zur Unterstützung der Nahrungsaufnahme und Peristaltik	

Zone	Reflex-zonen	Grifftechnik	Anwendung	Vorsicht
Rechter Fuß: Fersenbein aufsteigend über Würfelbein bis zum proximalen Teil des 5. Mittelfußknochens weiter quer verlaufend über Kahnbein bis Fußinnenrand. Linker Fuß: Quer verlaufend über Fußinnenrand über Kahnbein bis zum proximalen Teil des 5. Mittelfußknochens nach unten absteigend. Über Würfelbein bis Mitte Fersenbein abbiegend quer zum Fußinnenrand.	Dickdarm	Kräftige Ausstreichungen oder kräftiger Raupengriff. Neutral bis sanft kreisend.	Kräftig zur Anregung der Darmtätigkeit. Sanft zur Beruhigung.	

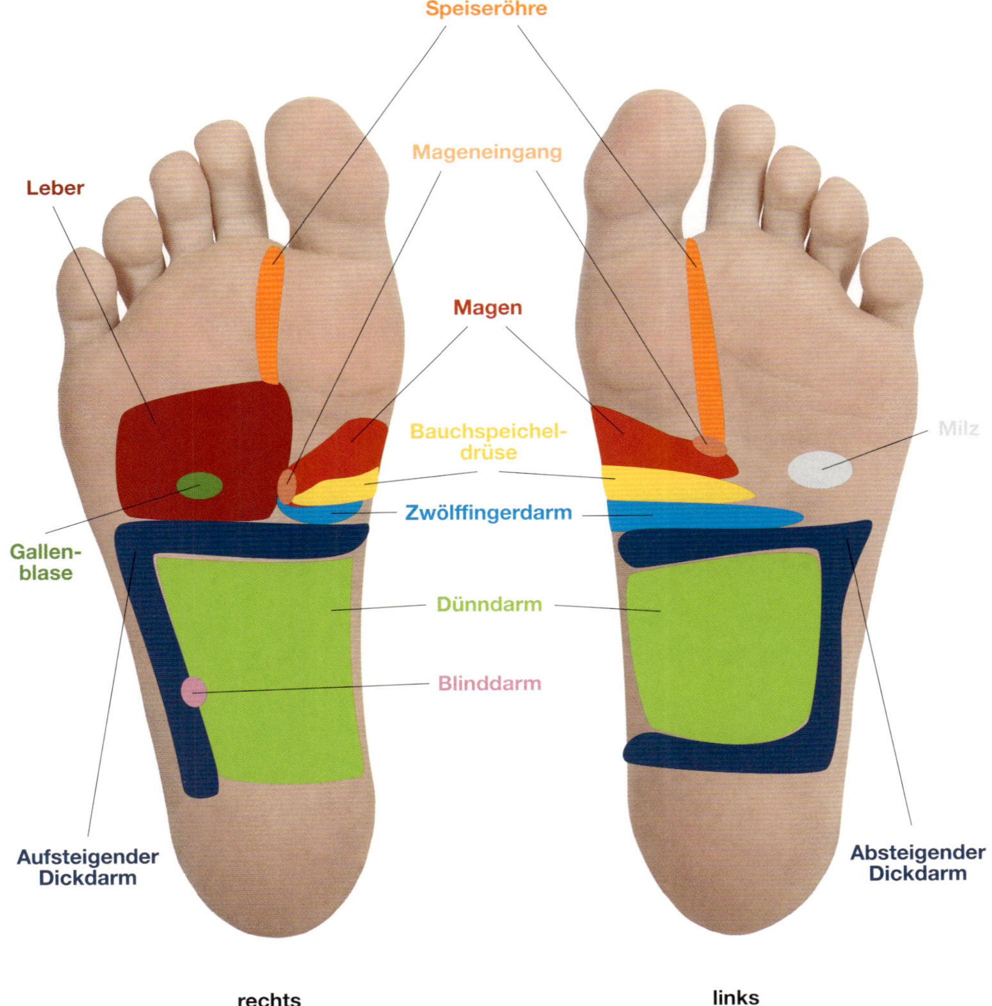

5.2.11 Verdauung – Fußrücken, Fußinnen- und Fußaußenseiten

Zone	Reflexzonen	Grifftechnik	Anwendung	Vorsicht
Oberseite Großzehe zwischen 1. und 2. Zehenglied	Mundhöhle	Neutral bis sedierend kreisend	Funktionsunterstützung des Speichelflusses	
Zwischenraum von Großzehe und 2. Zehe bis zum mittleren Teil der Mittelfußknochen	Speiseröhre	Von oben nach unten. Raupengriff, sanft sedierend langsam oder anregend kreisend.	Sanft bei nervösem Sodbrennen, nach Brechreiz. Anregend bei Appetitlosigkeit und Schluckstörungen	
Rechter Fuß: Unteren Teil des 3. bis 4. Mittelfußknochens	Gallenblase	Neutral bis sanft sedierend kreisend	Nur stark sedierender Druck bei akuten Gallenkoliken, bis der Arzt eintrifft!	Zu starke Anregung kann zum Auslösen von Koliken führen
Zwischen Würfel- und Fersenbein	Blinddarm	Anregend oder kleine sanft sedierende Kreise	Anregung der immunologischen Regelung der Darmtätigkeit. Sanft bei Reizungen.	
Linker Fuß: Fußinnenseite am Fersenbein in einer kleinen fühlbaren Knochenvertiefung	Mastdarm	Kräftige Ausstreichungen oder kräftiger Raupengriff	Kräftig zur Anregung der Darmtätigkeit	
Rechter Fuß: Fußinnenseite am Fersenbein in einer kleinen fühlbaren Knochenvertiefung	After	Neutral bis sanft kreisend	Sanft zur Beruhigung	

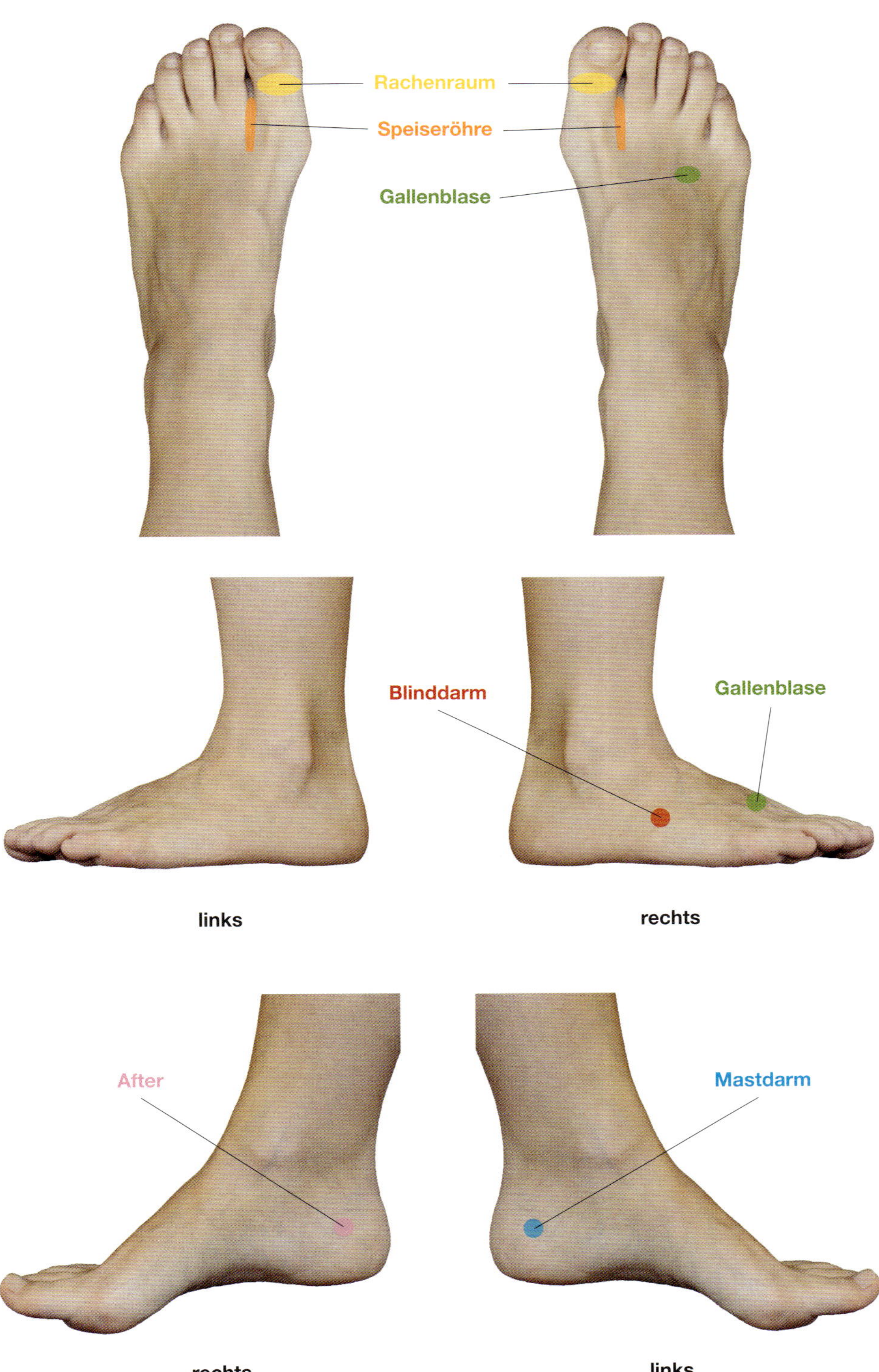
Rachenraum
Speiseröhre
Gallenblase
Blinddarm
Gallenblase
links
rechts
After
Mastdarm
rechts
links

5.2.12 Harnwege – Fußsohle und Fußinnenseite

Zone	Reflexzonen	Grifftechnik	Anwendung	Vorsicht
Zwischen dem 2. und 3. Fußmittelknochen bis gelenkige Verbindung zum 2. und 3. Keilbein	Nieren	Neutral bis sanft sedierend langsam und kreisend	Tonisierend nach Harnwegserkrankungen	Kolikgefahr bei Nierensteinen
Schräg über die Fußsohle zum Kahnbein an der Fußinnenseite	Harnleiter	Neutral bis sanft sedierend langsam und kreisend und/oder Raupengriff	Tonisierend nach Harnwegserkrankungen. Sanft bei nervösem Harnfluss oder bei Verkrampfungen während der Regelblutung.	
Fußinnenseite, auf dem Vorsprung des Fersenbeins und vom Kahn- und Sprungbein begrenzt (meist als eine kleine weiche Wölbung zu erkennen)	Harnblase	Anregend bis sedierend kreisend	Sedierend bei nervöser Reizblase	

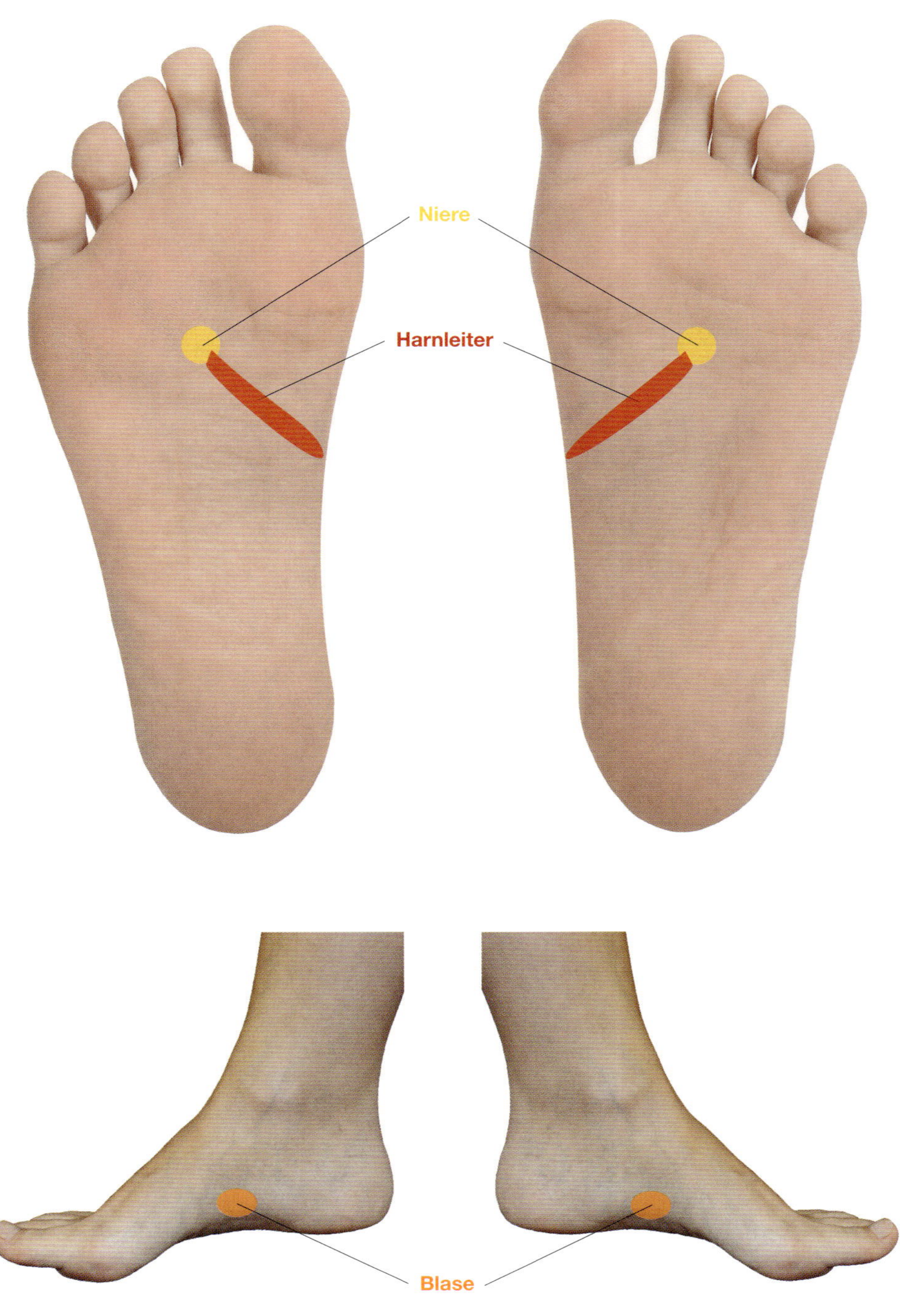
Niere
Harnleiter
Blase
rechts
links

5.2.13 Genitalzonen – Fußrücken, Fußinnen- und Fußaußenseite

Zone	Reflexzonen	Grifftechnik	Anwendung	Vorsicht
Unterhalb des Außenknöchels mittig zwischen Außenknöchel, Außenkante und Fersenbein	Eierstock oder Hoden (Bezugszone)	Anregend bis sedierend kreisend	Anregend bei klimakterischen Beschwerden, funktionellen Hormonstörungen. Sedierend bei Regelschmerzen und Zystenbildung.	
Von Mitte Außenkante über den Fußrücken zur Mitte Innenseite	Eileiter oder Leistenkanal	Anregend bis sedierend kreisend	Anregend bei klimakterischen Beschwerden, funktionellen Hormonstörungen. Sedierend bei Regelschmerzen und Zystenbildung.	
Unterhalb des Innenknöchels und Sprungbeins und mittig über das Fersenbein	Gebärmutter und Vorsteherdrüse, Hoden	Anregend bis sedierend kreisend	Anregung des Abflusses und der immunologischen Aktivitäten	
Unterhalb des Innenknöchels	Schambeinregion	Sanfter Raupengriff	Durchblutungsfördernd	
Unterhalb des Außenknöchels	Hüftgelenk	Anregender Raupengriff bis sedierend kreisend	Durchblutungsfördernd	

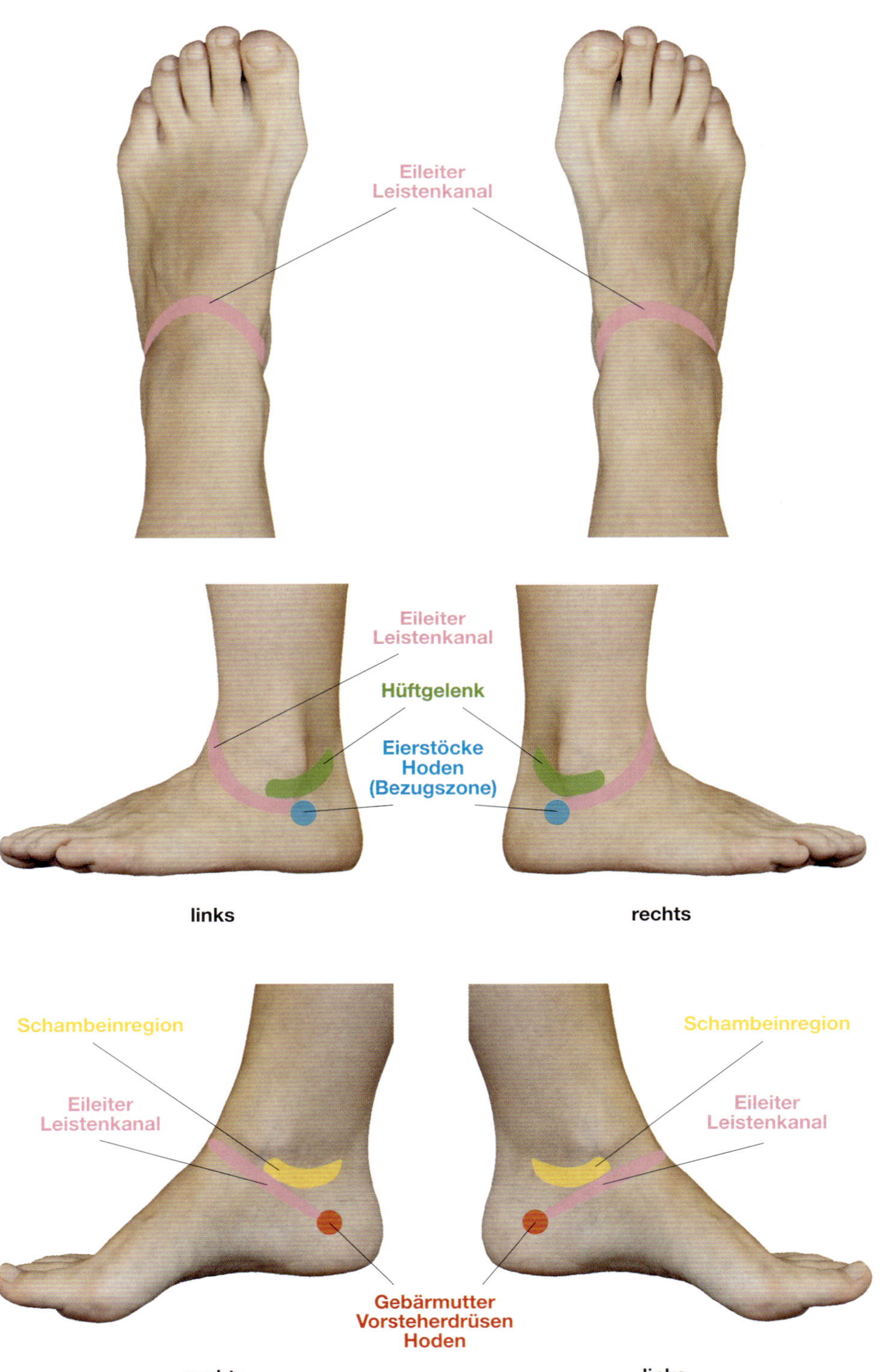
Eileiter
Leistenkanal
Eileiter
Leistenkanal
Hüftgelenk
Eierstöcke
Hoden
(Bezugszone)
links
rechts
Schambeinregion
Eileiter
Leistenkanal
Schambeinregion
Eileiter
Leistenkanal
Gebärmutter
Vorsteherdrüsen
Hoden
rechts
links

5.2.14 Lymphzonen – Fußsohle

Zone	Reflexzonen	Grifftechnik	Anwendung	Vorsicht
4. und 5. Zehe	Ohren, Mandeln und seitliche Speichel- und Lymphbahnen	Raupengriff oder sedierend von Zehenkuppe nach unten zum Grundgelenk	Schmerzhafter oder unangenehmer Druckwechsel im Ohr, nach übermäßigem Lärm, kindlichen Halsentzündungen, Schluckbeschwerden	
Zwischenzehenräume	Obere Lymphbahnen	Leichte Zupfmassage von Zeigefinger und Daumen	Anregung des Immunsystems	Druck und Zwicken können schmerzhaft, schweißtreibend und dabei krampfauslösend wirken
Gelenkige Verbindung zwischen Kleinzehe und 5. Mittelfußknochen	Lymphknoten Achselhöhle	Neutral sedierend langsam und kreisend	Anregung des Lymphflusses	
Linker Fuß am unteren Ende des 3., 4. und 5. Mittelfußknochens	Milz	Anregend sedierend kreisend	Anregung des Immunsystems, Erneuerung des Bluts	
Zwischen Würfel- und Fersenbein	Blinddarm	Anregend oder kleine sanft sedierende Kreise	Anregung der immunologischen Reglung der Darmtätigkeit. Sanft bei Reizungen.	

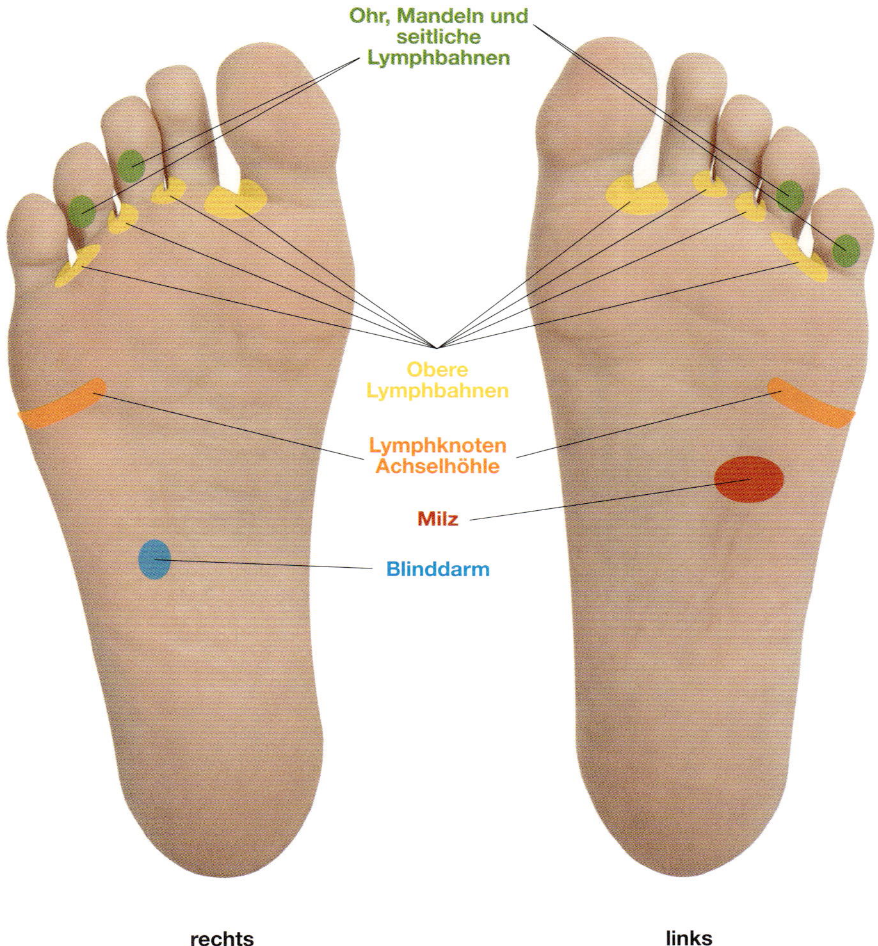
Ohr, Mandeln und seitliche Lymphbahnen
Obere Lymphbahnen
Lymphknoten Achselhöhle
Milz
Blinddarm
rechts
links

5.2.15 Lymphzonen – Fußrücken

Zone	Reflexzonen	Grifftechnik	Anwendung	Vorsicht
Großzehe zwischen 1. und 2. Zehengelenk	Nasen-Rachen-Raum	Sedierend	Aktiviert körpereigene Abwehrkräfte, z. B. bei Schnupfen	Darunterliegende Schilddrüsenzone darf nicht so stark aktiviert werden
Zehen-zwischenräume	Obere Lymphbahnen	Leichte Zupfmassage von Zeigefinger und Daumen	Anregung des Immunsystems	Druck und Zwicken können schmerzhaft, schweißtreibend und dabei krampfauslösend wirken
Gelenkige Verbindung zwischen Kleinzehe und 5. Mittelfußknochen	Lymphknoten Achselhöhle	Neutral sedierend langsam und kreisend	Anregung des Lymphflusses	
Mittlerer Teil der 2. bis 4. Mittelfußknochen	Brustdrüsen (Mann und Frau)	Anregend oder sanft sedierend kreisend	Anregung des Immunsystems und Milchflusses, sanft bei prämenstruellem Syndrom (Spannungsgefühl)	
Zwischen Würfel- und Fersenbein	Blinddarm	Anregend oder kleine sanft sedierende Kreise	Anregung der immunologischen Regelung der Darmtätigkeit. Sanft bei Reizungen.	
Von Mitte Außenkante über den Fußrücken zur Mitte Innenseite	Lymphknoten der Leistenbeuge	Anregend kleine sedierende Kreise	Anregung des Lymphflusses	

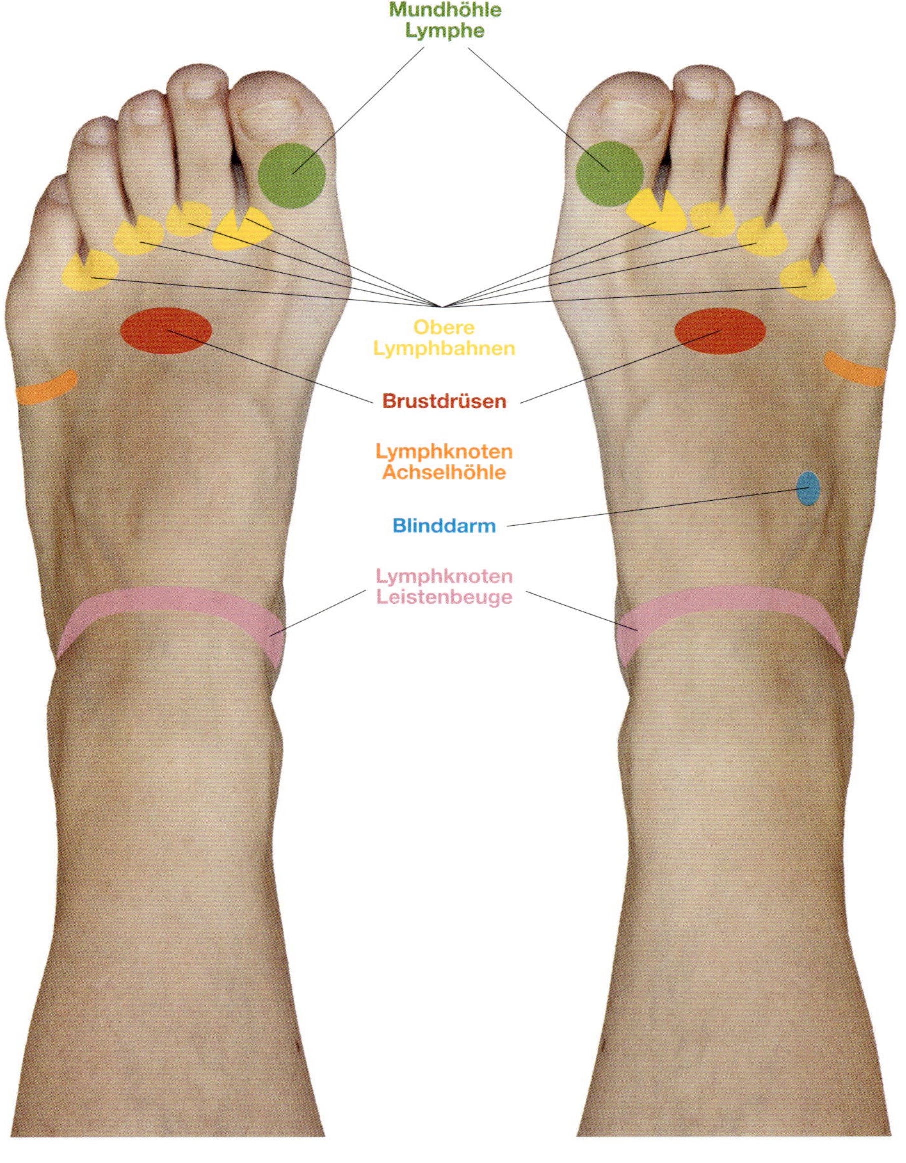
Mundhöhle
Lymphe
Obere
Lymphbahnen
Brustdrüsen
Lymphknoten
Achselhöhle
Blinddarm
Lymphknoten
Leistenbeuge
links
rechts

5.2.16 Lymphzonen – seitlich

Zone	Reflexzonen	Grifftechnik	Anwendung	Vorsicht
Innerer und äußerer Unterschenkel zwischen Achillessehne und Unterschenkelknochen zum hinteren Innen- und Außenknöchel	Lymphbahnen der Oberschenkel	Anregend kleine sedierende Kreise	Anregung des Lymphflusses	
Innen- und Außenseite unterhalb der Knöchel am Fersenbein	Lymphgebiete des Beckens	Anregend kleine sedierende Kreise	Anregung des Immunsystems	
Von Mitte des Sprungbeins der Außenseite über den Fußrücken zur Innenseite des Sprungbeins	Lymphknoten der Leistenbeuge	Anregend kleine sedierende Kreise	Anregung des Immunsystems	

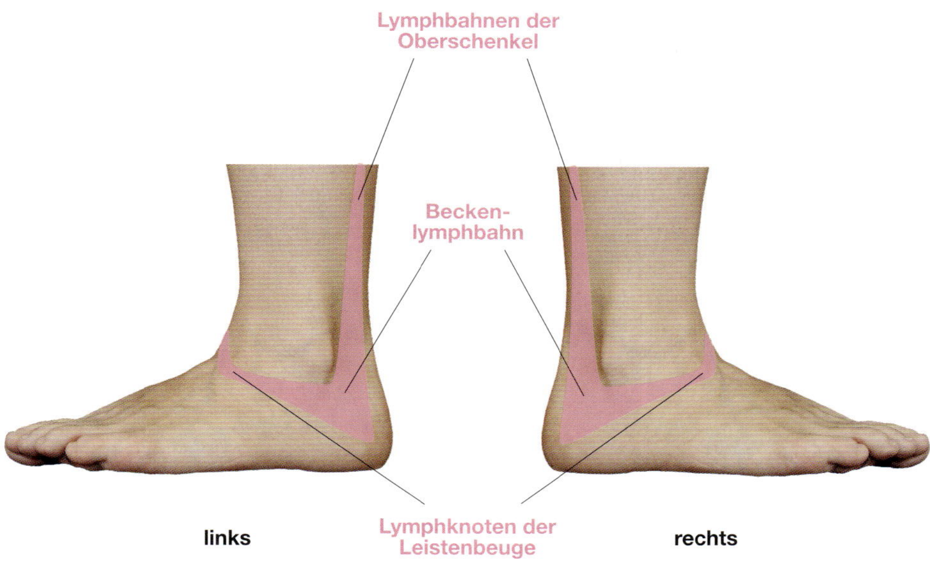
Lymphbahnen der Oberschenkel
Becken-lymphbahn
links
Lymphknoten der Leistenbeuge
rechts

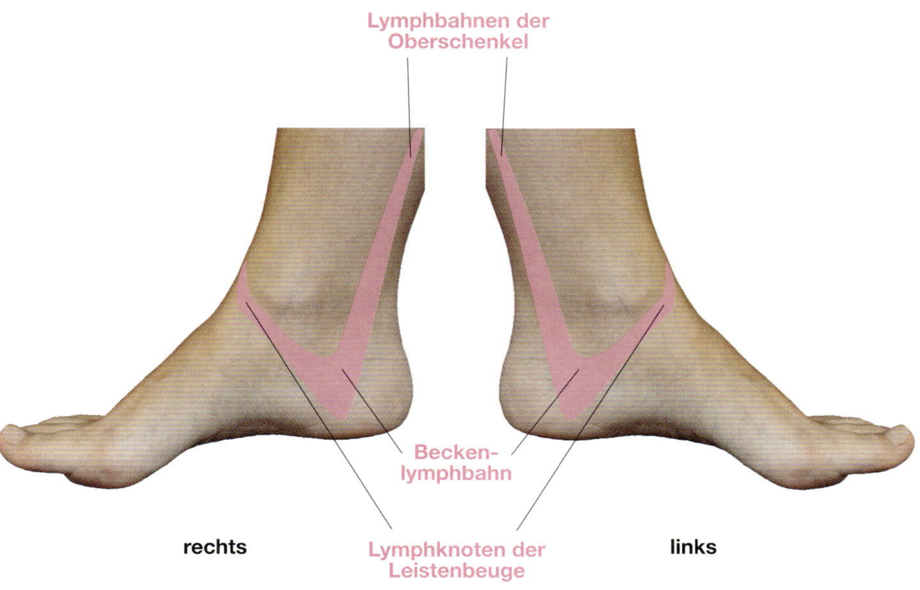
Lymphbahnen der Oberschenkel
Becken-lymphbahn
rechts
Lymphknoten der Leistenbeuge
links

5.3 Fußreflexzonenmassage

Die Fußreflexzonenmassage steigert erheblich das Wohlbefinden. Sie wirkt regenerierend auf den Stoffwechsel, den Kreislauf, das vegetative Nervensystem sowie auf alle Organe des Körpers.

Die Massage betrifft den gesamten Organismus. Sie aktiviert dadurch die Selbstheilungskräfte des Menschen und baut Spannungen sowie Blockaden ab. Somit wird eine harmonische Einheit zwischen Geist, Seele und Körper hergestellt.

Abreaktionen

Der Patient fühlt sich intensiv entspannt. Sein Schlaf wird erholsamer und ruhiger, seine körperliche Spannkraft nimmt zu.

Als Erstreaktion kann der Schlaf vorübergehend auch unruhig werden, Anzeichen äußerlich ruhig, innere Unruhe, sehr müde, antriebsarm – dann folgt ein Energieschub.

Aktivere Haut

Als Erstreaktion findet ein Reinigungsprozess statt, wodurch die Haut vermehrt und zum Teil auch übel riechenden Schweißgeruch absondert. Es können sich Eiterbläschen und Nesselausschlag bilden. Danach wird die Haut besser durchblutet wirkt dadurch gesünder.

Stärkere Harnausscheidung der Nieren

Als Erstreaktion wird der Harn trüber, riecht auffälliger und bildet nach längerem Stehen deutliche Ablagerungen.

Voluminösere und häufigere Darmausscheidungen

Als Erstreaktion teils übel riechend, schleimig, auch farblich verändert. Blähungen können auftreten.

Reinigung der Nasen-, Rachen- und Bronchialschleimhäute

Als Erstreaktion werden häufiger Sekrete ausgeschieden. Vielfältig in Farbe, Geruch und Beschaffenheit.

Ausfluss bei Frauen

Als Erstreaktion manchmal scharf und konzentriert. Das umgebende Gewebe kann wund werden.

Kurzfristiger Fieberschub

Dieser wird als Mobilisierung der körpereigenen Abwehrkräfte verstanden, um Belastungsstoffe zu verarbeiten. In diesem Fall ist Fieber kein Krankheitszeichen und sollte nicht unterdrückt werden.

Auftreten von Schmerzen

Zahnherde und störende Narben können sich durch kurzfristige Schmerzen und Sekretbildung bemerkbar machen.

Auftreten teils überwundener Krankheiten

Alte Krankheiten, die früher nicht vollständig ausgeheilt oder unterdrückt worden sind, können wieder für kurze Zeit aufflackern.

Als Erstreaktion treten untypische Schmerzen einen Tag oder für einige Stunden auf (eine 7-Tage-Erkältung ist keine Abreaktion).

Seelische Umstimmungen

Diese können sich in einer breiten Skala äußern. Die Erstreaktionen reichen vom befreienden Ausweinen bis zur Aussprache von Problemen.

Kontraindikationen für eine Fußreflexzonenmassage

- Infektionen und hochfiebrige Erkrankungen.
- Fremdkörper in der Nähe lebensnotwendiger Organe und Systeme.

- Operativ zu erfassende Krankheiten.
- Patienten mit Herzschrittmacher.
- Morbus Sudek am Fuß.
- Gangrän am Fuß.
- Risikoschwangerschaften (nicht in den ersten vier Monaten).
- Akute Entzündungen im Venen- und Lymphsystem.
- Psychosen (Medikamenteneinnahme).
- Aneurysmen.
- Ekzem und Mykose am Fuß (Selbstansteckung).
- Rheumatische Erkrankungen, die die Füße direkt betreffen.
- Starke Schmerzen in den Füßen durch Unfallfolgen.
- Epilepsie.
- Akuter Ischias.
- Krampfadern am Fuß.
- Thrombosen, die ein halbes Jahr zurückliegen.
- Akute Tumorerkrankungen.

Auf den nachfolgenden Seiten werden die Abläufe der Fußreflexzonenmassage am jeweiligen Fuß demonstriert.

- Rechter Fuß – Fußsohle.
- Rechter Fuß – Innen- und Außenseite.
- Rechter Fuß – Fußrücken.
- Linker Fuß – Fußsohle.
- Linker Fuß – Innen- und Außenseite.
- Linker Fuß – Fußrücken.
- Beide Füße gleichzeitig.

5.3.1 Fußreflexzonenmassage rechter Fuß – Fußsohle

Nr.	Bezeichnung	Fußzonen	Reflexzonen	Grifftechniken
1	**Wirbelsäule**	Innen unterhalb der Malleolen über den Innenrand bis zur Großzehe distal.	Steißbein, Kreuzbein, Lendenwirbelsäule, Brustwirbelsäule bis zur Halswirbelsäule.	Raupengriff, kombiniert mit kleinen Friktionen der Daumenkuppe.
2	**Nacken**	Um den Großzehenhals nur plantar.	Entspricht der rechten Nackenhälfte.	Raupengriff.
3	**Kopf**	Großzehe von proximal nach distal mehrere Reihen, Innenseite der Großzehe zur 2. Zehe.	Schädelknochen, Gehirn und Hirnanhangdrüse, an der Innenseite die Schläfe und Kiefergelenke.	Raupengriff, kombiniert mit kleinen Friktionen der Daumenkuppe.
4	**Augen und Ohren**	Ab der 2. Zehe bis zur 5. Zehe von proximal nach distal, auch im Zehenzwischenbereich.	Augen, Ohren, Mandeln und seitliche Speichel- und Lymphbahnen.	Raupengriff, kombiniert mit kleinen Friktionen der Daumenkuppe.
5	**Obere Lymphdrüsen**	Zehenzwischenbereich.	Obere Lymphbahnen.	Friktionen mit einem Finger und leichten Ausstreichungen oder sanftem Zupfen.
6	**Eustachische Röhre**	Unterhalb der Zehenreihe, über den Mittelfußköpfchen, von der 4. bis zur 5. Zehe.	Eustachische Röhre.	Raupengriff, kombiniert mit kleinen Friktionen der Daumenkuppe.
7	**Speiseröhre/ Luftröhre**	Zwischen der Großzehe und der 2. Zehe von distal nach proximal über den Fußballen.	Speiseröhre und Luftröhre.	Raupengriff, kombiniert mit kleinen Friktionen der Daumenkuppe.
8	**Lunge/Schulter/ Schultergelenk**	Von proximal nach distal über die Mittelfußknochen 2 bis 5 und über den äußeren Rand des 5. oberen Mittelfußknochens.	Entspricht dem rechten Lungenflügel, der rechten Schulter und am äußeren Rand des 5. oberen Mittelfußknochens dem rechten Schultergelenk.	Raupengriff, kombiniert mit kleinen Friktionen der Daumenkuppe.

1 – Wirbelsäule

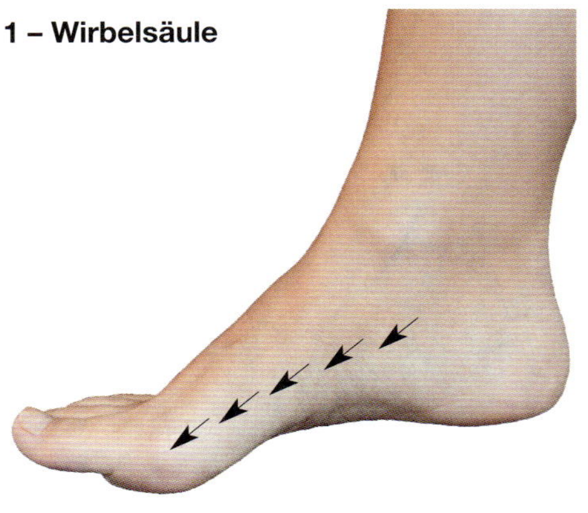

2 – Nacken

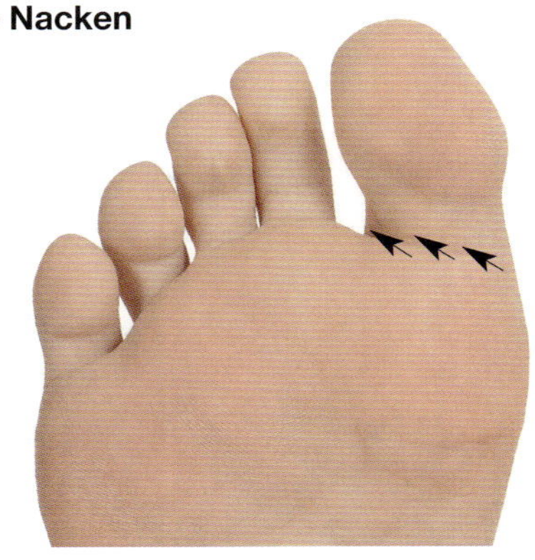

3 – Kopf

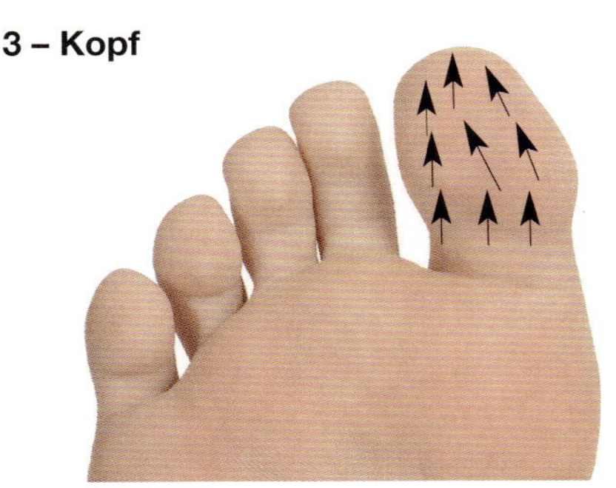

4 – Augen und Ohren

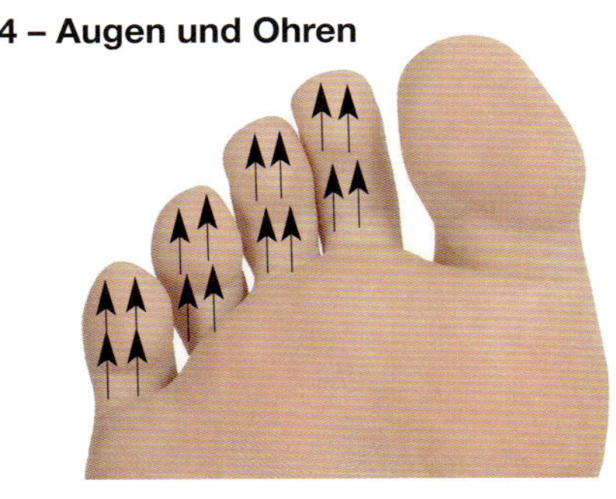

5 – Obere Lymphdrüsen

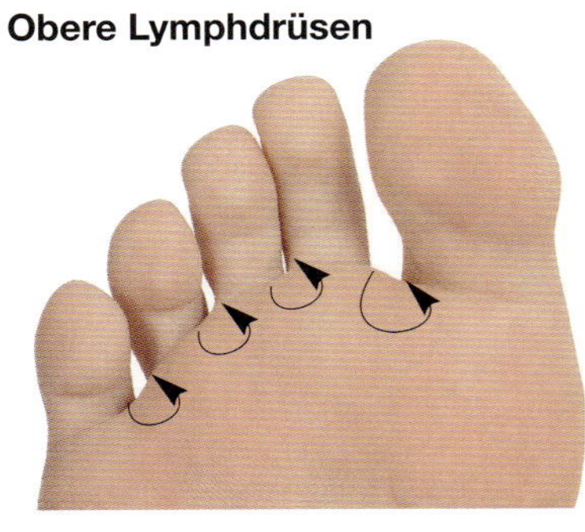

6 – Eustachische Röhre

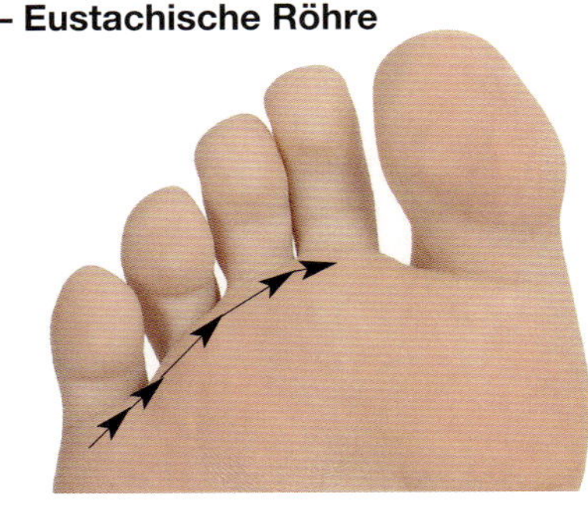

7 – Speiseröhre/ Luftröhre

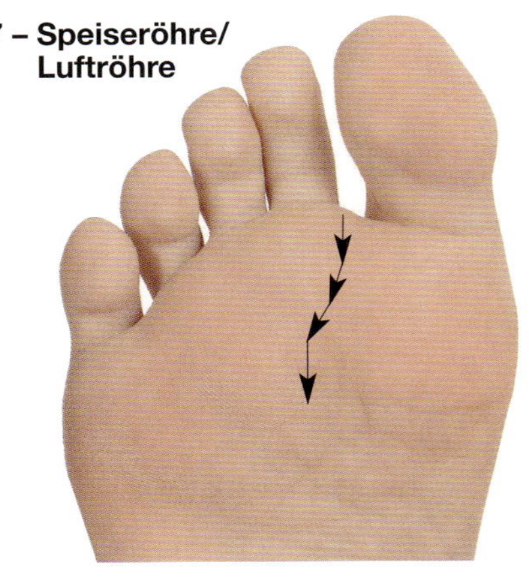

8 – Lunge, Schulter, Schultergelenk

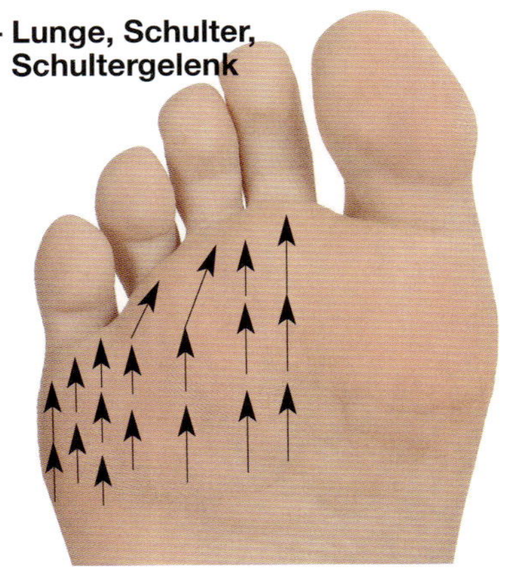

Nr.	Bezeichnung	Fußzonen	Reflexzonen	Grifftechniken
9	**Leber, Gallenblase**	Mitte des 2. bis 5. Mittelfußknochens quer verlaufend von lateral nach medial, ca. 4 Reihen.	Leber und Gallenblase, die zwischen dem proximalen Ende der 3. – 4. Mittelfußknochen liegen.	Raupengriff, kombiniert mit kleinen Friktionen der Daumenkuppe.
10	**Herz**	Distaler Teil des 1. bis zum Beginn des 2. Mittelfußknochens von medial nach lateral, ca. 3 Reihen.	Herz.	Raupengriff.
11	**Magen, Bauchspeicheldrüse, Zwölffingerdarm**	Mittlerer Teil des 1. bis zum 2. Mittelfußknochen, quer verlaufend untereinander bis zum distalen Abschnitt des 1. Keilbeins von medial nach lateral, ca. 3 Reihen.	Mageneingang, Magen, Bauchspeicheldrüse, Zwölffingerdarm.	Raupengriff, kombiniert mit kleinen Friktionen der Daumenkuppe.
12	**Niere, Harnleiter**	Nierenpunkt zwischen 2. und 3. Mittelfußknochen, Harnleiter verläuft schräg über die Fußsohle zum Kahnbein an der Fußinnenseite.	Niere, Harnleiter.	Nierenpunkt sanft sedierend halten oder kleine Friktion, dann über den Harnleiter mit dem Raupengriff kombiniert mit kleinen Friktionen.
13	**Harnblase**	Fußinnenseite, auf dem Vorsprung des Fersenbeins und vom Kahn- und Sprungbein begrenzt (meist als eine kleine weiche Wölbung zu erkennen).	Harnblase.	Mit der Daumenkuppe kleine Friktionen.
14	**Dünndarm**	Bereich vom Kahnbein über Sprungbein zur proximalen Mitte des Würfelbeins und zur distalen Mitte des Fersenbeins, ca. 4 Reihen in Richtung Ferse.	Dünndarm.	Raupengriff, kombiniert mit kleinen Friktionen der Daumenkuppe.
15	**Dickdarm, aufsteigend und quer verlaufend**	Fersenbein aufsteigend über Würfelbein bis zum proximalen Teil des 5. Mittelfußknochens weiter quer verlaufend über die Kahnbeine bis zum Fußinnenrand.	Dickdarm, aufsteigend und quer verlaufend.	Raupengriff, kombiniert mit kleinen Friktionen der Daumenkuppe.
16	**Blinddarm**	Zwischen Würfel- und Fersenbein.	Blinddarm	Blinddarmpunkt sanft sedierend halten oder kleine Friktionen.
17	**Gesäß- und Beckenmuskulatur**	Quer verlaufend über die Ferse in mehreren Reihen.	Gesäß- und Beckenmuskulatur sowie der Becken- und untere Bauchraum.	Raupengriff, kombiniert mit kleinen kreisenden Bewegungen der Daumenkuppe.

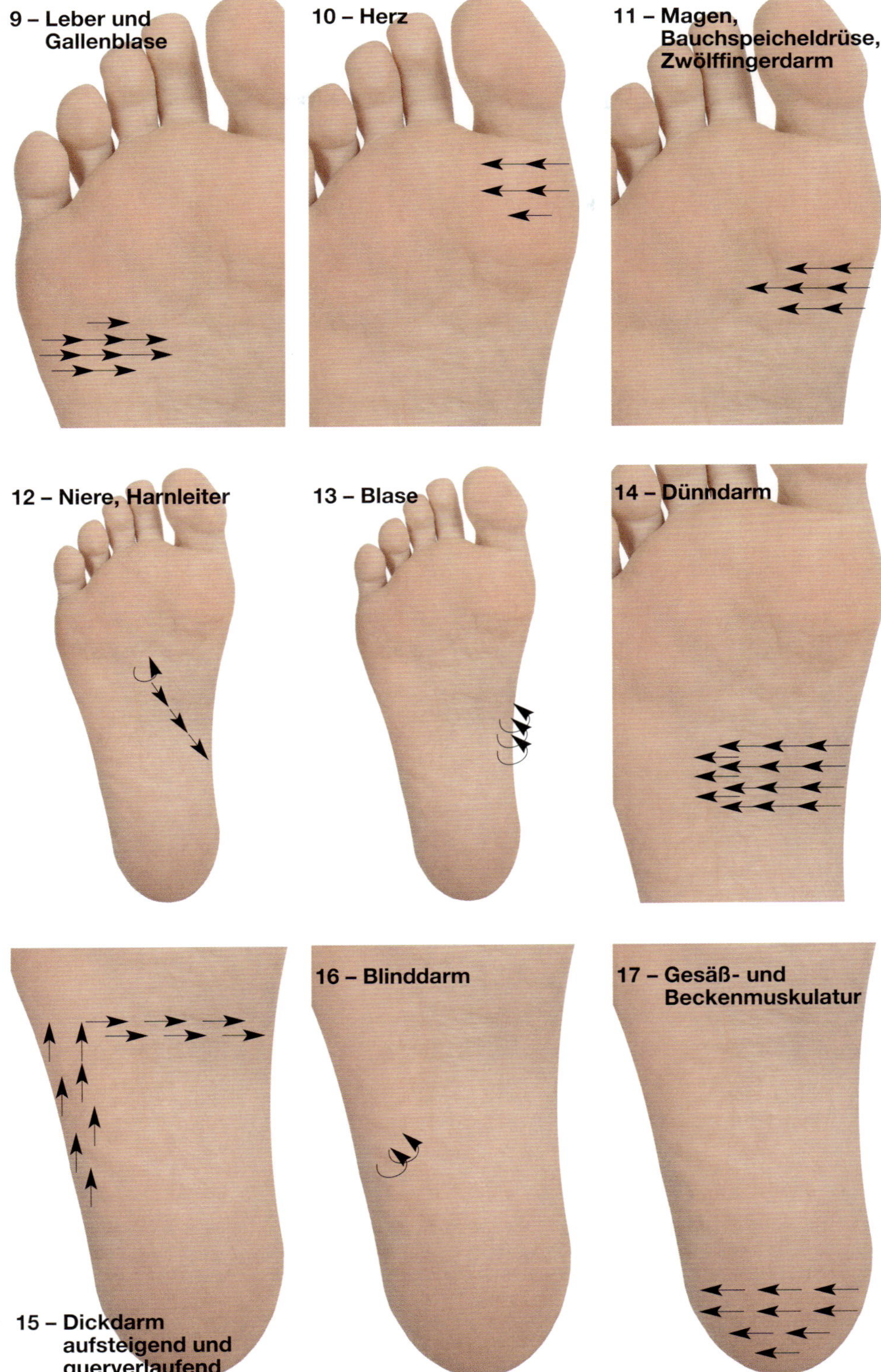
9 – Leber und Gallenblase
10 – Herz
11 – Magen, Bauchspeicheldrüse, Zwölffingerdarm
12 – Niere, Harnleiter
13 – Blase
14 – Dünndarm
15 – Dickdarm aufsteigend und querverlaufend
16 – Blinddarm
17 – Gesäß- und Beckenmuskulatur

5.3.2 Fußreflexzonenmassage rechter Fuß – Innen- und Außenseiten

Nr.	Bezeichnung	Fußzonen	Reflexzonen	Grifftechniken
1	**Eierstöcke, Hoden (Bezugszone)**	Lateral, unterhalb des Außenknöchels mittig zwischen Außenknöchel, Außenkante und Fersenbein.	Eierstöcke, Hoden (Bezugszone).	Kleine Friktionen der Finger- oder Daumenkuppe.
2	**Hüftgelenk**	Lateral, um den Außenknöchel im Halbkreis.	Hüftgelenk	Raupengriff
3	**Kniebezugszone**	Laterale Seite des Oberschenkels zwischen Achillessehne und Oberschenkelknochen ca. Handlänge des Patienten.	Kniebezugszone	Kleine Friktionen der Finger- oder Daumenkuppe.
4	**Lymphbahnen der Oberschenkel und Beckenlymphbahnen**	Laterale Seite des Unterschenkels zwischen Achillessehne und Unterschenkelknochen zum hinteren Außenknöchel (lateral), und unterhalb des Außenknöchels am Fersenbein.	Lymphbahnen der Oberschenkel und Beckenlymphbahnen.	Raupengriff kombiniert mit kleinen Friktionen der Finger- oder Daumenkuppe.
5	**Eileiter, Leistenkanal und Lymphknoten der Leistenbeuge**	Von der Mitte des Sprungbeins der Außenseite (lateral) über den Fußrücken zur Innenseite des Sprungbeins (medial).	Eileiter, Leistenkanal und Lymphknoten der Leistenbeuge.	Raupengriff kombiniert mit kleinen Friktionen der Finger- oder Daumenkuppe.
6	**Gebärmutter, Vorsteherdrüse, Hoden und Mastdarm**	Medial, unterhalb des Innenknöchels und Sprungbeins und mittig über dem Fersenbein.	Gebärmutter, Vorsteherdrüse, Hoden und Mastdarm.	Kleine Friktionen der Finger- oder Daumenkuppe.
7	**Lymphbahnen der Oberschenkel, Beckenlymphbahnen und Schambeinregion**	Mediale Seite des Unterschenkels zwischen Achillessehne und Unterschenkelknochen zum hinteren Innenknöchel.	Lymphbahnen der Oberschenkel, Beckenlymphbahnen und Schambeinregion.	Raupengriff kombiniert mit kleinen Friktionen der Finger- oder Daumenkuppe.

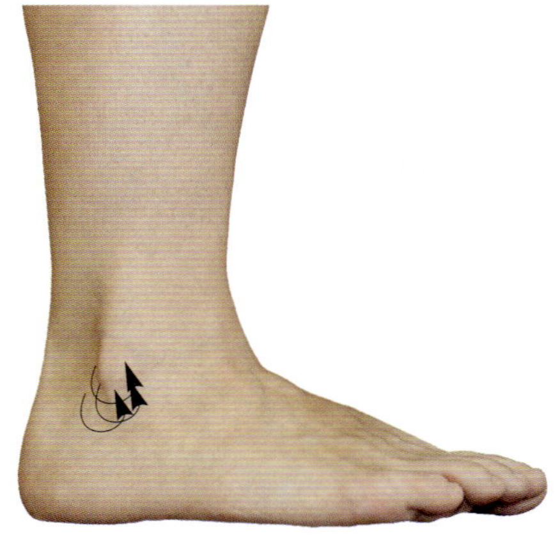

1 – Eierstöcke, Hoden (Bezugszone)

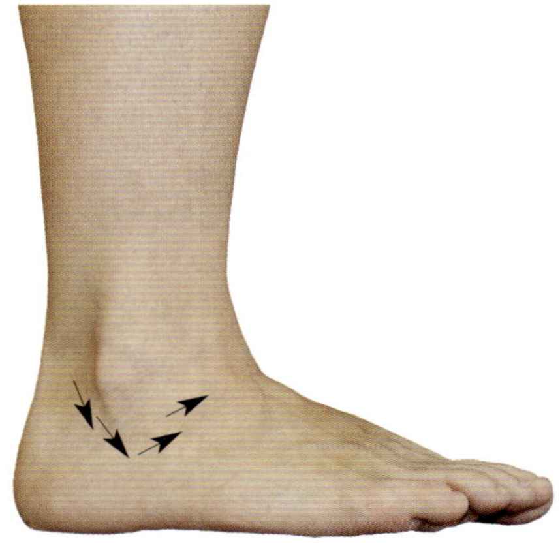

2 – Hüftgelenk

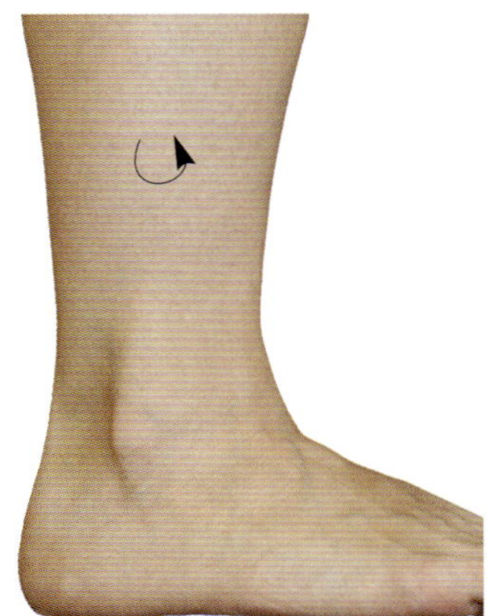

3 – Kniebezugszone

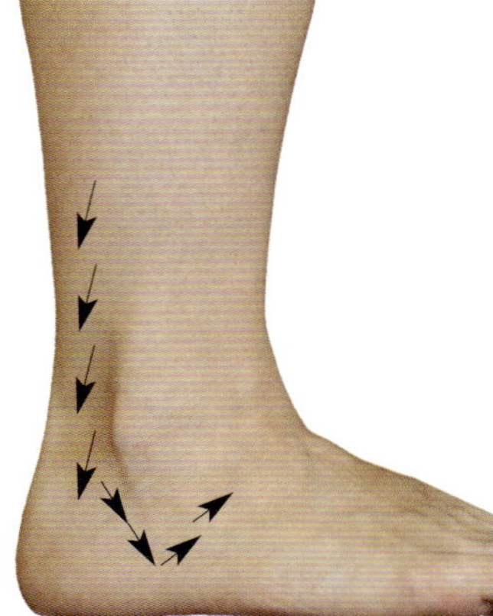

4 – Lymphbahnen der Oberschenkel und Beckenlymphbahnen

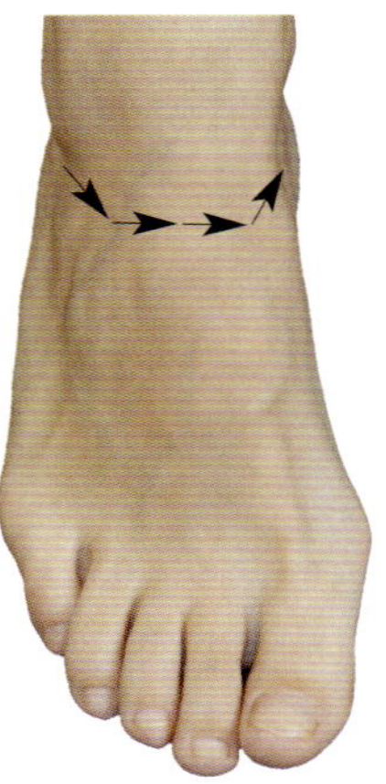

5 – Eileiter, Leistenkanal und Lymphknoten der Leistenbeuge

6 – Gebärmutter, Vorsteherdrüse, Hoden und Mastdarm

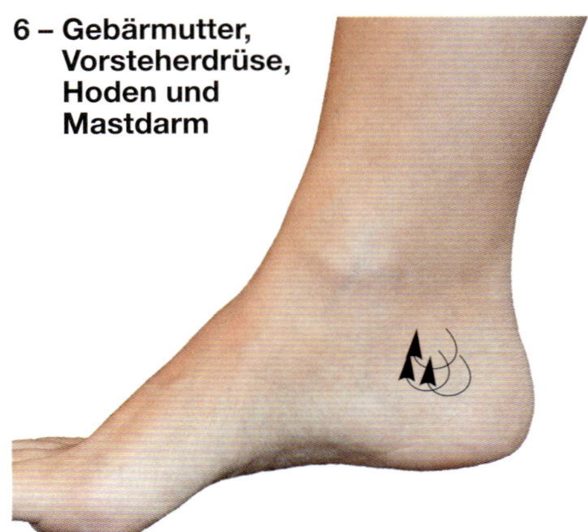

7 – Lymphbahnen der Oberschenkel, Beckenlymphbahnen und Schambeinregion

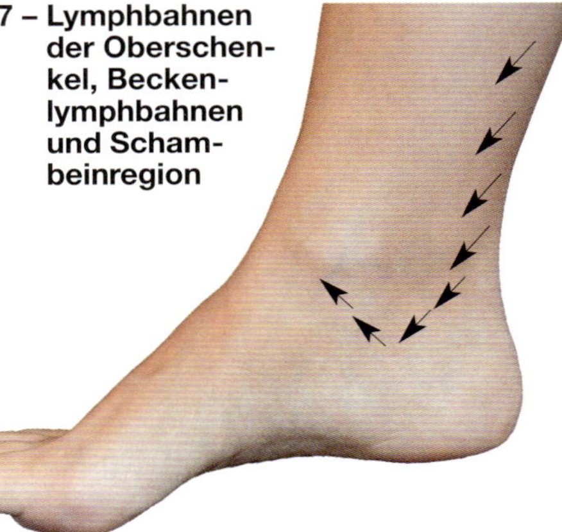

5.3.3 Fußreflexzonenmassage rechter Fuß – Fußrücken

Nr.	Bezeichnung	Fußzonen	Reflexzonen	Grifftechniken
1	**Stirnhöhle, Nasen- und Rachenraum, Schilddrüse**	Großzehe, distaler Teil des 1. Zehengelenks beginnend bis zur Gelenkspalte zwischen dem 2. Großzehenglied und dem Mittelfußknochen.	Stirnhöhle, Nasen- und Rachenraum, Kieferhöhle und Schilddrüse.	Raupengriff, kombiniert mit kleinen Friktionen der Finger- oder Daumenkuppe, ganz sanft im Bereich der Schilddrüse.
2	**Kieferhöhle und Zähne**	2. bis 5. Zehe, beginnend am distalen Teil der Grundzehenglieder, von der Gelenkspalte bis zum Mittelfußknochen.	Kieferhöhle und Zähne.	Raupengriff
3	**Luftröhre und Bronchien**	Zwischenzehenraum der Mittelknochen, Großzehe und 2. Zehe.	Luftröhre und Bronchien.	Raupengriff, kombiniert mit kleinen Friktionen der Finger- oder Daumenkuppe.
4	**Brust und Bauchbereich**	1. – 5. Mittelfußknochen über den Fußrücken bis zum Sprungbein, von distal nach proximal in mehreren Reihen.	Herz, Lunge, Brustdrüsen, Schultergürtel, Brustkorb und -rippen, Lymphknoten Achselhöhle (distales Gelenk des 5. Mittelfußknochens), Bauchmuskulatur, Gallenblase (proximaler Teil des 3. – 4. Mittelfußknochens, Blinddarm zwischen Würfel und Fersenbein.	Raupengriff, kombiniert mit kleinen Friktionen der Finger- oder Daumenkuppe.
5	**Schultergelenk bis Ellenbogen rechter Arm**	Gelenkspalte zwischen dem 5. Zehengrundgelenk und Mittelfußknochen bis zum Ansatz lateral des Würfelbeins.	Schultergelenk (Gelenkspalte des 5. Grundgelenks und dessen Mittelfußknochens), Ellenbogen (Ansatz lateral des Würfelbeins).	Raupengriff, kombiniert mit kleinen Friktionen der Daumenkuppe oder Zupfmassage.

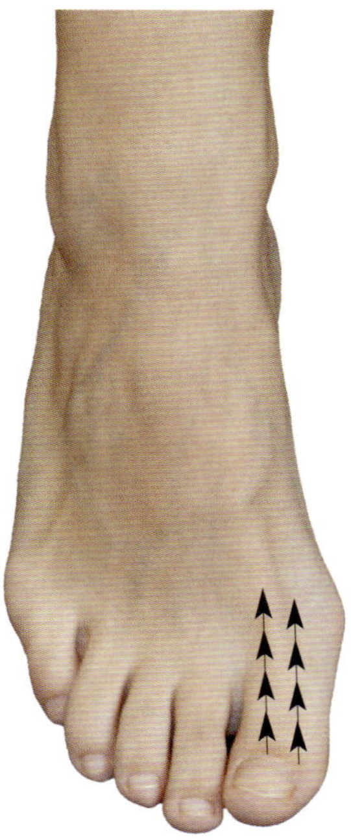

1 – Stirnhöhle, Nasen-Rachen-Raum und Schilddrüse

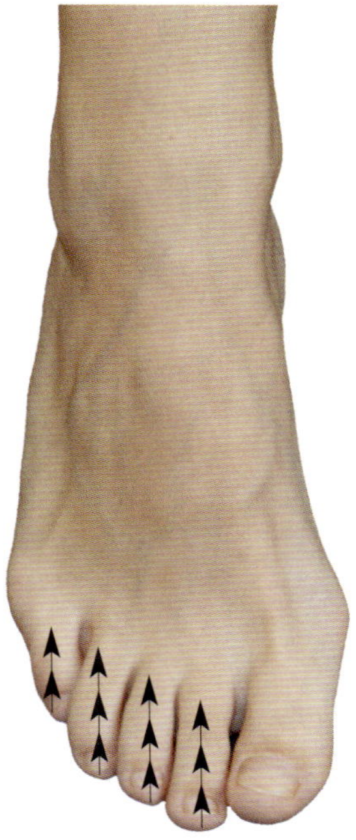

2 – Kieferhöhle und Zähne

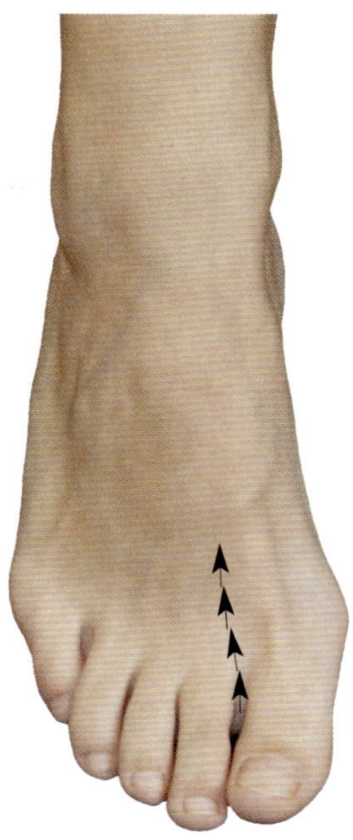

3 – Luftröhre, Bronchien

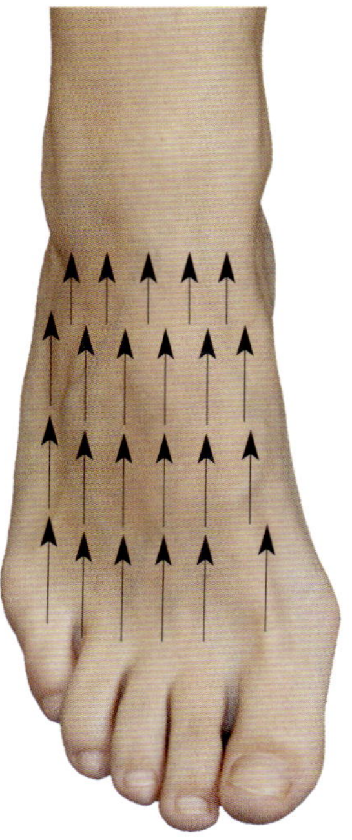

4 – Brust und Bauchbereich

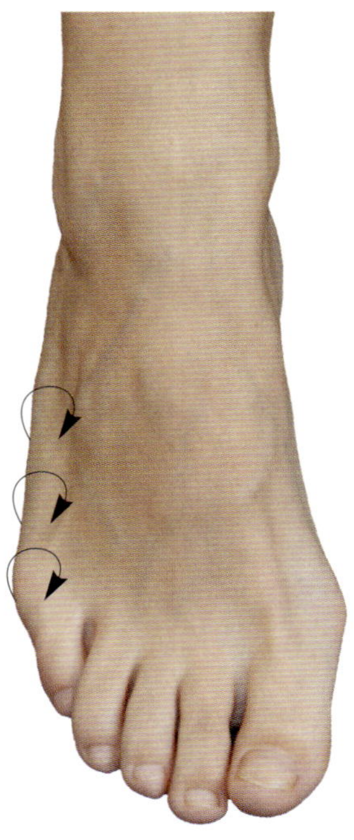

5 – Schulter und Arm bis Ellenbogen

5.3.4 Fußreflexzonenmassage linker Fuß – Fußsohle

Nr.	Bezeichnung	Fußzonen	Reflexzonen	Grifftechniken
1	**Wirbelsäule**	Innen unterhalb der Malleolen über den Innenrand bis zur Großzehe distal.	Steißbein, Kreuzbein, Lendenwirbelsäule, Brustwirbelsäule bis zur Halswirbelsäule.	Raupengriff, kombiniert mit kleinen Friktionen der Daumenkuppe.
2	**Nacken**	Um den Großzehenhals nur plantar.	Entspricht der linken Nackenhälfte.	Raupengriff.
3	**Kopf**	Großzehe von proximal nach distal mehrere Reihen, Innenseite der Großzehe zur 2. Zehe.	Schädelknochen, Gehirn und Hirnanhangdrüse, an der Innenseite die Schläfe und Kiefergelenke.	Raupengriff, kombiniert mit kleinen Friktionen der Daumenkuppe.
4	**Augen und Ohren**	Ab der 2. Zehe bis zur 5. Zehe von proximal nach distal, auch im Zehenzwischenbereich.	Augen, Ohren, Mandeln und seitliche Speichel- und Lymphbahnen.	Raupengriff, kombiniert mit kleinen Friktionen der Daumenkuppe.
5	**Obere Lymphdrüsen**	Zehenzwischenbereich.	Obere Lymphbahnen.	Friktionen mit einem Finger und leichten Ausstreichungen oder sanfte Zupfmassage.
6	**Eustachische Röhre**	Unterhalb der Zehenreihe, über den Mittelfußköpfchen, von der 4. bis zur 5. Zehe.	Eustachische Röhre.	Raupengriff, kombiniert mit kleinen Friktionen der Daumenkuppe.
7	**Speiseröhre/ Luftröhre**	Zwischen der Großzehe und der 2. Zehe von distal nach proximal über den Fußballen.	Speiseröhre und Luftröhre.	Raupengriff, kombiniert mit kleinen Friktionen der Daumenkuppe.
8	**Lunge/Schulter/ Schultergelenk**	Von proximal nach distal über die Mittelfußknochen 2 bis 5 und über den äußeren Rand des 5. oberen Mittelfußknochens.	Entspricht dem rechten Lungenflügel, der rechten Schulter und am äußeren Rand des 5. oberen Mittelfußknochens dem rechten Schultergelenk.	Raupengriff, kombiniert mit kleinen Friktionen der Daumenkuppe.

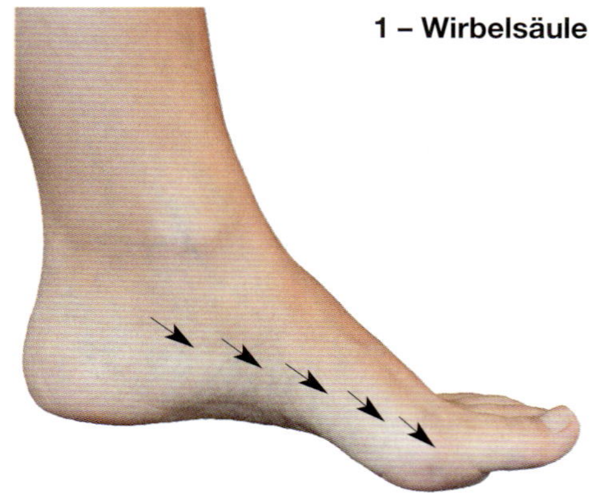
1 – Wirbelsäule

2 – Nacken

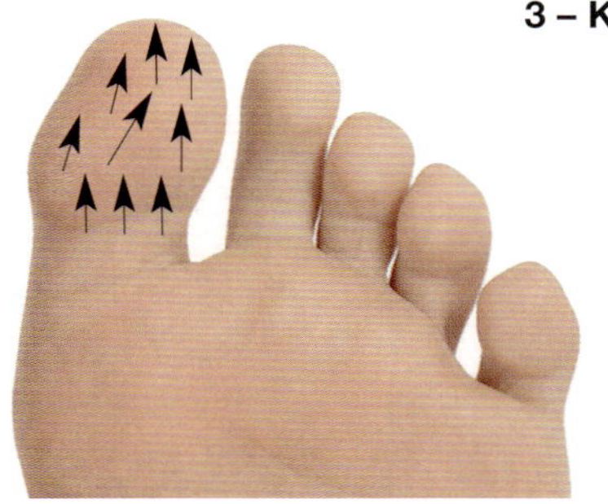
3 – Kopf

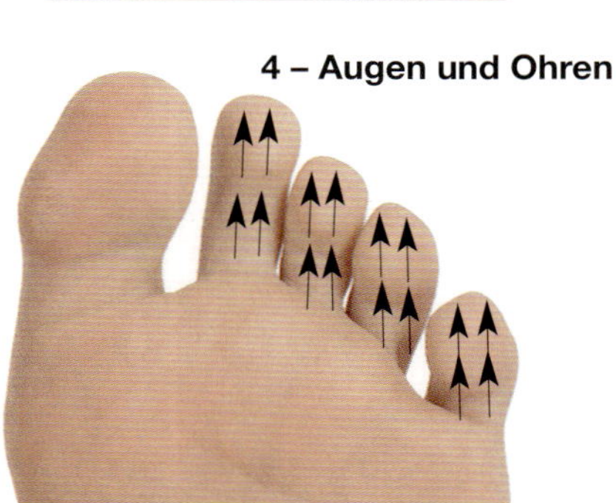
4 – Augen und Ohren

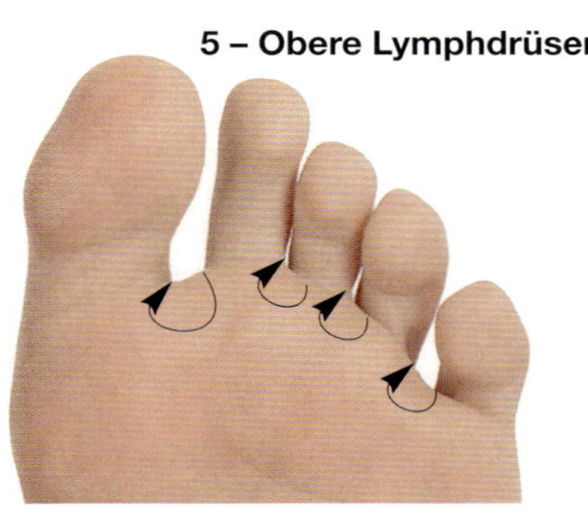
5 – Obere Lymphdrüsen

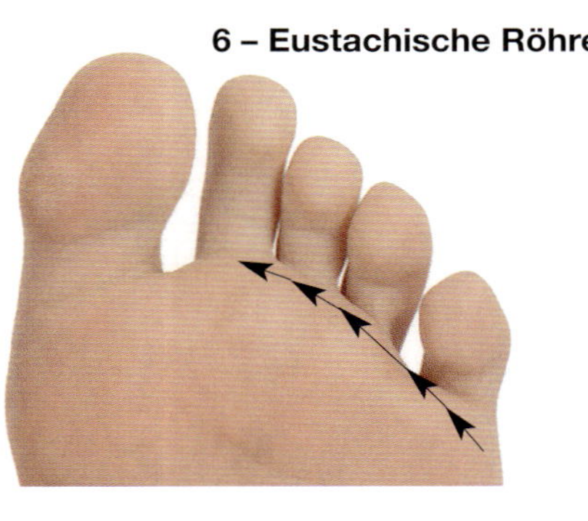
6 – Eustachische Röhre

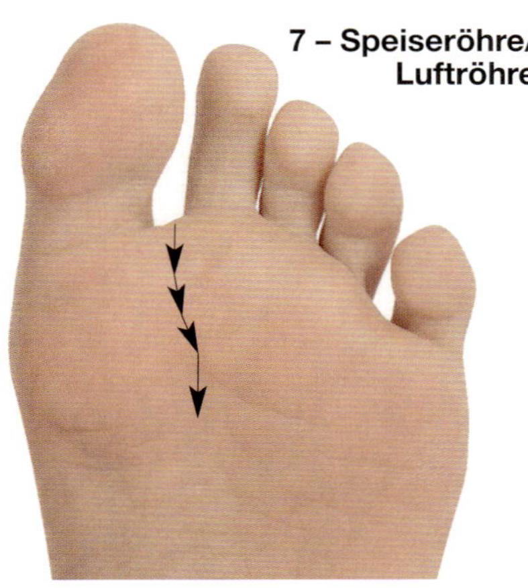
7 – Speiseröhre/ Luftröhre

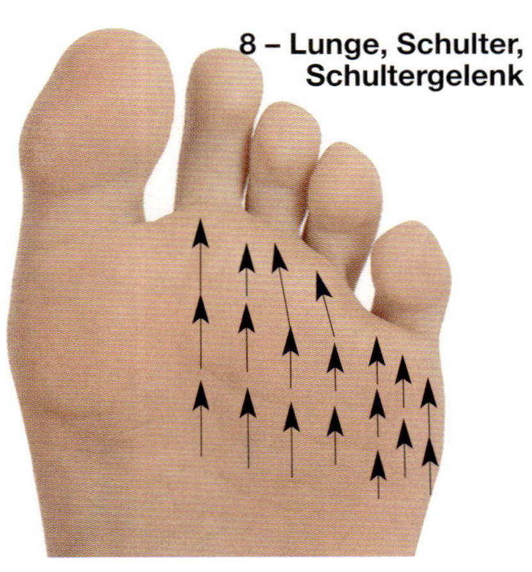
8 – Lunge, Schulter, Schultergelenk

Nr.	Bezeichnung	Fußzonen	Reflexzonen	Grifftechniken
9	**Milz**	Proximaler Teil der 3. bis 5. Mittelfußknochen quer verlaufend von lateral nach medial, ca. 3 Reihen.	Milz	Raupengriff, kombiniert mit kleinen Friktionen der Daumenkuppe.
10	**Herz und Herzbezugszone**	Mittlerer Teil des 1. bis 5. Mittelfußknochens von medial nach lateral, ca. 3 Reihen.	Herz und Herzbezugszone.	Raupengriff.
11	**Magen, Bauchspeicheldrüse, Zwölffingerdarm**	Distales Ende des 1. Mittelfußknochens bis zum 3. Mittelfußknochen, quer verlaufend untereinander bis zum oberen Abschnitt der Keilbeine 1 bis 3 von medial nach proximal, ca. 3 Reihen.	Mageneingang, Magen, Bauchspeicheldrüse, Zwölffingerdarm.	Raupengriff, kombiniert mit kleinen Friktionen der Daumenkuppe.
12	**Niere, Harnleiter**	Nierenpunkt zwischen 2. und 3. Mittelfußknochen, Harnleiter verläuft schräg über die Fußsohle zum Kahnbein an der Fußinnenseite.	Niere, Harnleiter.	Nierenpunkt sanft sedierend halten oder kleine Friktion, dann über den Harnleiter mit dem Raupengriff kombiniert mit kleinen Friktionen.
13	**Harnblase**	Fußinnenseite, auf dem Vorsprung des Fersenbeins und vom Kahn- und Sprungbein begrenzt (meist als eine kleine weiche Wölbung zu erkennen).	Harnblase.	Mit der Daumenkuppe kleine Friktionen.
14	**Dünndarm**	Im Bereich vom Kahnbein über das Sprungbein zur proximalen Mitte Würfelbein und distalen Mitte Fersenbein, von medial nach lateral in ca. 4 Reihen in Richtung Ferse.	Dünndarm	Raupengriff, kombiniert mit kleinen Friktionen der Daumenkuppe.
15	**Dickdarm, absteigend und quer verlaufend**	Quer verlaufend von medial nach lateral über das Kahnbein (Fußinnenrand) bis zum proximalen Teil des 5. Mittelfußknochens, dann nach proximal absteigend über das Würfelbein bis zur Mitte Fersenbein, dann wieder quer verlaufend von lateral bis medial zum Fußinnenrand.	Dickdarm, quer verlaufend, absteigend und wieder quer verlaufend zum After.	Raupengriff, kombiniert mit kleinen Friktionen der Daumenkuppe.
16	**After**	Fußinnenseite hinteres Fersenbein mittig, meistens eine kleine Vertiefung fühlbar.	After, Enddarmzone.	Sanft sedierend halten oder kleine Friktionen.
17	**Gesäß- und Beckenmuskulatur**	Quer verlaufend über die Ferse von medial nach lateral in mehreren Reihen.	Gesäß- und Beckenmuskulatur sowie der Becken- und untere Bauchraum.	Raupengriff, kombiniert mit kleinen kreisenden Bewegungen der Daumenkuppe.

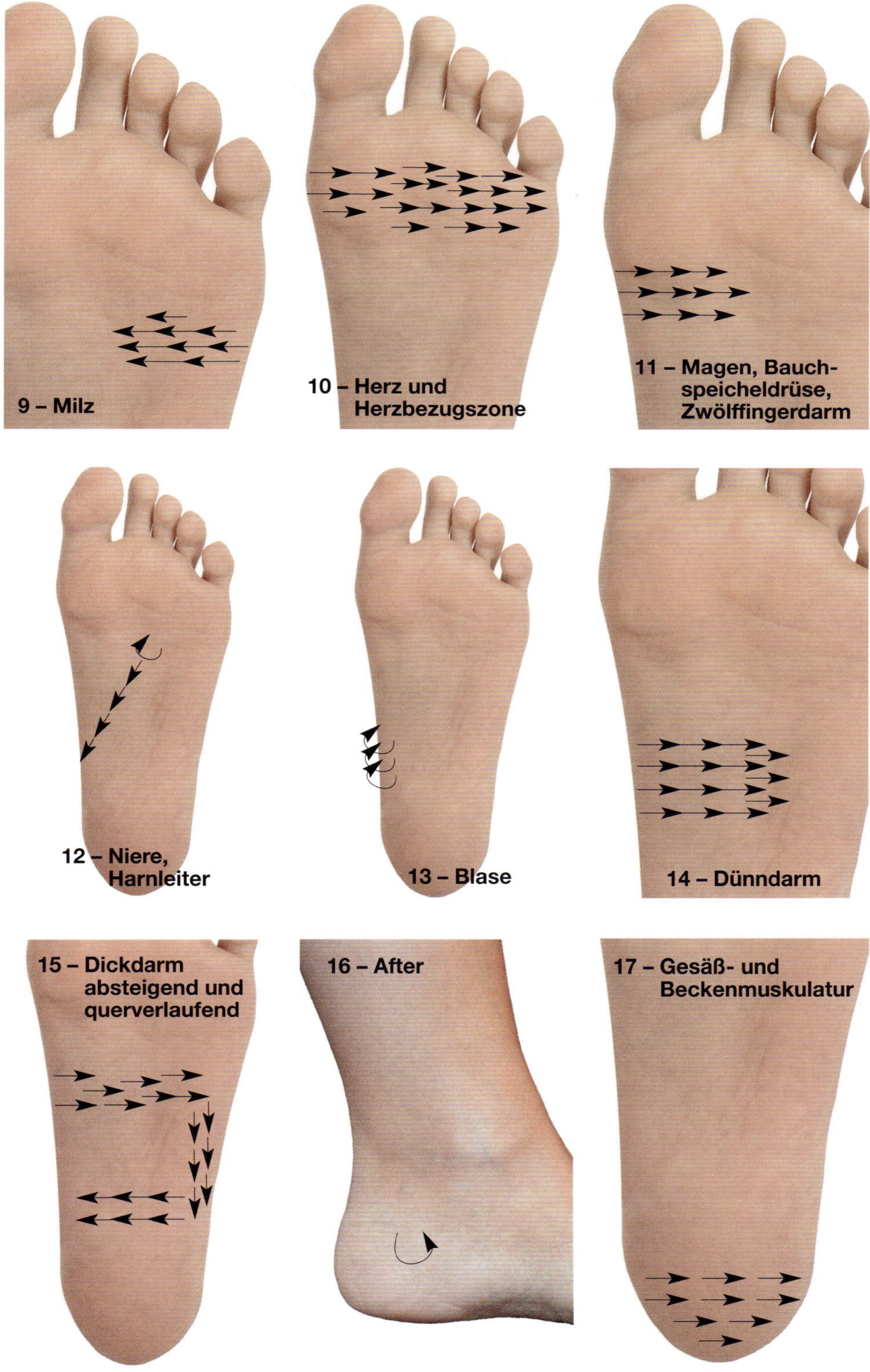
9 – Milz
10 – Herz und Herzbezugszone
11 – Magen, Bauchspeicheldrüse, Zwölffingerdarm
12 – Niere, Harnleiter
13 – Blase
14 – Dünndarm
15 – Dickdarm absteigend und querverlaufend
16 – After
17 – Gesäß- und Beckenmuskulatur

5.3.5 Fußreflexzonenmassage linker Fuß – Innen- und Außenseiten

Nr.	Bezeichnung	Fußzonen	Reflexzonen	Grifftechniken
1	**Eierstöcke, Hoden (Bezugszone)**	Lateral, unterhalb des Außenknöchels mittig zwischen Außenknöchel, Außenkante und Fersenbein.	Eierstöcke, Hoden (Bezugszone).	Kleine Friktionen der Finger- oder Daumenkuppe.
2	**Hüftgelenk**	Lateral, um den Außenknöchel im Halbkreis.	Hüftgelenk	Raupengriff
3	**Kniebezugszone**	Laterale Seite des Oberschenkels zwischen Achillessehne und Oberschenkelknochen ca. Handlänge des Patienten.	Kniebezugszone	Kleine Friktionen der Finger- oder Daumenkuppe.
4	**Lymphbahnen der Oberschenkel und Beckenlymphbahnen**	Laterale Seite des Unterschenkels zwischen Achillessehne und Unterschenkelknochen zum hinteren Außenknöchel (lateral), und unterhalb des Außenknöchels am Fersenbein.	Lymphbahnen der Oberschenkel und Beckenlymphbahnen.	Raupengriff kombiniert mit kleinen Friktionen der Finger- oder Daumenkuppe.
5	**Eileiter, Leistenkanal und Lymphknoten der Leistenbeuge**	Von der Mitte des Sprungbeins der Außenseite (lateral) über den Fußrücken zur Innenseite des Sprungbeins (medial).	Eileiter, Leistenkanal und Lymphknoten der Leistenbeuge.	Raupengriff kombiniert mit kleinen Friktionen der Finger- oder Daumenkuppe.
6	**Gebärmutter, Vorsteherdrüse und Hoden**	Medial, unterhalb des Innenknöchels und Sprungbeins und mittig über dem Fersenbein.	Gebärmutter, Vorsteherdrüse und Hoden.	Kleine Friktionen der Finger- oder Daumenkuppe.
7	**Lymphbahnen der Oberschenkel, Beckenlymphbahnen und Schambeinregion**	Mediale Seite des Unterschenkels zwischen Achillessehne und Unterschenkelknochen zum hinteren Innenknöchel.	Lymphbahnen der Oberschenkel, Beckenlymphbahnen und Schambeinregion.	Raupengriff kombiniert mit kleinen Friktionen der Finger- oder Daumenkuppe.

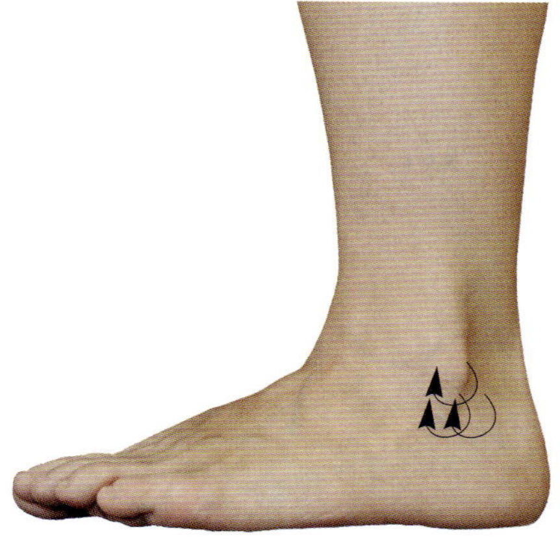

1 – Eierstöcke, Hoden (Bezugszone)

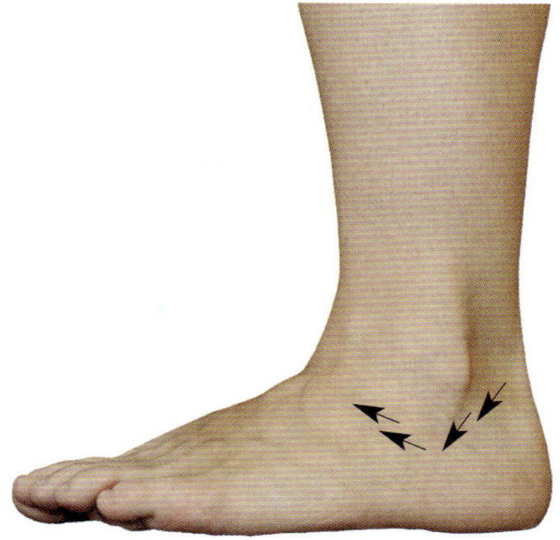

2 – Hüftgelenk

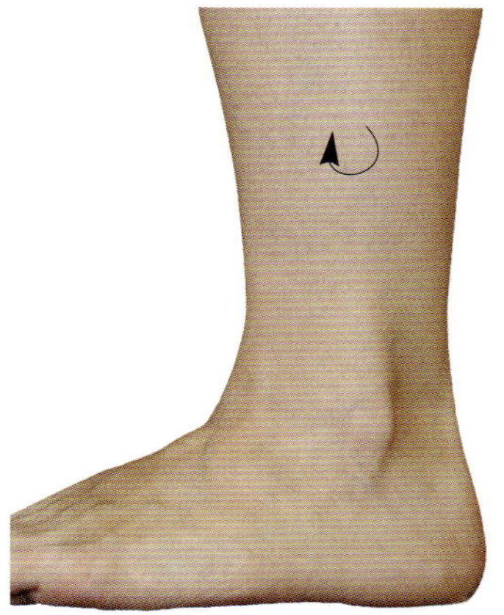

3 – Kniebezugszone

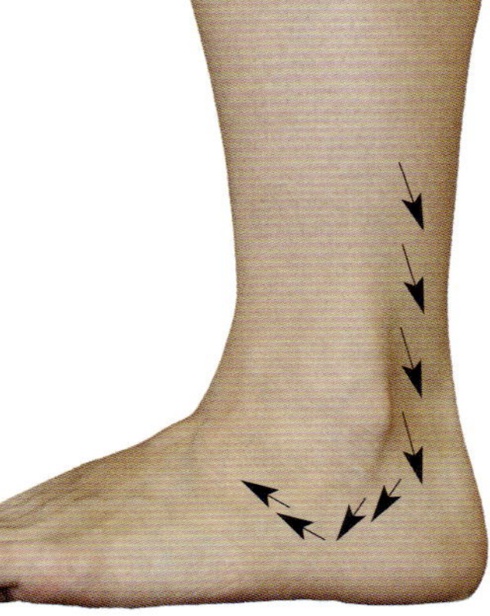

4 – Lymphbahnen der Oberschenkel und Beckenlymphbahnen

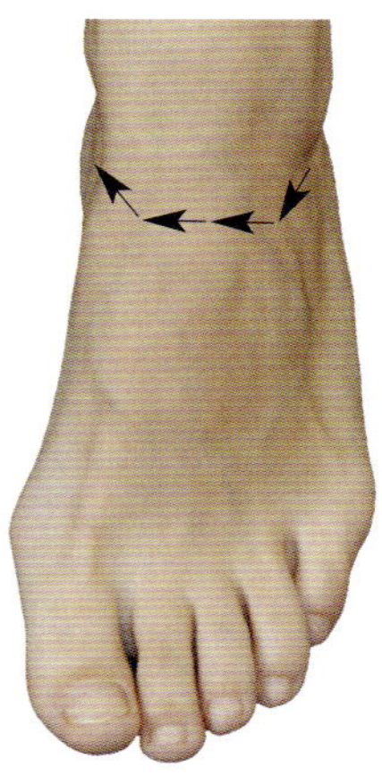

5 – Eileiter, Leistenkanal und Lymphknoten der Leistenbeuge

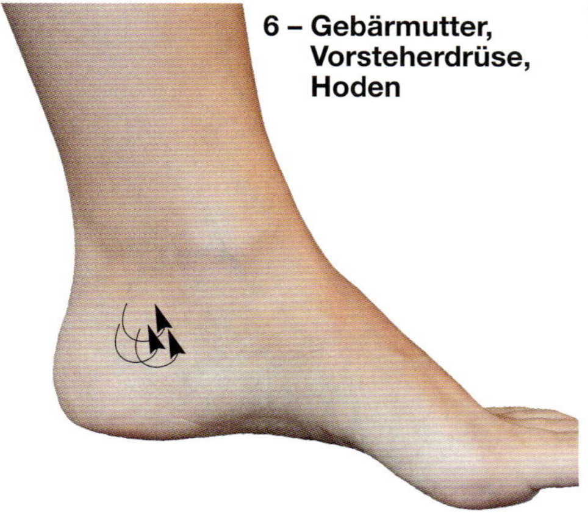

6 – Gebärmutter, Vorsteherdrüse, Hoden

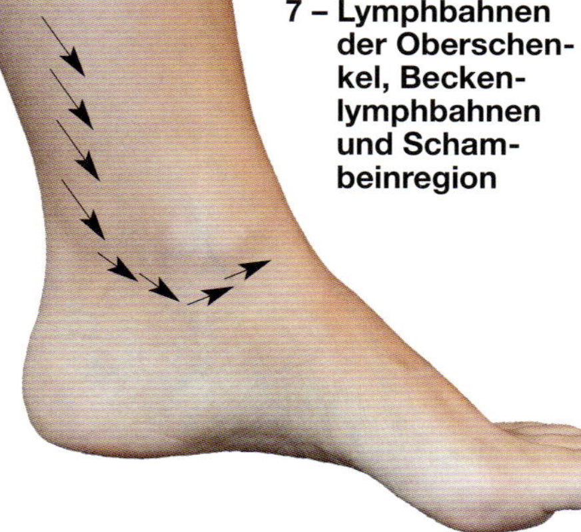

7 – Lymphbahnen der Oberschenkel, Beckenlymphbahnen und Schambeinregion

5.3.6 Fußreflexzonenmassage linker Fuß – Fußrücken

Nr.	Bezeichnung	Fußzonen	Reflexzonen	Grifftechniken
1	**Stirnhöhle, Nasen- und Rachenraum, Schilddrüse**	Großzehe, distaler Teil des 1. Zehengelenks beginnend bis zur Gelenkspalte zwischen dem 2. Großzehenglied und dem Mittelfußknochen.	Stirnhöhle, Nasen- und Rachenraum, Kieferhöhle und Schilddrüse.	Raupengriff, kombiniert mit kleinen Friktionen der Finger- oder Daumenkuppe, ganz sanft im Bereich der Schilddrüse.
2	**Kieferhöhle und Zähne**	2. bis 5. Zehe, beginnend am distalen Teil der Grundzehenglieder, von der Gelenkspalte bis zum Mittelfußknochen.	Kieferhöhle und Zähne.	Raupengriff
3	**Luftröhre und Bronchien**	Zwischenzehenraum der Mittelknochen, Großzehe und 2. Zehe.	Luftröhre und Bronchien.	Raupengriff, kombiniert mit kleinen Friktionen der Finger- oder Daumenkuppe.
4	**Brust und Bauchbereich**	1. – 5. Mittelfußknochen über den Fußrücken bis zum Sprungbein, von distal nach proximal in mehreren Reihen.	Herz, Herzbezugszone, Lunge, Brustdrüsen, Schultergürtel, Brustkorb und -rippen, Lymphknoten. Achselhöhle (distales Gelenk des 5. Mittelfußknochens), Bauchmuskulatur.	Raupengriff, kombiniert mit kleinen Friktionen der Finger- oder Daumenkuppe.
5	**Schultergelenk bis Ellenbogen rechter Arm**	Gelenkspalte zwischen dem 5. Zehengrundgelenk und Mittelfußknochen bis zum Ansatz lateral des Würfelbeins.	Schultergelenk (Gelenkspalte des 5. Grundgelenks und seines Mittelfußknochens), Ellenbogen (Ansatz lateral des Würfelbeins).	Raupengriff, kombiniert mit kleinen Friktionen der Daumenkuppe oder Zupfmassage.

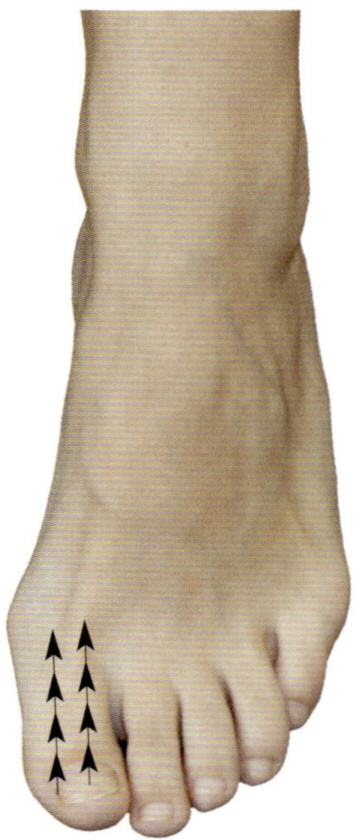

1 – Stirnhöhle, Nasen-Rachen-Raum und Schilddrüse

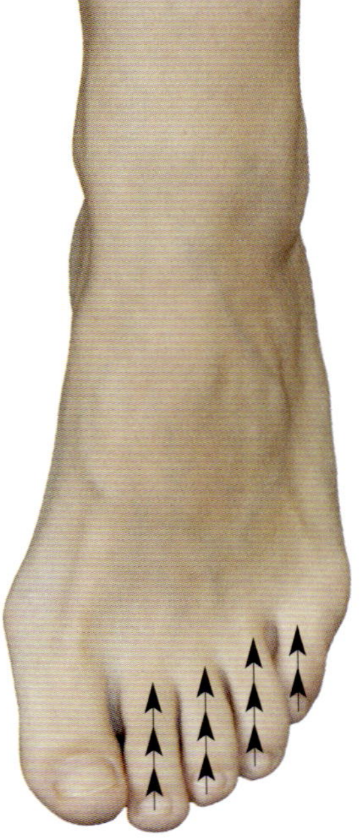

2 – Zähne

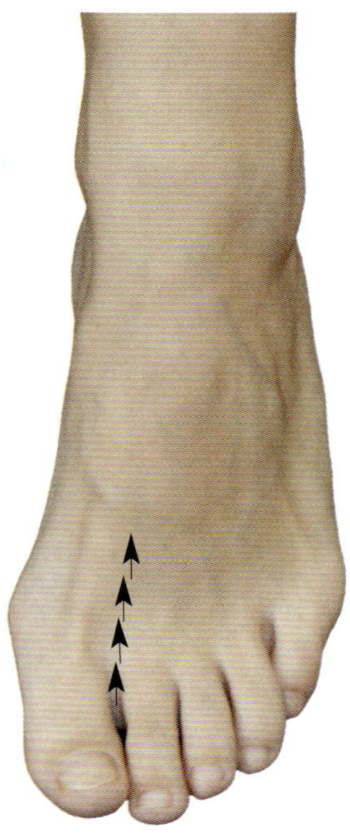

3 – Luftröhre, Bronchien

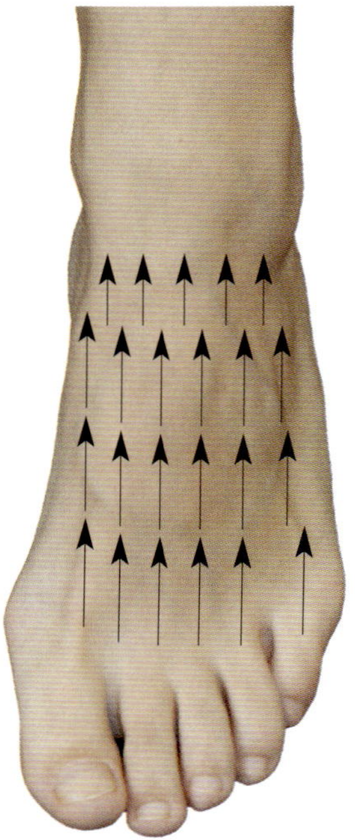

4 – Brust und Bauchbereich

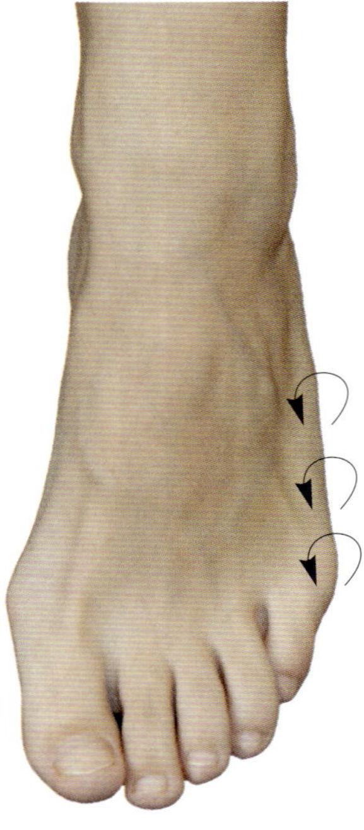

5 – Schulter und Arm bis Ellenbogen

5.3.7 Abschluss der Fußreflexzonenmassage Beide Füße gleichzeitig

Nr.	Bezeichnung	Fußzonen	Reflexzonen	Grifftechniken
1	**Fußrücken**	Vom Unterschenkel bis zu den Zehenspitzen.	Alle Reflexzonen.	Mit beiden Händen flächig über den gesamten Fuß mehrmals Ausstreichungen von proximal nach distal.
2	**Fußsohle**	Von der Ferse bis zu den Zehenspitzen.	Alle Reflexzonen.	Beide Handflächen auf die Fußsohle legen, linke Hand auf rechte Fußsohle, rechte Hand auf linke Fußsohle – mehrere Sekunden bis zu einer Minute nur den Kontakt halten – dann langsam lösen.
3	**Zwerchfell und Solarplexus**	2. bis 3. Mittelfußknochen, mittig.	Zwerchfell und Solarplexus.	Sedierend mit der Daumenkuppe unterhalb der Schmerzgrenze, den Punkt halten – mehrere Sekunden bis zu einer Minute – dann langsam lösen.

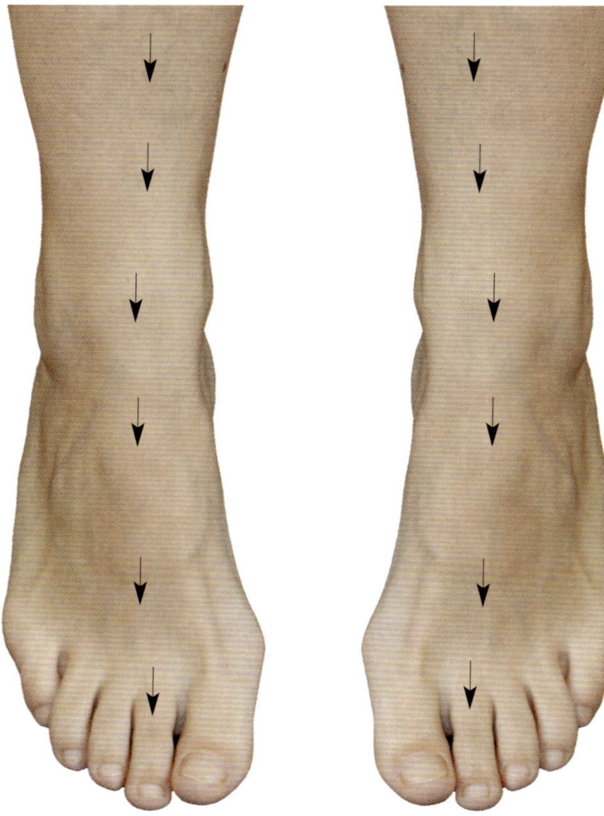

1 – Mit beiden Händen gleichzeitig beide Füße ausstreichen.
2 – Beide Hände gleichzeitig auf die Fußsohle legen.
3 – Danach mit der Daumenkuppe das Zwerchfell und den Solarplexus drücken.

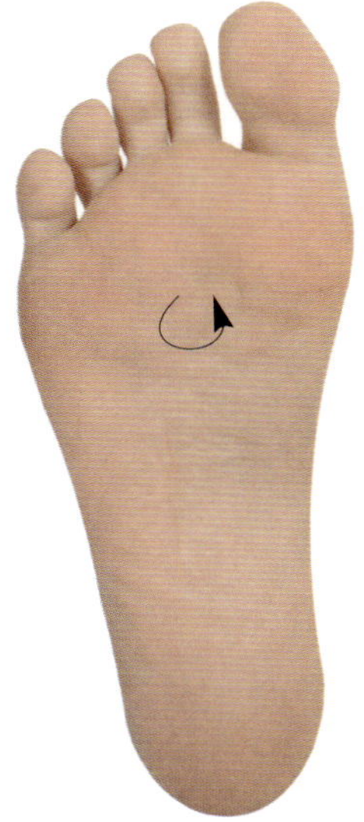

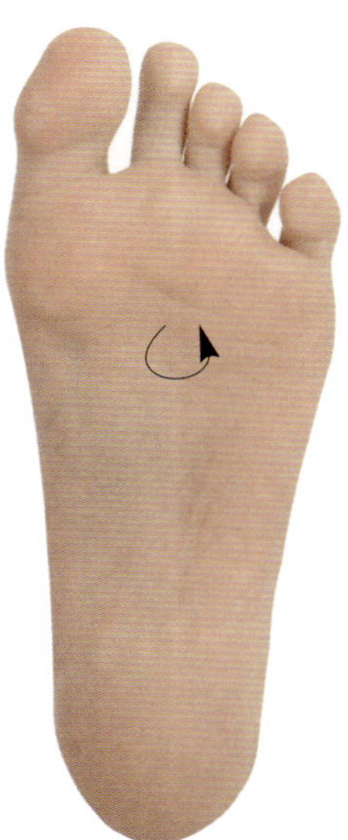

Literaturverzeichnis

Chromow, Robert: Honorar-Kalkulation für Dienstleistungen – realistische Stundensätze berechnen! Internet Akademie.de, Finanzwesen 23.04.2009.

Freidl, Claudia: Wellnessboom. Erholung oder zu viel des Guten? VDM Verlag, 2004, ISBN 3-936755-94-9 (Soziologische Studie).

Friedl, Harald A.: Wer braucht Wellness – und warum gerade jetzt? Über die gesellschaftlichen Hintergründe des Wellness-Booms. In: Integra. Zeitschrift für integrativen Tourismus und Entwicklung, Heft 4/2006, S. 6 – 10.

Geiger, Gisela-Elisabeth: Depilation mit Wachs – Handbuch für Kosmetikerin und Kosmetik-Fachschulen, Kosmetik Internationaler Verlag GmbH, ISBN 3-93056-02-7.

Hammelmann, Iris: Das große Hausbuch der Naturkosmetik, VPM Verlagsunion, Rastatt 1998, ISBN 3-8118-1441-9.

Hertel, Lutz: Der große Wellness-Guide. Deutscher Wellness-Verband, 2003, ISBN 3-85680-677-6 (Ratgeber für Verbraucher).

Hobert, Ingfried: Heilung aus dem Ozean. Vitalität, Kraft und Schönheit durch Algen- und Thalassotherapie, Verlag Oesch, 2003, ISBN 3-0350-3014-6.

Hofert, Svenja: Praxisbuch Existenzgründung: erfolgreich selbstständig werden und bleiben. Eichborn Verlag, Frankfurt a. M. 2004. ISBN 3-8218-3889-2.

Kaiser, Dr. med. Josef. H.: Das große Kneippbuch, Ehrenwirth Verlag, München 1975, ISBN 3-431-02286-3.

Marquardt, Hanne: Reflexzonenarbeit am Fuß. Hippokrates Verlag 2007, ISBN 3-8304-7244-7.

Neuhäusser, Nathalie: Ayurvedische Massagen, Lumière Verlag 2006, ISBN 10: 3-939387-02-9.

Pilz-Kusch, Ulrike: Gesucht: Wellness. Was ist drin und dran? Verbraucher-Zentrale NRW, 2. Aufl. 2003, ISBN 3-933705-28-2 (Ratgeber für Verbraucher).

Werner, Monika: Ätherische Öle. Gräfe und Unzer GmbH, München 1993.

Wiesner, Knut A.: Wellnessmanagement, Erich Schmidt Verlag, Berlin 2007, ISBN 978-3-503-10360-7.

Stichwortverzeichnis